Holger Hannemann
Energiemedizin

HOLGER HANNEMANN, Jahrgang 1943, praktischer Naturarzt und Homöopath (Prof., Ph. D., M. Sc.), studierte unter anderem in China Akupunktur und traditionelle chinesische Medizin. Er führt in Herisau/Schweiz eine bekannte Naturarztpraxis und ist immer wieder als kompetenter Referent und Seminarleiter über sein Spezialgebiet der Energiemedizin tätig. Durch seine vielfältigen Fachbücher wurde er einem internationalen Publikum bekannt.

Holger Hannemann

Energiemedizin

Der Quantensprung
zur Selbstheilung

Magnettherapie
Homöopathie
Akupunktur

Ariston Verlag · Genf / München

Die Deutsche Bibliothek – CIP-Einheitsaufnahme

HANNEMANN, HOLGER:
Energiemedizin: der Quantensprung zur Selbstheilung:
Magnettherapie, Homöopathie, Akupunktur / Holger
Hannemann. – Erstaufl. – Genf; München: Ariston Verlag, 1995
ISBN 3-7205-1841-8

Gestaltung des Einbandes:
Studio Höpfner-Thoma, GraphicDesign BDG, München
Motiv: Mauritius Bildagentur

Satz: Tau Type, Bad Sauerbrunn
Druck und Bindung: Wiener Verlag, Himberg bei Wien

Erstauflage März 1995
Printed in Austria 1995

ISBN 3-7205-1841-8

Inhalt

Vorwort

Als mein Buch »*Magnettherapie. Die Heilkraft des Magneten*« 1982 zum ersten Mal erschien, war es in seinem Grundtenor der Zeit voraus. Bis dahin galt ein letztlich physikalisch-chemisches, mechanistisches Bild vom Leben. Es herrschte nicht nur in der Gesellschaft, es bestimmte auch große Teile der Schulmedizin, deren Lehrmeinungen sich auf die Funktionen beschränkten, die dieses Modell zuließ.

Heute scheint die Vorstellung eines globalen Paradigmawechsels beinahe selbstverständlich zu sein. Das erforderte zuerst ein anderes Denken, ein Umdenken, ein komplexes Denken in Netzen und Bögen, auch vertikal statt nur linear. Damit trat nun eine andere Wahrnehmung in den Vordergrund wissenschaftlicher Überlegungen, die überraschend vernetzte Strukturen von früher unvorstellbaren Fähigkeiten in lebenden oszillierenden Systemen offenbart.

Diese Sichtweise erweiterte nicht nur unser Verständnis vom Umfang unserer biologischen Fähigkeiten, sie setzt das Lebendige auch mit Kräften in Beziehung, die in unserer globalen Umwelt wirken. So zeigt es sich, daß die Chemie des Lebens auf den grundlegenden Kräften der Elektrizität und des Magnetismus beruht. Ja, man kann das Leben heute sogar als flukturierendes, morphogenetisches Feld in Feldern definieren, denn wir leben in einem natürlichen Magnetfeld der Erde, und die Menschheit hat ein nie zuvor dagewesenes riesiges, globales Netz von künstlichen Magnetfeldern geschaffen. Und gerade das schnelle Anwachsen unserer künstlichen Umwelt beinhaltet einen Segen und Fluch zugleich. Auf der evolutionären Seite des Lebens wird es in Quantensprüngen die Menschheit verändern, weil die Veränderungen umfassender ausfallen und den ganzen Erdball betreffen; auf der selektiven Seite des Lebens werden gleichzeitig neue erschreckende Krankheiten auftreten, die man früher nicht kannte. Welcher Art diese Wandlung im Bereich des Erdmagnetfeldes sein wird, auf welche Weise daraus Krankheiten in Erscheinung treten könnten und wie man versuchen kann, sie zu verhindern, das, liebe Leserin und lieber Leser, möchte ich mit Ihnen in einem Teil dieses Buches erforschen. Möglicherweise sind Sie in diesem oder jenem Punkt anderer Meinung. Sie brauchen ja nicht alles so zu sehen wie ich, denn es kommt mir nur darauf an, eine Sichtweise in ihrer Gesamtheit zu vermitteln, Denkanstöße zu geben, Sie zur Suche nach Möglichkeiten und Querverbindungen im Bereich der Energiemedizin, speziell in der Anwendung des Magnetismus, anzuregen.

In meinem ersten Buch habe ich das Fundament der Magnettherapie dargelegt. Die Grundlage für meine Ausarbeitungen waren die umfangreichen japanischen und westlichen Studien der vergangenen Jahre, deren Erkenntnisse sich im nachhinein in vielen Kliniken und Spitälern in der Praxis bestätigten. Ebenso nützlich waren die Arbeiten amerikanischer Wissenschaftler und Ärzte, unter anderen von A. Roy, Walter C. Rawels, Albert Roy Davis und M. F. Barnothy, die experimentell und in tausendfach wiederholten Versuchen die Wirksamkeit von Magnetkräften nachwiesen.

Die Ergebnisse dieser Untersuchungen kann ich aufgrund meiner jahrelangen Erfahrungen in der Energiemedizin bestätigen. Bei meiner vorliegenden Arbeit liegt der Schwerpunkt in der praktischen Anwendung der daraus entwickelten Heilmethode, deshalb habe ich nicht jedes Faktum oder Beispiel mit Quellenangaben versehen, führe dafür am Schluß des Buches ein Literaturverzeichnis auf, in dem alle relevanten Titel genannt sind.

Der praktische Teil entspricht dem aktuellen wissenschaftlichen Kenntnisstand und ist zukunftsweisend nach den fundamentalen Erkenntnissen in der Energiemedizin ein hilfreicher Ratgeber für den Alltagsgebrauch, für den hilfesuchenden Menschen, den Kranken, auch für den Arzt und Heilpraktiker. Trotz größter Sorgfalt bei den wissenschaftlichen Recherchen, den Magnetstärken, der Bioverfügbarkeit homöopathischer, allopathischer und orthomolekularer Substanzen, den Behandlungsbeispielen und Akupunkturvorschlägen sind vereinzelte Irrtümer nie mit letzter Sicherheit auszuschließen. Autor und Verlag können deshalb keine Haftung für etwaige Folgen übernehmen, auch dann nicht, wenn bei sachgerechter Anwendung der gewünschte Heilerfolg nicht eintraf. In diesem Fall ist eine differentialdiagnostische ärztliche Behandlung unerläßlich.

Im Hinblick auf die Entstehung dieses Buches möchte ich jenes Ordnungsprinzip nicht unerwähnt lassen, das sich als Synchronizität kundtut. Wie oft stellte ich in Gesprächen, bei Seminaren und nach Vorlesungen fest, daß viele Menschen zu den gleichen Gedanken und Erkenntnissen kamen. Nur wenn die Zeit für eine neue Idee reif ist, scheint diese im »kollektiven Unbewußten« zu kreisen und in vielerlei Gestalt ans Licht zu treten. Diese vielen Impulse von fern und nah gaben mir den Anstoß, die Energiemedizin unter dem Gesichtspunkt wissenschaftlicher Erkenntnisse und zugleich aus der Sicht der Erfahrungsheilkunde dem fachinteressierten Laien, dem Hilfesuchenden, dem Arzt, Heilpraktiker und Therapeuten in leichtverständlichen Darstellungen näherzubringen.

Besonders während meiner jüngsten Vortragsreise habe ich wiederholt erlebt, welch außergewöhnlich großes Interesse an dynamischen Heilmitteln und der Komplementärmedizin besteht. Geradezu Körbe voll von Briefen sind inzwischen eingegangen, und es stimmt mich glücklich zu erleben, daß kranke Menschen durch Anwendung der Magnettherapie den Weg selbst entdeckt haben, ihr volles, ursprünglich vorhandenes Kräftepotential wiederzufinden. So wie ich es durch meine Heilmethode immer wieder aufzeige, korrigiert der Körper viele Energieblockaden von selbst, indem er bei gezielten subtilen äußeren Reizen seine eigene Regenerationsdynamik einsetzt und die Krankheit über die körpereigenen Abwehr-kräfte aufhebt. Auf diese fundamentale Art und Weise wer-den meine nachfolgenden Therapieanwendungen in ihrem Grundsatz bestätigt: »Der Mensch korrigiert – die Natur ordnet!« Alles unterliegt dem Prinzip der Wandlung.

Die Natur braucht aber unsere ganze Unterstützung, damit sich die heilenden, regenerierenden Systeme der Grundregu-lation entfalten können. Diese Erkenntnis darf aber nicht Theorie bleiben. So ist es ohne eigene Mithilfe nicht möglich, den täglichen Gesundheitsanforderungen gerecht zu werden, da keine Heilmethode allein die gewünschten Erfolge herbei-zuzaubern vermag.

Jeder natürliche Heilvorgang, bei akutem oder bei chroni-schem Geschehen, verlangt daher nach Einsicht um das We-sen der Krankheit und öffnet dem Beteiligten zugleich einen neuen »Innenraum«, sich selbst zu finden. Aus diesem Grun-de fordert meine Heilmethode, die Sie zu jeder Zeit ohne Risiko und Nebenwirkunden anwenden können, Ihren per-sönlichen Einsatz und das gestärkte Vertrauen, ein durch-führbares »Wunder« zu erreichen. Während Sie bei Ihrer Selbsthilfe voranschreiten, werden Sie das Abenteuer der Therapie genießen und erkennen, warum Sie sie begannen. Die sachgemäße Anwendung der praxisbewährten Behand-lungsschemen verkürzt die Dauer der Krankheit, behebt organische und seelische Regulationsstörungen und reduziert den Medikamentenkonsum drastisch. Ohne Zweifel kann man daher von einer »heilenden Kraft« der Natur sprechen, welche die energetische und funktionelle Wirkung im körper-lichen und seelisch-geistigen Gefüge harmonisch vereinigt. In ihrer biovitalen Bedeutung erhält sie dadurch eine beträcht-liche Ausweitung ihrer Anwendungsmöglichkeiten.

Von Geburt an sind wir Menschen den Wirkungsfeldern der Natur, diesem unsichtbaren »Vitalkräftespiel«, ausgesetzt. Jede Aktion unseres Körpers unterliegt dem allgegenwärtigen Einfluß dieser Kraft. Im Inneren eines Atoms der mensch-lichen Zelle wirkt sie ebenso wie in einem Apfelkern.

Es gilt als erwiesen, daß die Vielfalt biologischer Daseinsformen von den Einflüssen aus dem Kosmos und der Umwelt
geprägt wird. Existenz und Gesundheitszustand von Mensch,
Pflanze und Tier sind davon abhängig.

Den menschlichen Körper müssen wir als einen energiegeladenen Komplex aus etwa einer halben Billiarde Zellen, die
aus Atomen und Molekülen bestehen, begreifen. Die im Körper waltenden Kräfte stehen im ständigen Energieaustausch
und in Wechselwirkung miteinander und mit der Umwelt.

Wie komplex diese energetischen Abläufe in unserem Organismus sind, die unser Energiepotential aufrechterhalten,
entzieht sich unserer Vorstellungskraft. Aber man weiß, daß
unsere Sinnesorgane mit einem äußerst geringen Energieauf-
wand ihre Funktion erfüllen. An unserer Gesunderhaltung
oder bei einer Erkrankung sind die flukturierenden Energien
in unseren Zellen stets beteiligt. In den Zellen findet die Oxi-
dation organischer Stoffe durch den Sauerstoff als die stärkste
Energiequelle des Organismus für seine gesamten vitalen Reaktionen statt. Aus physikalischer Sicht läßt die Zelle sich als
Masse, Energie und Welle zugleich beschreiben. Das verleiht
dem biodynamischen Geschehen in unserem Körper eine
umfassende energetische Bedeutung.

Da jede oszillierende Energie auch zu einem Informa-
tionsträger werden kann, ist die Übertragung bioenergetischer Informationen von der Umgebung auf den Organismus
möglich. Innerhalb des Organismus ist dieser Vorgang ein
wichtiger Kommunikationsaustausch. Dies führt zu der bekannten fundamentalen Verknüpfung: Das uns beherrschende
Universum umgibt uns nicht nur, sondern ist auch im kleinsten Baustein der Zelle enthalten. Der Makrokosmos spiegelt
sich im Mikrokosmos wider.

Meine vorliegende Arbeit im Bereich der Energiemedizin
kann man daher nur begreifen und in die Praxis umsetzen,
wenn man die Interaktionen – das energetische Wechselspiel –
im großen und im kleinen versteht. So ist es mir ein besonderes
Anliegen, Ihnen mit diesem Werk einen kraftspendenden

Schlüssel in die Hand zu geben, um moderne Zivilisationskrankheiten, die weltweite Ausmaße annehmen, schon bei ihrer Entstehung erfolgreich zu behandeln und darüber hinaus Ihre Gesundheit zu erhalten. Das wünsche ich Ihnen von ganzem Herzen.

HOLGER HANNEMANN

Einleitung

*Alles Sichtbare und Unsichtbare unterliegt
dem Gesetz der Wandlung – der Transformation. Jeder Wandel drängt zur Vollen-
dung, die gesamte Wirklichkeit ist das Sein.*

Das Leben bewegt und verändert sich dauernd. Ein Moment
ist vergangen; er leitet zum nächsten über; keiner gleicht dem
anderen. Wenn wir uns dieses Wandels bewußt sind, wissen
wir, daß unsere Welt, als Erscheinungsform des Sichtbaren,
nicht in einem absoluten Gleichgewicht ist, sondern sich aus
einem extrem einfachen Anfangszustand zu immer höherer
Komplexität entwickelt hat. Einige Milliarden von Jahren
dauerte es, bevor das System des Lebens, wie es sich uns heute darstellt, unseren Planeten Erde einhüllte.

Während die Urschöpferkräfte unseres Sonnensystems in
einer uns unbekannten Raum-Zeit-Dimension liegen, ist die
alles durchwebende Seele des Weltalls ein einzigartiges gigan-
tisches Kraftfeld, das die kosmologische Struktur des Sichtbaren als Ganzes in seinen Bahnen hält. Um diese gewaltigen
Kräfte zu beschreiben, die den Erscheinungen des Universums zugrunde liegen, benutzt die Wissenschaft den Begriff
des Feldes. Ganz ähnlich wie ein Magnetfeld Eisenspäne auf
einem Blatt Papier zu Mustern anordnen kann, organisieren
und organisierten sich auch die Himmelskörper durch die im
Universum wirkenden Kräfte.

Die Grundidee dieser kosmologischen Betrachtungsweise
geht auf den griechischen Philosophen ARISTOTELES (384–322
v. Chr.) zurück, indem er nach dem Wesen der Dinge fragt
und nach dem, worin alles Wirkliche gründet, woraus es ent-

springt und worauf es zugeht. Über den Bereich des Lebens hinaus richten sich die Forschungen des Aristoteles auf das Ganze der Welt: auf den Himmel, auf die Gestirne, auf die Erde. Bedeutsamer aber als all dies ist der Versuch, das Wesen der Natur überhaupt zu erfassen.

Die früher »geradlinige« Denkweise wich inzwischen allerdings einer Vorstellung, die mehr und qualitativ anderes einbezieht als die Summe von Teilen.

In der aktuellen Theorie der nichtlinearen Dynamik hängen Wirkungen nicht geradlinig von den Ursachen ab, sie beeinflussen rückkoppelnd die Ursachen. Das kann zu sich selbst verstärkenden Energieprozessen führen. So funktioniert in der Natur alles, was sich unter Energieverzehr aufbaut, bewegt, transformiert, sich ausdehnt, gemeinsam höher organisiert oder einander jagt. Ameisenvölker, Vogelschwärme, Industrie- und Computergesellschaften, Zellkulturen, Galaxien sowie nukleares Feuer – das sind alles Beispiele für die Dynamik des Nichtlinearen in allen Bereichen des Mikro- und Makrokosmos. Was beweist aber, daß es in einem nichtlinearen System zum Chaos kommt? Chaosforscher geben auf diese Frage unisono die Antwort: Eine Winzigkeit genügt! So gesehen kann in dieser Welt des Nichtlinearen prinzipiell jede noch so bescheidene Abwandlung den auslösenden Anstoß für einen wie auch immer verlaufenden Umschwung geben. Diese Erkenntnis ist auch der Schlüssel zum besseren Verständnis in der Energiemedizin, auf sie baut meine nachfolgende Theorie sich auf.

Nach Jahrtausenden unzähliger Bemühungen sind die Theorien über das Leben und das Universum offensichtlich immer komplizierter und abstrakter geworden. Stimmen sie auch? Nun, einige von ihnen werden sich bestätigen, andere werden sich als falsch erweisen. Viele werden nie experimentell überprüft werden können. Gegenwärtig ist die Physik damit beschäftigt, alle diese Felder innerhalb eines großen, abstrakten, nichtmateriellen Feldes zu vereinheitlichen. Solche nichtmateriellen Felder betrachtet die Quantenfeldtheorie als grundlegende Realitäten. So gesehen ist alles, was existiert oder existieren wird, bereits potentiell im Raum vorhanden. Aus diesem gigantischen Energiefeld gehen alle für die Schöpfung nötigen Impulse hervor. Alles Sichtbare und Unsichtbare unterliegt dabei dem kosmischen Gesetz der Wandlung, der Transformation, und nimmt an diesem alldurchdringenden Feld aller schöpferischen Möglichkeiten teil. In Anbetracht der Entwicklung wissenschaftlicher Erklärung in Richtung Vereinheitlichung erscheint es durchaus sinnvoll, das vereinheitlichte Feld als ein Energiefeld reinen Bewußtseins anzusehen.

Hierbei kann man sich die absolute Ordnung als einen Urgrund jenseits der Zeit vorstellen, eine Totalität, aus der jeder Augenblick in die begrifflich erklärbare Ordnung eintritt. Mit anderen Worten: Alles durchdringt alles, alle Teile sind eng miteinander verknüpft. Es bleibt allerdings Unaussprechliches. Dies zeigt sich – es ist das Mystische.

Ein fiktiver Beobachter und unser blauer Planet

Angefangen von den Polarlichtern in der Erdatmosphäre, den solaren Winden, der Röntgenstrahlung der Sterne bis hin zu der interstellaren Wasserstoffgasbildung, die unsere Milchstraße wie eine ovale Opalscheibe einhüllt, ist das Universum von Fluiden durchwoben, die elektromagnetische Felder »transportieren« können. Allem Anschein nach haben die meisten Sterne, Sternhaufen und Galaxien ebenso starke Magnetfelder wie die Sonne, die wie gigantische Riesendynamos funktionieren. Daß diese gewaltigen Magnetfelder existieren, kann man aus den Aktivitäten der Sterne schließen, die der magnetischen Aktivität der Sonne ähneln. Zudem sieht es so aus, als würden die magnetischen Felder, die mit den kosmischen Fluiden einhergehen, ständig durch Turbulenzen inner-

halb der Felder verformt. Bei diesen Turbulenzen wird eine
zusätzliche Energieakkumulation erzeugt, die, ganz ähnlich
wie im Erdinneren unseres Planeten, turbulente Strömungen
der Fluide in magnetische Feldenergie umwandeln kann.
Alle Himmelskörper haben eines gemeinsam: Sie stehen
ständig mit den kosmischen Fluiden und turbulenten Magnetfeldern in Verbindung. Diese Kraftfelder haben eine unterschiedliche Polarität, sie sind negativ, positiv oder neutral,
Masse und Welle zugleich. Ohne ihre »Betriebsamkeit«
könnte die kosmische Evolution nicht ablaufen. Das Universum würde sich viel rascher abkühlen und in einem mecha-
nisch-monotonen Bewegungsablauf erstarren, oder es würde
in sich zusammenfallen. Das trifft ja für unser Sonnensystem
nicht zu, ganz im Gegenteil. Auch der uns noch unbekannte
Sternenhimmel befindet sich auf einer permanenten kosmischen Reise und rast mit einer ungeheuren Geschwindigkeit
durch das All. Das gleiche gilt für die Galaxien im Weltraum.
Das entdeckte der Astronom EDWIN P. HUBBLE 1929 im
Mount-Wilson-Observatorium in Kalifornien. Hubble konnte
das am Licht der fernen Galaxien erkennen, da immer weniger Lichtquanten auf die Erde treffen, je weiter sich die Galaxie von uns wegbewegt. Diese Entdeckung hatte eine Konsequenz: Aus der Geschwindigkeit, mit der das Universum
auseinanderfliegt, konnte man herausfinden, wann jener sa-
genhafte Urknall stattgefunden haben muß – bei aller Un-
sicherheit vor etwa zwanzig Milliarden Jahren. Es bestand
also genug Zeit, um Galaxien, Sterne, Planeten, kurz, um en-
ergiereiche Materiekonzentration entstehen zu lassen. Dies
führt zu der weiteren Konsequenz, daß während der Expan-
sion des Weltalls, vom Urknall bis zu seiner heutigen Größe,
ständig Materie erzeugt wird, die uns aufgrund ihrer Vielfalt
in andächtiges Staunen versetzt.

Um sich diesem Schauspiel kosmischer Kräfte auf der physikalischen Ebene zu nähern, beginnt nun der erste Akt unserer Betrachtung, mehr als 384 000 Kilometer von unserem
Heimatplaneten entfernt. Als die ersten Astronauten ins All

vordrangen, erblickten sie, auf der Oberfläche des Mondes stehend, die Erde als eine blaugrün irisierende Kugel, die viermal so groß und fünfmal so hell war wie der Mond. Auf der kahlen, mit riesigen Kratern durchsetzten Mondoberfläche mag der Anblick der Erde – dieser in das schwarzsamtene All eingebetteten Wiege der Menschheit – ein mystisches Gefühl vom Sein und vom Verbundensein auslösen, etwas, das ich unmittelbares Weltbewußtsein nennen möchte.

In seiner Euphorie wird unser Astronaut (der fiktive Beobachter) für einen Augenblick vergessen, daß sein Heimatplanet eine von menschlichen Problemen erschütterte Welt ist und in seiner Gesamtheit etwas einzigartig Lebendiges darstellt. Doch bei genügender Zeitraffung würde unser kosmischer Betrachter wahrnehmen, wie riesige Wolkenbänder und Meeresströmungen spiralförmig um die Erde herumkreisen, und es scheint bei genauer Betrachtung, daß hier ein sich selbst regulierendes System aktiv ist, das in seiner Gesamtheit an jene Aktivität erinnert, die in jedem organischen System dominiert. Jede Lebensform nimmt Materie und somit Energie auf, setzt sie um und gibt sie ab, und dies alles hat Auswirkungen auf die Umwelt. So gesehen kann nichts für sich allein verstanden werden, alles – wie oben, so unten – ist Teil eines gigantischen Systems, das seine energetischen Prozesse ständig wachsend wandelt.

Wo immer, abgesehen von unserer Erde, in unserem Universum diese Bedingungen herrschen – und mit Sicherheit läßt sich diese Hypothese in Zukunft wohl beweisen –, da wurden die Grundbausteine des Lebens geschaffen, ähnlich wie auf unserem Planeten, als eine Folge kosmischer Evolution. Verfügte unser Astronaut zudem über außergewöhnliche Sinne, um geladene Teilchen wahrzunehmen, so sähe er die Sonnenwinde beim Umwehen des Magnetfeldes der Erde zu einem riesigen, vibrierenden kometenartigen Schweif geformt, der sich 1,5 Millionen Kilometer in das All erstreckt. Und die Erde selbst erschiene ihm bloß als eine kleine blaugrüne Kugel an der Spitze dieses gewaltigen Kraftfeldes.

Die Planeten Merkur, Jupiter und Saturn besitzen ein ähnliches Magnetfeld wie die Erde. Aber zum größten Erstaunen der Wissenschaftler besitzen die Venus und der Mars kein eigenes Feld. Bei Uranus und Neptun vermutet man wegen ihrer Ähnlichkeit zu Jupiter und Saturn gleichfalls eigene Magnetfelder.

Interessant ist, daß auch der Mond kein eigenes Magnetfeld hat, doch offenbar besaß er eines, denn seit den Apollo-Missionen ist es bekannt, daß das ältere Mondgestein eine relativ starke Magnetisierung aufweist. Daraus läßt sich schließen, daß vor vier Milliarden Jahren ein starkes Dipolfeld vorhanden gewesen sein muß. Den Laboruntersuchungen zufolge betrug die lunare Feldstärke vor 3,9 Milliarden Jahren sogar 0,0001 Tesla (1 Gauß), und fiel vor 3,2 Milliarden Jahren drastisch auf 0,00002 Tesla (0,02 Gauß) ab. Zu dieser Zeit entstanden auch riesige Kraterlandschaften durch die Einschläge von Himmelskörpern. Diese impakten Einschläge blieben dabei nicht ohne Folgen auf die Rotationsachse und auf die Feldstärke des lunaren Magnetfeldes. Aber allem Anschein nach wurde das Magnetfeld nicht nur durch Meteoriten zerstört, sondern durch drei Minitrabanten des Mondes, die durch die immer enger werdenden Umlaufbahnen schließlich auf der Mondoberfläche einschlugen und ihre kraterförmigen Spuren hinterließen.

Es müssen aber nicht immer Katastrophen solch kosmischen Ausmaßes sein, die uns vor Augen führen, welch gewaltiges Zerstörungspotential Meteoriten oder fremde, noch unbekannte Himmelskörper anrichten können.

An manchen Tagen gehen sogar bis zu zehntausend Tonnen an Meteoritenpartikeln in die Erdatmoshäre nieder, ohne die Stabilität des Erdmagnetfeldes zu beeinträchtigen. Was geschähe aber, wenn ein ganzer Schwarm von Kometen ins Zentrum unseres Sonnensystems stürzte und dabei direkt auf der Erdoberfläche einschlüge? – Solch ein Kometenbombardement käme nach neuesten Computerrechnungen amerikanischer Wissenschaftler dem Abwurf des gesamten Wasserstoffbombenpotentials der Supermächte gleich.

Schauplatz für den nächsten Akt unserer Betrachtung ist das Innere der Erde. Könnte unser fiktiver Beobachter noch in das Erdinnere hineinschauen, so sähe er mächtige Ströme von flüssigem Gestein unterhalb der Erdkruste, die aperiodisch an dünnwandigen Stellen explosionsartig zum Vorschein treten. – In noch tiefer gelegenen Bereichen der Erde, ganz in der Nähe des inneren Kerns – der vorwiegend aus einer Eisenlegierung (Fe, Ni) besteht –, herrscht eine noch regere Strömungsaktivität, mit der Folge, daß der feste innere Kern wie ein Dynamo wirkt.

Der Erdkern und das verborgene Geheimnis der Evolution

Seit den bahnbrechenden Arbeiten des deutschamerikanischen Physikers W. M. ELSASSER von der Johns-Hopkins-Universität im Jahre 1945 erklärt man in Fachkreisen, daß der Entstehungsprozeß des Erdmagnetfeldes nebst den kosmischen Einflüssen durch das Material in der flüssigen Masse des äußeren Kernbereichs ins Leben gerufen wurde. Hierbei verhalten sich der Kern, dessen Radius etwa einem Achtel des Erdradius entspricht, und der Erdmantel wie ein riesiger Dynamo, der das gewaltige Erdmagnetfeld permanent miterzeugt und aufrechterhält. An der Erdoberfläche entsteht also nur dann ein großflächiges Energiefeld (Dipolfeld), wenn alle Elektronen im flüssigen äußeren Erdkern kreiselartig Stück um Stück weitergeschoben werden, so wie in einem Wasserstrom ein Teilchen immer das nächste weiterschiebt. Nebenbei gesagt ist dieser komplexe Prozeß nicht so einfach zu verfolgen, denn die Elektronen stoßen bei diesem Vorgang ständig an Atomen an, die ihrerseits dann einen Teil ihrer Bewegungsenergie abgeben. Der daraus resultierende Wärmestrom wird nicht nur mit der strömenden Flüssigkeit weitergeleitet, sondern durch Konduktion abgeleitet. Und genau das bewirkt der terrestrische Dynamo. Außerdem wird im Erdinneren ununterbrochen eine beträchtliche Wärmemenge zur Oberfläche hin freigesetzt und diese dadurch erwärmt. Ohne diese Zentralheizung unseres blauen Planeten würden wir uns nicht nur einen chronischen Schnupfen holen, sondern auch zu Eissäulen erstarren. Entscheidend aber für die Dynamo-Wirkung ist die Konvektionsströmung im flüssigen äußeren Erdkern, durch die das Dipolfeld an der Erdoberfläche erzeugt wird. Und es entsteht ein sich selbst erregender Dynamo. Der eisenhaltige Kern beziehungsweise sein flüssiger äußerer Bereich wird somit zur wichtigsten Energiequelle für die Erzeugung der Konvektionsströmung und entscheidet letztlich über den weiteren Verlauf der Evolution.

Strömung und Rotation – *die Lebenskraft aus der Erdmitte*

Das Magnetfeld der Erdoberfläche ist so betrachtet nur eine sekundäre Folge des stärkeren Innenfeldes – des sogenannten »azimutalen Feldes«, welches durch die Konvektionsströmungen im flüssigen äußeren Erdkern in Gang gehalten wird. Ohne diesen permanenten Dynamo-Mechanismus wäre das Erdmagnetfeld schon längst verschwunden, und wir Menschen wären es auch! Zu einer sehr ähnlichen Ansicht kam der Wissenschaftler E. C. BULLARD von der Universität Cambridge, der die Bedeutung der Dynamo-Therapie erkannte. Seine späteren Berechnungen ergaben, daß das Magnetfeld im Erdinneren einige hundertmal stärker sein könnte als das Dipolfeld an der Erdoberfläche, das zur Zeit in Europa etwa 0,00005 Tesla (0,5 Gauß) entspricht. Diesen Magnetfeldmessungen liegen Berechnungen des berühmten Mathematikers und Physikers CARL FRIEDRICH GAUSS (1777–1855) zugrunde, nach dem dann die Einheit der magnetischen Flußdichte benannt wurde.

Indirekt weisen auch die zeitlichen Schwankungen des Erdmagnetfeldes auf die Rotation im Erdinneren hin, die das Erdmagnetfeld jedoch in periodischen Abständen bis zu zehn Prozent vom idealen Dipolfeld abweichen läßt. Diese Magnetfeldanomalien verändern sich langsam, episodisch im Laufe der Zeit, wobei die lokale Feldstärke allmählich ansteigt oder abnimmt. Das Abdriften des Magnetfeldes von Ost nach West, mit einer Geschwindigkeit von 0,18 Grad pro Jahr, zeigt, daß sich das Erdinnere langsamer bewegt als die darüberliegende Mantelschicht.

In der Regel wird das dynamische Magnetfeld der Erde als ein Dipolfeld beschrieben, das dem Feld eines imaginären Stabmagneten im Erdmittelpunkt ähnelt. So gesehen baut sich ein umfassendes Magnetfeld auf, dessen Symmetrieachse ungefähr mit der Rotationsachse der Erde zusammenfällt, so daß die Magnetpole sich in der Nähe der geographischen Pole befinden. Der nördliche Magnetpol ist etwa tausend Kilometer vom geographischen Nordpol entfernt, der südliche Magnetpol etwa ebenso weit vom geographischen Südpol. Beide Magnetpole liegen etwa fünfzehn Längengrade abseits der geographischen Pole.

Kapitän JAMES ROSS war es, der auf der Suche nach der Nordwestpassage am 1. Juni 1831 nordwestlich der Hudson Bay feststellte, daß er als erster genau am magnetischen Nordpol stand. Er erkannte aber auch, daß sich dieser geheimnisvolle Ort bewegte. Heute weiß man, daß diese Verschiebung an magnetisch ruhigen Tagen etwa sechzig Kilometer, an Tagen mit »magnetischen Stürmen« über zweihundert Kilometer mißt. Im Moment liegt der magnetische Nordpol auf einer Position von zirka 79 Grad Nord und 102 Grad West. Diese Poldefinition ist wichtig bei der Bestimmung der Polarität innerhalb der Magnettherapie, wie auf Seite 80 beschrieben.

Hochenergetische Strahlung zerstört Leben

Auf ganz ähnliche Weise wie JOHANNES KEPLER (1571–1630), Mathematiker und Begründer der neuen Astronomie, der zusammen mit GALILEO GALILEI dem kopernikanischen Weltbild zum Durchbruch verhalf, vergleichen heute die meisten Geologen und Geophysiker die Erde mit einem hochdifferenzierten organischen System, das durch seine ineinandergreifenden Teile die eingeschlossene Sonnenmaterie im Erdinneren erahnen läßt. Dieses Energiepotential ist so gewaltig und turbulent, daß nur die geologische Geschichte von derartigen Kräften annähernd ein Bild vermittelt.

An der Australian National University waren es MCELHINNY und seine Mitarbeiter, die durch zahlreiche Untersuchungen der Magnetisierung bei Gesteinen unterschiedlicher Altersstufen herausfanden, daß unser Planet schon seit über 3,5 Milliarden Jahren mit einem großflächigen Magnetfeld versehen ist. Vergleicht man dies nun mit dem angenommenen Alter unserer Erde von etwa 4,6 Milliarden Jahren, dann stützt die Magnetisierung der Gesteine die These, daß das Erdmagnetfeld schon sehr früh entstanden ist. Wahrscheinlich setzte der Entstehungsprozeß nach der Abkühlung der kosmischen Geburtsmaterie ein, als sich die Erdkruste mehr und mehr zu verdichten begann.

Wie komplex aber die vielschichtigen Vorgänge in, auf und über der Erde insgesamt sind, begannen die Wissenschaftler erst zu erfassen, seit die Menschheit ihren Heimatplaneten aus der räumlichen Distanz zu sehen gelernt hat. Sowohl amerikanische als auch sowjetische Raumflugkörper haben Geräte zur Messung des Erdmagnetfeldes an Bord gehabt. Wie zu erwarten war, ergaben die Messungen, daß das Erdmagnetfeld in den oberen Schichten der Atmosphäre schwächer wird. Gleichzeitig ließen sich sehr turbulente Magnetfeldschwankungen durch Veränderungen des Sonnenwindes feststellen. Dies bedeutet, daß bei solchen solaren Emissionen eine Art elektrischer Strom von der Magnetosphäre in die tieferen Schichten der Erdatmosphäre eindringt. Forscher bezeichnen diesen energetischen Effekt als polaren »Elektrojet«, denn es handelt sich hierbei um Elektronen und Protonen, die vom Erdmagnetfeld in geringer Dosis eingefangen werden. Der größte Teil dieser Teilchen aber wird durch die magnetische Schutzhülle der Erde wieder abgelenkt, wobei nicht nur Nordlichter entstehen, sondern auch Schwerewellen in der Ionosphäre.

Wie ein Strom, der durch einen Draht fließt und diesen dabei erhitzt, erwärmt auch der Elektrojet die Gebiete der Atmosphäre, die er durchquert. Dies zeigt sich zunächst in Form hochenergetischer Strahlung: Blitze entstehen, Energiebündel elektromagnetischer Strahlung, Protonen also, in Form von Röntgenstrahlen. Würden diese Quanten ungehindert die magnetische Schutzhülle der Erde passieren, könnte kein Lebewesen mehr existieren. Daß dieser Schutz nachläßt, darüber spricht niemand, da derzeit noch das Thema »Ozon« populärer ist. Aber einige Wissenschaftler haben daraus die Überzeugung abgeleitet, daß die Struktur des Feldes auf geringere Veränderungen hochempfindlich reagiert. Das gilt auch für das Leben auf unserem Heimatplaneten. Ohne einen wirksamen Schutz unserer natürlichen Umgebung und ihrer Wirkungsfelder bestünden wir nicht. Unser Leben steht unter einem magnetischen Schild, das die gewaltigen Kräfte des Unendlichen darüber hinaus erahnen läßt.

Die Umpolung des Erdmagnetfeldes

Forschungsergebnisse moderner Wissenschaften bestätigen: Die Vielfalt biologischer Daseinsformen wird von den Kräften aus dem Kosmos und der Umwelt geprägt. Diese Kräfte bedeuten in ihrem Zusammenspiel nicht nur die Wiege allen Lebens, sondern erhalten es, können in einem chaotischen

Augenblick ihrer Entfesselung aber auch vernichtend wirken. Solche Katastrophen haben tatsächlich stattgefunden, und auf der Erde trat ein Massensterben von Tieren und Pflanzen ein. Nur die Stärksten ihrer Art entgingen der Vernichtung. Schon in den dreißiger Jahren wurde von amerikanischen Forschern der Nachweis erbracht, daß sich das Magnetfeld der Erde in offenbar zufälligen Intervallen von einigen Millionen Jahren mehrfach umgepolt hat. In den darauffolgenden Jahren ist es den Forschern vom Geophysikalischen Institut in Hyderabad (Indien) sogar gelungen, diese Übergangszonen mit einem aufgeteilten statischen Verfahren (Walsh-Spektrum-Analyse) zeitlich genauer zu bestimmen. Es ergaben sich geologische Zeiträume von 285, 114, 64, 47 und 34 Millionen Jahren. Der Zeitraum von 285 Millionen Jahren entspricht fast der Umlaufzeit des Sonnensystems innerhalb der Galaxie. Auch die kürzeren Perioden konnten von den Geophysikern J. G. NEGI und R. K. TIWASIE mit astronomischen Rhythmen in Verbindung gebracht werden. Und so war es kein Zufall, daß man mit dieser Tabelle auch auf eine Katastrophe stieß, die sich vor etwa 64 Millionen Jahren ereignet haben mußte, zu einer Zeit, in die nach Meinung von Wissenschaftlern das bisher rätselhafte Aussterben der Saurier einzuordnen ist. Wie so etwas geschehen kann, läßt sich anhand der Dynamo-Theorie erklären. Plötzliche Verschiebungen der Pole oder auch abrupte Schwankungen der Stärke der Konvektionsströmungen im Erdinneren können das Erdmagnetfeld in ein Chaos stürzen. Die lokalen Felder orientieren sich dann in die entgegengesetzte Richtung und erzeugen ein Feld entgegengesetzter Polarität. Dabei »schaltet« der magnetische Nordpol auf Südpol »um« und umgekehrt, so daß die Richtung der magnetischen Feldlinien im Vergleich zu heute zeitweise genau konträr verlief. Nach längeren Zeitabständen verschwindet das Magnetfeld immer wieder kurzzeitig und baut sich dann von neuem auf, wobei Nord- und Südpol jeweils vertauscht sind. Eine solche Umpolung findet nicht nur auf der Erde statt, sondern auch auf der Sonne, vermutlich als eine Reaktion auf die chaotische Natur magnetohydrodynamischer Prozesse.

Schätzungsweise haben bisher 171 Umpolungen stattgefunden. Beweiskräftige Indizien für diese Polsprünge – wie man die Umkehrung bezeichnet – wurden unter anderem schon 1935 von S. K. Runcorn an der Universität Newcastle upon Tyne veröffentlicht. Zudem sind die jeweiligen Polsprünge anhand paläomagnetischer Spuren besonders in eisenhaltigem Gestein und in Felsformationen in vielen Teilen der Welt bestätigt und durch den Zerfall radioaktiver Isotope, etwa des Uran (^{238}U) oder des Kalium (^{40}K), datiert worden.

Selbst Ausgrabungen von Fossilien weisen oft auf eine umgekehrte magnetische Ausrichtung hin. Diese interessanten Funde dienen den Geologen dazu, einen nützlichen Zeitmaßstab zu erstellen, um geologische Ereignisse zu datieren und Gesteinsablagerungen zeitlich einzuordnen. Die bekannte C^{14}-Methode gestattet hierbei eine ziemlich genaue Altersbestimmung. Die in diesem Zusammenhang spektakulärste Erkenntnis ergab sich aus dem Studium des Meeresbodens. Die Untersuchung der magnetischen Eigenschaften dieser Gesteine zeigt in der Tat eine Aufeinanderfolge von Magnetstreifen mit jeweils umgekehrter magnetischer Polung. Bei dieser Forschungsarbeit konnten die Richtungen und die Geschwindigkeiten der Kontinentalverschiebung anhand vergangener Polumkehrungen in der Gesteinskruste der Ozeane nachgewiesen werden, die den Großteil der Erde umspannt.

Erst seit verhältnismäßig kurzer Zeit kann man anhand sehr genauer Computerdaten im einzelnen verfolgen, was bei einer Magnetfeldumkehr geschieht. Hinter dem Umpolen des Feldes verbirgt sich allem Anschein nach mehr als nur sein passives Abklingen und sein Wiederaufleben danach. Es reicht bereits eine geringe Positionsverschiebung – um nur etwa zwanzig Grad geographischer Breite – aus, um eine Umpolung in Gang zu setzen. Während der vergangenen zehn Millionen Jahre hat sich das Erdmagnetfeld ungefähr alle 500 000 Jahre umgepolt.

Zur Zeit hat das Erdmagnetfeld eine Dipolkomponente von neunzig Prozent, bei einer Feldstärke von 0,00003 bis 0,00006 Tesla (0,3 bis 0,6 Gauß). Aber die wissenschaftlichen Hinweise mehren sich, daß die gegenwärtig beobachtete dramatische Abnahme der Dipolkomponente auffallend schnell vor sich geht. Diese Entwicklung kann schließlich darin gipfeln, daß sich das Erdmagnetfeld vollständig umkehrt.

Die Polsprungtheorie – Evolution oder nuklearer Winter?

Während der vergangenen Jahre hat man viel über den geomagnetischen Dynamo und die ihn antreibenden Konvektionskräfte dazugelernt. Kontinentaldrift, Erdbeben, Vulkanismus und geomagnetisches Feld sieht man inzwischen durch ein Netz vielfältiger Wechselwirkungen verknüpft. Jedes dieser Phänomene trägt seinen Teil zu einem immer präziseren Gesamtbild unseres Planeten bei. Alles in allem bringen uns die jüngsten geophysikalischen Forschungsergebnisse der Erkenntnis der Wirklichkeit ein gutes Stück näher. Der Beweis einer mehrfachen Polumkehrung unseres Erdmagnetfeldes ist erbracht. Offen bleibt die Frage: Welche übergeordneten Kräfte haben die vorausgegangenen Polsprünge ausgelöst, und wann wird der nächste erfolgen?

Sicherlich bestehen einige Spekulationen über Naturgewalten, die an den Umpolungen beteiligt gewesen sein könnten. In jedem Fall gehört eine extreme Wechselwirkung mit einem übergeordneten Feld dazu, das den Polsprung auslöst. In Frage kämen Himmelskörper von Asteroidengröße, ebenfalls kann eine weltweit gehäufte Erdbebentätigkeit – die mit einer gesteigerten Sonnenfleckenaktivität parallel verläuft – diesen Prozeß in Gang bringen.

Auch ALBERT EINSTEIN unterschrieb die Theorie von der Verlagerung der Pole. Im Vorwort des Buches »*The Path of the Pole«* von CHARLES H. HAPGOOD meint Einstein: »Solche Bewegungen können als Folge relativ geringer Kräfte stattfinden, die auf die Kruste ausgeübt werden und die sich vom Drehmoment der Erde herleiten, das wiederum versuchen wird, die Rotationsachse der Erdkruste zu verschieben.« Dieses eindrucksvolle Werk beschreibt das Phänomen der Polverlagerung, das auftritt, wenn die starre Erdkruste sich über die inneren zähen, flüssigen Schichten bewegt. In welchem Ausmaß solche Hebungs- oder Senkungstendenzen möglich sind, hängt davon ab, wie groß für ein bestimmtes Gebiet jeweils die Veränderung seiner geographischen Breite ausfällt.

Manche Wissenschaftler vermuten beim Polsprung einen Zusammenhang zwischen dem Erdmagnetismus und dem Drehimpuls der Sonne. Ich halte Änderungen in der Strömungsrichtung der Konvektion im flüssigen Außenkern der Erde für das wahrscheinlichste. Die amerikanischen Ozeanographen BILLY GLASS und BRUCE C. HEEZEN sind dagegen der Überzeugung, daß nur ein kosmischer Volltreffer von Fall zu Fall den Umdrehungsrhythmus unseres irdischen Dynamos aus dem Takt bringen konnte. Ihrer Hypothese zufolge waren es Planetoideneinschläge, die das irdische Magnetfeld jeweils zusammenbrechen ließen. Wenn es sich danach wieder aufbaute, sei dies eben meist in Gegenrichtung geschehen.

Ein Einschlag läßt nicht gleich die ganze Welt untergehen, aber: Stürzt der Komet ins Meer, steigen enorme Mengen von Wasserdampf auf und verdunkeln die Sonne. Gigantische Flutwellen jagen um den Globus, bringen Schiffe zum Kentern, zerstören Deiche und Hafenstädte und vernichten die Infrastruktur. Die Versorgung bricht weltweit zusammen. Schlägt der Komet auf Land ein, werden unvorstellbare Mengen von Staub in die Luft gejagt, sie verteilen sich über die ganze Erde und verdunkeln für Jahre die Sonne. Die Vegetation stirbt ab, Lebewesen erfrieren oder verhungern. Im Laufe der 4,6 Milliarden Jahre, die unsere Erde existiert, fanden immer wieder solche kosmischen Katastrophen statt. So ging

zum Beispiel im Nördlinger Ries vor 14,8 Millionen Jahren
ein Asteroid nieder und schlug einen Krater von 25 Kilometer Durchmesser. Die Zerstörung, die er anrichtete, entsprach
der Wirkung von 250 000 Hiroshima-Atombomben. Das Leben zwischen Nordsee und Adria wurde bei diesem Ereignis
weitgehend ausgelöscht. Die Spuren dieses Einschlags sind
heute noch deutlich sichtbar. Ein zweites Beispiel für einen
Schauplatz einer kosmischen Katastrophe ist der Golf von
Mexiko. Der Tod kam aus dem Himmel, vor etwa 65 Millionen Jahren schlug ein Komet vor der Küste von Mexiko ein.
Der Yukatan-Komet hinterließ einen 180 Kilometer breiten
Einschlagkrater. Er soll dafür verantwortlich sein, daß ein
Teil des Festlandes in den Fluten versank und so die Halb-
insel Yukatan entstand. US-Wissenschaftlern zufolge stieg aus
dem Einschlagkrater eine Staubwolke, die sich wie ein Balda-
chin über die Erde spannte. Die Sonneneinstrahlung wurde
abgeblockt, die Erde stürzte in einen nuklearen Winter. Das
Ende der Dinosaurier war gekommen; wohl die Hälfte aller
lebenden Arten wurde durch diesen kosmischen Einschlag
und seine Folgen ausgerottet.

Zum Glück ist unsere Erde mit einem wirksamen Schutz-
schild ausgestattet, so daß die Meteoriten, die uns zu nahe
kommen, in den dichteren Schichten der Erdatmosphäre ver-
glühen. Dieser Schutz hat sich jedoch nicht immer als ausreichend erwiesen. Um ein weiteres Beispiel anzuführen, brau-
che ich nicht allzuweit zurückzublicken. Im Jahre 1908 ist ein
kleiner Meteorit in dem Fluß Tunguska in Sibirien niedergegangen. In der Taiga richtete er über Dutzende von Kilometern Verwüstungen an und knickte Bäume wie Streichhölzer.
Bevor der Meteorit auf der Erde aufprallen konnte, detonier-
te er. Die Explosion ließ den Boden erzittern, und durch die
Druckwelle wurden die Hütten der Tungusen umgeblasen,
und im Umkreis von sechzig Kilometern wurde alles zerstört.
Zum »Glück im Unglück« ist der Meteorit auf einem nur gering besiedelten Landstrich niedergegangen. Doch stelle man
sich vor, zu welcher Katastrophe es heute kommen könnte,

wenn er auf eine Großstadt fiele oder in eine Gegend, in der auch ein Atomreaktor steht. Unabsehbar wäre die Folge des Aufpralls.

Wissenschaftler haben zu ermitteln versucht, welche Schäden ein Meteorit von einem Kilometer Durchmesser anrichten würde: nicht gerade die Explosion der Erde, aber doch eine den ganzen Globus betreffende Katastrophe. Bei dem Zusammenprall würden Millionen von Felsstücken wie ein gewaltiger Geysir weit in den Himmel hinaufschießen und wieder herabfallen. Dieser glühende Regen könnte Milliarden von Menschen töten und die Vegetation, die Ernten und die Häuser durch Feuersbrünste vernichten. Fiele der Meteorit ins Meer, so stünde es nicht besser. Turmhohe Flutwellen würden das Land überschwemmen und alles mit sich reißen. Die tektonischen Platten drifteten auseinander, glühende Spalten würden sich auftun und Lavamassen ausspucken.

Ich könnte noch viele historische Ereignisse anführen, die die Polsprungtheorie erhärten. Interessant, scheint mir, sind hierbei auch die wissenschaftlichen Expeditionen, die zu diesem Thema neue Denkanstöße geben. So haben australische und amerikanische Wissenschaftler Anzeichen dafür entdeckt, daß die Antarktis vor rund drei Millionen Jahren mit Laubbäumen bewachsen war. Vierhundert Kilometer vom Südpol entfernt fand man Versteinerungen von Buchenblättern auf dem 1800 Meter hohen Beardmore-Gletscher. Die Funde deuten darauf hin, daß die Antarktis damals etwa so wie Alaska ausgesehen hat. Auch dies mag als Beweis für einen Polsprung gelten.

Was in der herkömmlichen Polsprungtheorie bisher wenig beachtet wurde, ist der Umstand, daß der Anpassungsprozeß für die Erdkruste anders verläuft als für die Weltmeere. Wenn es in weiten Gebieten der Erde zu Landhebungen oder Landsenkungen kommt, dann vermag sich das Element Wasser den neuen Bedingungen ziemlich schnell anzupassen, so daß bei einem Polsprung große Gebiete plötzlich überflutet werden. Dürfte diese Überlegung auch für die Deutung der bibli-

schen Sintflut erwähnenswert sein? Die Analogien sind so
augenscheinlich, daß dieser Eindruck unwillkürlich entsteht.
Der sumerische NOAH war sicherlich nicht der einzige, der
sich vor der Sintflut retten konnte. Offensichtlich ereigneten
sich auf der Erde viele Naturkatastrophen, die in verschiedenen Epochen mit sintflutartigen Überschwemmungen einher-
gingen und zur Prophetie Anlaß gaben.

Auch im Koran ist von einem solchen Ereignis die Rede:
»Der Himmel wird schmelzen und dann in tausend Stücke
zerspringen ... Land und Berge werden in die Lüfte gehoben
werden und dann mit einem Schlag zu Staub zerfallen.« Würden dann die Tage der Finsternis kommen, von denen auch
die Bibel spricht? Was dieser Gedanke beinhaltet, kann nur
der ermessen, der sich die Apokalypse des JOHANNES vor
Augen führt. Dort steht auch geschrieben, daß nur der geret-
tet wird, dessen Stirn gekennzeichnet ist. Ist das Zeichen des
KAIN gemeint oder, symbolhaft gesprochen, das »dritte Auge« des Menschen, das Zeichen, das den spirituellen Über-
menschen erkennen läßt?

Wäre es in bezug auf eine solche »Rettungsaktion« spekula-
tiv von mir zu behaupten, daß sich die Menschheit schon
heute kollektiv-unbewußt durch Raumforschung und zukünftige Raumkolonien auf einen Polsprung vorbereitet, um
so einer totalen Vernichtung zu entgehen?

Kleine bis mittelgroße Meteoritenbedrohungen könnte
man dann durch ein globales Raumabwehrsystem mit Laser-
strahlen von ihrer Bahn abwehren oder die Meteoriten im
Weltraum zerstören. Doch bei einem Umkehrprozeß im Erdinneren stehen wir der Tatsache machtlos gegenüber. Hier
hilft nur der Sprung in den Raum, um der zeitlichen Gefahr
auszuweichen und nach Rückkehr der Evolution eine neue
Dimension zu geben.

Evolution oder nuklearer Winter? war am Anfang meine
Frage. Welche Version der Polsprungtheorie auch zutreffen
mag, für alles Leben auf der Erde würde ein zukünftiger Polsprung das Inferno bedeuten, vorausgesetzt, der Prozeß setzt

sich wie bis dahin gleichmäßig fort und es fände keine weltweite Entwicklung der Raumfahrt statt, die sich zum Ziel setzen könnte, Leben zu erhalten, als Keimzelle einer neuen Lebensform. So besehen könnte NEIL ARMSTRONGS Schritt auf den Mond noch zu einem gewaltigen, großen für die Menschheit werden – wenn ihm weitere folgen, wie das Wort »Schritt« oder »Sprung« ja erwarten läßt: Das Ziel ist noch nicht erreicht, wir sind ihm lediglich ein bißchen näher gekommen. – Das aber hieße, daß der Mensch, um seiner evolutionären Aufgabe zu entsprechen, sich der Gefahr einer globalen Katastrophe erst einmal bewußt werden müßte.

Die Umstellungskrise

Ob Klimaänderungen, Wetterkatastrophen und Erdbebenhäufungen als erneute Vorboten eines Polsprungs zu werten sind, darüber kann man verschiedener Meinung sein. Als ein recht bedenkliches Zeichen werden Wissenschaftler aber die Abnahme des Erdmagnetismus in naher Zukunft auswerten müssen. Japanischen Angaben zufolge wird mit einem weiteren Schwund des Erdmagnetfeldes für die nächsten Jahre gerechnet. Daß ein erneuter Polsprung nicht auszuschließen ist, zeigen aktuelle Computerberechnungen.

Kanadische Geophysiker der Abteilung Earth Physics des Department of Energy Mines and Resources haben die Lage des magnetischen Nordpols neu bestimmt. Die durchschnittliche Wandergeschwindigkeit des Nordpols liegt bei knapp zehn Kilometer im Jahr oder etwas über zwanzig Meter pro Tag. Mit dreißig Metern pro Tag bewegt sich der südliche Magnetpol von der Antarktis in Richtung Australien. Vorausberechnungen zufolge, die sich auf fast zweihundertjährige Beobachtungen des Erdmagnetfeldes stützen können, werden um das Jahr 2185 (mit einem Zeitfehler von zwanzig Jahren) der geographische und der magnetische Nordpol zusammenfallen.

Daran besteht kein Zweifel mehr: Die Feldstärke des Erdmagnetfeldes hat deutlich abgenommen. Damit wird eine
Umpolung des Magnetfeldes eingeleitet, wie auch die amerikanischen Geophysiker DONALD SPROWL und SUBIS BANER-
JEE von der Universität von Minnesota verlauten ließen. Im
Verlauf dieser Umpolung dürfte die Erde ihr magnetisches
Schutzfeld zeitweise völlig verlieren, möglicherweise für einen Zeitraum von fünfhundert Jahren, so daß bei einem Abbau des Magnetfeldes eine Welle von Mutationen ausgelöst
wird, die zum Aussterben oder Entstehen von Lebensformen
führen kann. Strahlenbedingte Erbschäden und Mißbildungen und ein Rückgang der Fertilität könnten das Erscheinungsbild der Tier- und Pflanzenwelt radikal verändern.
     Laborversuche in den USA stützen diese These: Eine Viel-
zahl von Lebewesen reagiert deutlich und sehr schnell auf
einen Abbau des Magnetfeldes und auf höhere Strahlungsdo-
sen. Mißbildungen und Wachstumsstörungen zeigen sich unter anderem bei Fliegen, Seeigeln, Mäusen, Vögeln und zahlreichen Pflanzenarten. Zellen einzelner Geflügelarten neigen
unter diesen Laborbedingungen zu Riesenwuchs. Bei Mäusen
sinkt die Lebensdauer drastisch ab.
     Ohne die Pufferwirkung des Magnetfeldes werden Verän-
derungen auf der Sonne die klimatischen Abläufe in der At-
mo-sphäre wesentlich stärker beeinflussen. Die amerikanischen Geophysiker MCDONALD und GUNST rechnen mit
umfassenden Veränderungen der atmosphärischen Zirkulation: Richtung, Verlauf und Intensität der großen Windströ-
mungen, Luftdruck- und Niederschlagsfelder könnten nach-
haltig gestört werden. Die Wettermaschine der Erde gerät aus
dem Takt, mit unabsehbaren Folgen. Die ökologischen Systeme, Nahrungsketten und Konkurrenzverhältnisse müßten
sich neu ordnen, neue Lebensgemeinschaften und biologische
Regelkreise entstünden.
     Der australische Paläontologe IAN CRANE von der Natio-
nal University in Canberra bekräftigt dieses Bild: »Das Aussterben ganzer Tiergattungen in der Erdgeschichte kann als

direkte Folge der zerstörerischen Strahleneinwirkung verstanden werden, die durch den Abbau des Magnetfeldes während einer Umpolung ausgelöst wird.«

Ein Zusammenbrechen des Magnetfeldes wird in der Entwicklung des Lebens deutliche Zäsuren verursachen. Mit der erhöhten Einstrahlung werden neue Zeichen für die Evolution gesetzt, bestimmte Arten sterben aus, andere erleben einen Entwicklungsschub. Neue, bisher unbekannte Immunschwächekrankheiten und genetische Krankheiten werden die Menschheit epidemisch befallen und ganze Zivilisationen ausrotten. Ein düsteres Bild entsteht vor meinem geistigen Auge, doch in meinem Herzen trage ich die Hoffnung, daß es der Menschheit gelingt, diesen Quantensprung in der Evolution zu vollbringen, um sich damit ihrer Schöpfung erneut würdig zu erweisen.

Im alltäglichen Dasein vergessen wir doch zu oft, daß die Erde rund ist und wir unseren Weg nicht weit genug erkennen können. Wir leben in einer Zeit, die uns – wenn wir auch nicht unmittelbar betroffen über die Informationen in den Massenmedien sind – mit weltweitem Elend und Zerstörung konfrontiert. Ist es nicht für die meisten von uns so, daß Empörung in uns aufflammt, die in Resignation endet, weil die ohnmächtige Frage »Was können wir tun?« unbeantwortet in uns versickert?

Heute, im Zeitalter des Wassermanns, stehen wir an der Schwelle zu den Sternen. Und immer mehr verfestigt sich die Vorstellung, daß der nächste Entwicklungsschritt in der Evolution die Menschheit stark verändern wird und alles Vorangegangene wie ein Präludium erscheint. So gesehen befinden wir uns an einem Kreuzweg der Geschichte, bereit, unsere menschliche Entwicklung und Intelligenz zu beschleunigen, während die Stunden unseres historischen Werdegangs noch in den Korridoren der Zeit verhallen.

Wer über die Gefahren, die noch im verborgenen lauern, denkt: »Das kann doch nicht passieren«, oder sich sagt: »Das liegt in ferner Zukunft und kann mich nicht berühren«, gibt

sich einer großen Selbsttäuschung hin. Darum ist es an der
Zeit, daß jeder einzelne auf diesem Planeten Erde, jeder an
seinem Platz und mit den Kräften, die ihm zur Verfügung stehen, seinen Beitrag zum Wohle einer geistigen, globalen Entwicklung leistet, die letztlich durch einen Quantensprung in
eine höhere Daseinsebene führt. Jeder von uns ist fähig, sie zu
erreichen.

Das Sein kennt viele Ebenen, das Leben viele Unterebenen
und Myriaden von Erfahrungsebenen. Auf jeder Ebene, auf
jeder Skala ist der niedrigste Punkt die gröbste Materie,
während das höchste Bewußtsein gleichsam nur durch eine
dünne Scheidewand vom Allbewußtsein getrennt ist. Auf dieser Stufenleiter des Lebens bewegt sich alles. Jeder Fortschritt
ist ein Aufwärts und Vorwärts, trotz aller gegensätzlicher
Erscheinungen.

Mit Hilfe gestaltender Prinzipien vermag die Natur eine
unendliche Vielfalt an Formen und Wesen hervorzubringen.
Aber es ist nie ein unverändert Gleiches, sondern etwas qualitativ Verändertes. Die Erscheinungsformen verwandeln sich.
Dies wird deutlich, wenn man sich nicht so sehr auf die äußere Gestalt konzentriert. Durch Abweichungen, Auslese und
Mutationen entsteht etwas anderes, das Neue. Alle diese Faktoren spielen eine zentrale Rolle und führen zur Dynamik der
Evolution. Energiemuster in ständiger Fluktuation und Inter-
aktion sind daher ständigen Transformierungsprozessen unterworfen. Die Dynamik der Evolution äußert sich in einem
hypersupermegadimensionalen Netzwerk von Verbindungen
und in einer Anhäufung von Partikeln, sie bringt Bewußtsein,
Zeit, Raum und Materie hervor.

Evolution muß im Sinne eines universellen Stroms der Ereignisse verstanden werden. Die traditionelle Vorstellung von
der Welt als einer »gewaltigen Maschine« weicht somit der
Vorstellung von einer Welt als »gewaltigem Gedanken«.
Nichts kann von der Gesamtheit isoliert existieren oder so
betrachtet werden. Verstand und Bewußtsein haben sowohl
eine Wirkung auf den Raum als auch auf die Zeit, denn die

Raum-Zeit-Konstante ist ein Produkt des Bewußtseins, das diese Konstante wahrnimmt.

Warum soll allein die Entwicklung des Menschen einen Weg nehmen, der in gerader Linie bis in Ewigkeit fortschreitet? Ist es nicht wahrscheinlicher, daß auch der Mensch einer Kreismetamorphose folgt und seine »Bahn« bei der Annäherung an den Kulminationspunkt von den Kräften des Lebens gleichsam zurückgedreht wird, einem Neuanfang entgegen?

Die Biochemie allein kann Morphogenese nicht erklären, die Konturen des Wandels sind multidimensional.

Von der Dynamo-Theorie zum Biomagnetismus

Historischer Hintergrund

Aus der Einleitung geht hervor, daß der Mensch und alles, was die Schöpfung je hervorbrachte, nur in einem flukturierenden und oszillierenden Magnetfeld existieren kann. Dies halte ich mir bei den nachfolgenden Kapiteln vor Augen. Wenn ich dabei nicht auf alle Erkenntnisse in der modernen Medizin und ihren ergänzenden Disziplinen hinweise, so bitte ich an dieser Stelle um Verständnis, denn ich weiß, wie komplex die Thematik im einzelnen ist. So gesehen richten sich meine Ausführungen an ein offenes, interdisziplinäres Publikum und sind als Einstieg in eine zukunftsorientierte energetische Therapie zu verstehen.

Ein Blick in die Kultur- und Medizingeschichte erbringt zahlreiche Hinweise darauf, daß die magnetischen Kräfte in allen Kulturkreisen schon früh für Heilzwecke genutzt wurden. Bei den Chinesen liegt das Jahrtausende zurück. Auch aus den Hieroglyphen Ägyptens und den Keilschrift-Urkunden von Euphrat und Tigris kann man diese Heilmethode nachweisen. Die Mehrzahl der antiken Schriftsteller nennt Begebenheiten, die in dieses Gebiet gehören. So berichtet PLINIUS, der römische Geschichtsschreiber, von Magnetbehandlungen bei Augenleiden, und der französische Arzt MARCEL bediente sich ihrer bei Kopfschmerzen. Der islamische Arzt IBN SINA, genannt AVICENNA (980–1037), behandelte Depressionen mit Magneten. Auch PARACELSUS (1493 bis

1541), dessen überzeitliches Wirken noch heute Beachtung findet, wußte:»Der Magnet ist der Monarch aller Geheimnisse.« Er benutzte die Heilkraft der Magnete für eine ganze Reihe von Erkrankungen und beobachtete, daß der Magnet Entzündungen heilen kann. Erst der Leibarzt der Königin ELISABETH von England, WILLIAM GILBERT (1540–1603), kam dem Phänomen des Magnetismus durch systematische Forschung auf die Spur. Sein Buch »*Vom Magneten*« weist zahlreiche Irrtümer auf. Aber Gilbert erkannte richtig, daß man einen Magneten teilen kann und so immer wieder – entsprechend kleinere – Magnete erhält. Das Werk Gilberts, das ganz vom Geist der beginnenden Neuzeit erfüllt ist, hat die Lehre vom Magnetismus und dadurch mittelbar auch von der Elektrizität wesentlich gefördert.

Vermutlich übernahm Pater HALL, ein österreichischer Professor für Astronomie im 18. Jahrhundert, das Verfahren von Paracelsus und behandelte Nervenleiden unter Verwendung von Magneten. Das Magnetheilverfahren, das Hall durchführte, beeindruckte auch ANTON MESMER (1734 bis 1815) zutiefst, bekannt durch den nach ihm benannten Mesmerismus. Er begann nun selbst bei seinen Patienten Magnete anzuwenden und heilte eine Vielzahl von Leiden erfolgreich. Zeuge der Arbeit von Hall und Mesmer wurde ihr Zeitgenosse SAMUEL HAHNEMANN (1755–1843), der Begründer der klassischen Homöopathie. Hahnemann war von der Heilkraft des Magneten fest überzeugt und empfahl seinen Gebrauch im »*Organon der Heilkunst*« (§ 287) mit den folgenden Worten:»Der Kräfte des Magnets kann man sich schon sicherer zum Heilen bedienen, nach den in der reinen Arzneimittellehre dargelegten, positiven Wirkungen des Nord- und Süd-Pol's eines kräftigen Magnetstabes. Obwohl beide Pole gleich kräftig sind, stehen sie doch in der Art ihrer Wirkung einander gegenüber. Die Gaben lassen sich mäßigen durch die kürzere oder längere Zeit des Anlegens des einen oder anderen Pol's, je nachdem mehr die Symptome des Süd- oder die des Nordpol's angezeigt sind. Als An-

tidot einer allzuheftigen Wirkung dient die Auflegung einer
Platte blanken Zink's.«
    Obwohl Magnetkräfte unzweifelhaft als therapeutische
Mittel erkannt wurden, wendeten nur wenige Ärzte sie an.
Dem Magneten haftete weiterhin das Mysteriöse an, und neben der vorherrschenden Medizin konnte die Magnettherapie
nicht genügend Beachtung finden. Das erklärt auch die Tatsache, daß die Magnete viel zu unhandlich und wenig kräftig
waren. Erst nach extensiver Nutzung von Magneten in der
sich schnell entwickelnden Elektroindustrie offenbarten sich
den Wissenschaftlern allmählich die verschiedensten Aspekte
und weitreichenden Möglichkeiten des Magnetismus.

Magnettherapie im Blickpunkt der Wissenschaft

In vielen Ländern der Welt beschäftigen sich namhafte Wissenschaftler mit der Energiemedizin. Sie stellten umfangreiche Forschungen über die Natur und Reichweite des Magnetfeldes und seine Wirkungen auf lebende Organismen an.
Dabei sind erstaunliche Tatsachen entdeckt worden:

o In einem Magnetfeld gehaltene Pflanzen wachsen schneller,
  ebenso wenn sie mit magnetisiertem Wasser getränkt werden.
o Unter dem Einfluß eines Magnetfeldes verändert sich der
  Bakterienhaushalt eines Organismus.
o Lebende Organismen reagieren auf ein Magnetfeld sehr
  empfindlich.
o Es besteht eine Wechselwirkung zwischen dem zentralen
  Nervensystem und äußeren Magnetfeldern.
o Setzt man den Organismus länger einem konstanten starken Magnetfeld aus, bewirkt das biochemische Veränderungen im Blutbild.

o Qualitative wie auch quantitative Wirkungen eines Magnetfeldes sind bei Geweben und Zellstoffwechsel zu beobachten.

o Ein Magnetfeld kann einen direkten Einfluß auf die Hypophyse haben und somit auf die Hormonsekretion einwirken.

o Die Behandlung mit Magneten hat einen Einfluß auf die
Nukleinsäuren (also auf das Erbmaterial).

Diese einzelnen Schlußfolgerungen, von verschiedenen Experimentatoren aus weit voneinander entfernten Ländern erarbeitet, fügen sich zu einem Bild zusammen und erklären
bis zu einem gewissen Grade, wie und warum die Magnetkräfte in der Lage sind, eine Anzahl von Krankheiten ohne
jede medikamentöse Hilfe zu heilen. Da jeder Organismus
von Energiemustern durchdrungen ist und in jedem Teil seines Körpers Magnetfelder existieren, haben Magnete, wenn
sie angemessen angewendet werden, eine positive Auswirkung auf seine energetischen Reaktionsmuster. Die Untersuchungen zeigten, daß der Energiestrom eines Magneten den
Stoffwechsel anregt und die Bildung von Aminosäuren (Eiweißbausteinen) fördert. Zudem verbessern sich Schmerzzustände, die durch Mangeldurchblutung und Muskelverhärtungen hervorgerufen werden.

In den siebziger Jahren behandelte N. Nakagawa, Leiter
des Isuzu-Hospitals in Tokio, mehr als 11 000 Patienten, die
meist über Muskelverspannungen der Schulter- und Nackenpartie klagten, mit Magneten. Bei vielen Patienten war bereits
eine Ausdehnung der Schmerzzone bis zum Kopf oder zum
Rücken nachweisbar. Dank der Magnetbehandlung wurden
neunzig Prozent der Patienten beschwerdefrei.

Eine weitere umfassende Studie stammt ebenfalls aus Japan. Der Wirkungsnachweis wurde in Doppelblindstudien
von S. Arichi am Kinki-Universitätskrankenhaus und von
H. Suzuki am Tokio Medical College Hospital erbracht.
Dort wurden 121 Patienten mit chronischen Schulterschmer-

zen in zwei, in jeder Hinsicht vergleichbare, Gruppen eingeteilt und zwei verschiedenen Behandlungen unterzogen. Die
Therapie erfolgte dabei mit Magneten von hoher und niedriger Feldstärke. In der Aktivgruppe trat bei etwa 82 Prozent
der Patienten nach Ablauf von vier Tagen eine signifikante
Besserung ein. In der Kontrollgruppe, die mit Magneten von
geringer Feldstärke behandelt wurde, lag der Wert bei 37 Prozent. In einer weiteren Doppelblindstudie von ANTENUCCI
wurde die Wirksamkeit der Magnete bei 222 Patienten belegt.
Die Patienten litten unter akuten und chronischen Mus-
kel- und Gelenkschmerzen (Myositis, Bursitis, Arthritis,
Rheuma). Nach einer Behandlungsdauer von fünf Tagen ver-
spürten neunzig Prozent der Aktivgruppe eine Schmerz-
erleichterung. Bei der Placebogruppe lag der Wert nur bei
vierzehn Prozent.

Ausgedehnte Tierexperimente und klinische Untersuchungen am Klinikum rechts der Isar in München erbrachten, daß
man Magnete mit großem Erfolg in der Wundheilung und bei
Verbrennungen einsetzen kann. In zahlreichen Tierexperi-
menten und klinischen Untersuchungen an mehr als hundert
Patienten ließ sich der Einfluß statischer Dauermagnetfelder
sowie schwacher elektromagnetischer Wechselfelder auf den
Wundheilungsvorgang nachweisen. Das berichtete W. D.
MÜHLBAUER, Oberarzt in der Abteilung für plastische Wie-
derherstellungschirurgie der Technischen Universität München, bei der 91. Tagung der Deutschen Gesellschaft für
Chirurgie. Auffallend deutlich zeigte sich die Wirkung der
Magnetbehandlung bei einer Patientin, deren Bauchdecke
operativ gestrafft wurde. Eine Hälfte der Narbe wurde wie
gewohnt vernäht, die andere Hälfte mit einem magnetischen
»Reißverschluß« verschlossen. Mit freiem Auge konnte man
schon nach zehn Tagen sehen, daß derjenige Teil der Narbe,
der magnetisch behandelt wurde, besser abheilte. Die Reiß-
festigkeit der zehn Tage alten magnetisch verschlossenen
Wunde war mit dem konventionellen Nahtverschluß vergleichbar. Zudem zeigte sich eine geordnete Ausrichtung der

kollagenen Faserbündel quer zur Narbe, also parallel zu den magnetischen Feldlinien, ganz im Gegensatz zur »Unordnung« im Vergleichsabschnitt.

Auch bei der operativen Behandlung von Keloiden (harten, knolligen oder platten- und streifenförmigen Geschwülsten der Haut, oft im Anschluß an Narben) konnte durch die Magnetbehandlung eine gute Heilwirkung erzielt werden. Die Narben der verheilenden Wunden wurden zart und strapazierfähig.

Zu einem ähnlichen Untersuchungsergebnis kam P. KOKOSCHINEGG am Ludwig-Boltzmann-Institut für Akupunktur in Wien. Die besten Ergebnisse erzielte er an Patienten mit Narben; allerdings war hier eine Magnettherapie über längere Zeit notwendig. Die Magnete wurden mit dem Nordpol zur Haut des Patienten orientiert. Die magnetische Induktion betrug in Polmitte etwa 0,06 Tesla (600 Gauß), das heißt die tausendfache Kraft des natürlichen Erdmagnetismus. Ein Patient mit Schmerzen am Beinstumpf wurde ebenfalls mit Erfolg behandelt. Der Patient benötigte zu Beginn der Therapie täglich Schmerzmittel. Die ganze Stumpfnarbe war entzündet. Nach einigen Wochen der Behandlung war der Patient aber schmerzfrei.

Interessant sind in umgekehrter Weise die Experimente der beiden Wissenschaftler M. H. HALPERN und J. H. VANDYK aus Philadelphia, die sie im Auftrag der amerikanischen Weltraumbehörde mit Mäusen durchführten. Sie züchteten Mäuse in besonders präparierten Metallkäfigen, in denen das Magnetfeld der Erde künstlich ausgeschaltet wurde. Nach einigen Wochen verloren die Tiere ihr Fell und siechten dahin. Das Bindegewebe der Haut und der inneren Organe hatte sich wuchernd vermehrt. Die Kontrolltiere im magnetischen Feld aber blieben gesund. SHIRO SAITO aus Japan behandelte Krebstumore bei Mäusen erfolgreich. B. BHATTACHARYA aus Naihati in Westbengalen (Indien) impfte Mäusen und Kaninchen Krebszellen ein und setzte sie einem Magnetfeld aus. Das Wachstum des Krebsgewebes wurde so unter Kontrolle gebracht und gestoppt. E. K. MACLEAN aus New York hat erfolgreich Krebsfälle im fortgeschrittenen Stadium behandelt. Er behauptet, daß Krebs in einem starken Magnetfeld nicht existieren kann. Seine Erfahrungen haben gezeigt, daß sich die regelmäßige Anwendung von Magneten als eine große Hilfe erweist, den allgemeinen Gesundheitszustand, die Vitalität und jugendliche Spannkraft eines Menschen zu erhalten.

In jüngerer Zeit waren es unter anderen W. O. STARK und der Franzose P. KERDANIEL, die verschiedene wissenschaftliche Arbeiten über die Magnetbehandlung analysierten, darunter auch Studien der Medizinischen Fakultät der Universität Tokio. Als überraschendes Ergebnis stellte sich heraus, daß etwa achtzig Prozent der mit Magneten behandelten Personen auf die Magnettherapie positive Reaktionen zeigten. Diese Untersuchungen kann ich aufgrund meiner eigenen praktischen Erfahrungen bestätigen. Die Schlußfolgerungen, zu denen die Wissenschaftler nach unzähligen Versuchen auf dem Gebiet des Biomagnetismus gelangt sind, können folgendermaßen zusammengefaßt werden: Jedes Krankheitsgeschehen kann man als eine bioenergetische Fehlleistung des Organismus auffassen. Es sind kranke und energiearme Zellen, die zu einer verminderten Abwehrfunktion beitragen. Die Energiemedizin hat daher die Aufgabe, eine normal funktionierende Abwehranlage durch Beseitigung der bioenergetischen »Blockaden« wiederherzustellen.

Warum aber Magnetfelder entgegengesetzte physiologische Effekte erzeugen, die den Energiestrom des Lebens zum Fließen bringen, wird man nur verstehen, indem man in die geheimnisvollen Tiefen des Mikrokosmos Mensch eindringt, ähnlich wie unser fiktiver Beobachter unseren blauen Planeten betrachtet hat.

Biokosmos Mensch

Bioenergetisches Kraftreservoir

Alle sichtbaren und unsichtbaren Erscheinungsbilder der Natur sind dem universellen Prinzip der energetischen Wandlung unterworfen, so unterliegt auch der Mensch, als Teil des Ganzen, wechselnden energetischen Einwirkungen, die im räumlichen Zeitgeschehen der kosmischen Gesamtzielrichtung entsprechen. Durch ihre Urkraft, ihre aufbauende und zugleich zerstörende Dynamik sind sie Impulsgeber des Lebens. Diesem Mysterium stand die Menschheit schon immer ehrfurchtsvoll gegenüber; denn in den Wirkungsfeldern der Natur umschreibt der Begriff »Energie« die Erfahrung, daß das führend und zielend Tätige im gesamten Entwicklungsgeschehen – in allem Seienden – vorhanden ist.

Versuchen Sie einmal, sich das gewaltige Energiefeld vorzustellen! Nach heutigen Erkenntnissen ist in ihm die Materie nichts anderes als die von der Gravitationskraft eingeschlossene, in sich konzentrierte Energie. Aber eine Materie an sich ist nicht vorhanden. Alle Materie entsteht und besteht nur durch eine Kraft, welche Atomteilchen in Schwingung bringt und sie zum winzigsten Sonnensystem des Atoms zusammenhält.

Auch den menschlichen Körper müssen wir als einen energiegeladenen Komplex aus etwa einer halben Billiarde Zellen, bestehend aus Atomen und Molekülen, begreifen. Die im Körper waltenden Kräfte befinden sich im ständigen Energieaustausch und in elektromagnetischer Wechselwirkung miteinander und mit der Umwelt. In den vergangenen Jahren sind die Biochemiker und Genforscher bei der Beschreibung der kleinsten Zellstrukturen weit vorgedrungen. Aber man darf die biologischen Vorgänge nicht nur aus der Kenntnis der Struktur verstehen. Denn Leben bedeutet Informationsaustausch und Energie, immer Wettkampf zwischen dem Sein und dem Werden. Im Evolutionsprozeß der Natur geschieht nichts, das nicht in Verbindung mit dem Ganzen steht, und wenn uns die Erfahrungen nur isoliert erscheinen, wenn wir die Versuche nur als isolierte Fakten antreffen, so wird dadurch nicht gesagt, daß sie isoliert sind, es ist nur die Frage: Wie finden wir die Verbindung dieser Phänomene, dieser Begebenheiten zum Ganzen?

Jedes Organ, jede Zelle ist unmittelbar mit jedem anderen Teil des Körpers verbunden. In dieses, für menschliche Begriffe fast unüberschaubare, »holographische« System »Mensch« hat die Natur alle Vorgänge eingebettet, die für das Überleben in einer sich fortwährend verändernden Umwelt gebraucht werden. Hypothetisch betrachtet könnte diese Wechselbeziehung auch noch von übergeordneten Systemen abhängen, innerhalb derer sich unser System befindet. So kommt man letztlich zum Ganzen.

Das Universum ist ein elektromagnetisches Feld. Alle Zustände und Vorgänge im menschlichen Organismus sind bioenergetischer Natur. All unsere Funktionen werden elektromagnetisch gesteuert, und der menschliche Körper ist ein Mikrokosmos im Makrokosmos.

Jede Zelle leitet sich von einer Mutterzelle ab. Ebenso ist jede Zelle ein Mikrokosmos des Organismus, in dem die Umwandlung einer Energieform in eine andere stattfindet. Die Natur bedient sich genauer Pläne für die vielen enzymatischen Prozesse, welche Nahrung in körpereigene Stoffe und somit letztlich in Energie transformieren. Ihre komplexe Arbeitsweise verlangt einen in sich kontrollierten Elektronenfluß in den Zellstrukturen. Erst im grobstofflichen Bereich reihen sich die übrigen Funktionen an. Dieses Kommunikationssystem bedient sich je nach Zweck und Inhalt einer

»Botschaft« ganz verschiedener Frequenzbereiche. Mittels dieses energetischen Systems werden Informationen und lebenswichtige Steuerungsbefehle sowohl innerhalb der Zelle als auch von Zelle zu Zelle übertragen. Dabei überwindet die Information je nach Beschaffenheit ihres Trägers entweder nur relativ kurze Entfernungen, etwa von Zelle zu Zelle, oder sie durchdringt einen gesamten Zellverband. Eine Weitergabe nach außen in den feinstofflichen, aurischen Körper ist ebenfalls möglich. Die Funktionsweise der menschlichen Zelle als bioenergetisches Kraftreservoir kann einfacher und kürzer nicht erklärt werden, als es der Satz »Alles fließt« ausdrückt. Leben bedeutet Fließen!

Antennen zum Kosmos

Die Vorstellung, daß auch physische, psychische und biochemische Reaktionen spezielle Formen eines Energiekontinuums sind, in dem der Geist eine höhere Kohärenz elektromagnetischer Energie darstellt, wird heute von vielen wissenschaftlichen Fakten gestützt. Ergebnisse statistischer Auswertungen lassen aufhorchen. Diese Untersuchungen gehen auf den sowjetischen Biologen ALEXANDER GURWITSCH zurück, der schon 1923 proklamierte: »Alle lebenden Zellen produzieren auch eine elektromagnetische Strahlung.« Sein Landsmann GEORGES LAKHOVSKY, dessen Werk seine Gegner überlebte, war ebenso der Ansicht, daß der Mensch und damit die Zellen mit biologischen Empfangsmechanismen ausgerüstet seien, die alle Umweltreize aufnehmen könnten. Hierbei hob Georges Lakhovsky hervor: »Jede Körperzelle schwingt rhythmisch in der Resonanz einer Wechselwirkung zwischen der elektromagnetischen Strahlung aus Kosmos und Umwelt.«

Durch diese Impulse werden in die Zellen des Organismus elektromagnetische Informationen induziert. Umgekehrt werden durch die inneren Abläufe im Organismus, insbesondere

durch die Ernährung, Schwingungen ausgelöst, die eine mito-
genetische Eigenstrahlung aufweisen. Aufgrund von Messungen konnten diese Strahlen als die ultravioletten identifiziert
werden. Dieser Nachweis bedurfte allerdings zahlreicher Versuche. Aber schließlich gelang es den Experten, eine Meßap-
paratur zu bauen, die imstande war, ultraschwache Strahlung
im Bereich zwischen zweihundert und achthundert Nanometern zu messen. Die Wissenschaftler konnten nachweisen, daß
lebende Zellen tatsächlich Strahlen aussenden, und sobald sie
ihre Resonanzfähigkeit verlieren, wird mit einem Energieschub ein letztes Mal vor dem Absterben verstärkt Strahlung
abgegeben. Je exakter eine Zelle »mitschwingt«, desto weniger Photonen strahlt sie ab, und desto geringer ist ihre Nei-
gung, sich zu teilen. Diese Aussage hat eminente Bedeutung
für die Krebstherapie.

Nach RUPERT SHELDRAKE, der mit seiner Theorie vom
morphogenetischen Feld weltweites Aufsehen erregte, existieren morphische Felder innerhalb und außerhalb des Organismus, den sie beeinflussen. Verbindungen entstehen durch
formbildende Resonanz. Sie wirken vor allem zwischen ähnlichen Organismen und existieren durch oder über Raum und
Zeit hinweg, in der Art eines Supergedächtnisses. Jede Form
und jedes Verhalten werden von transzendenten morphogenetischen Feldern geprägt, welche die gesamte Schöpfung
steuern.

Zu ganz ähnlichen Aussagen, nur nicht so spezifisch mor-
phogenetisch orientiert wie bei SHELDRAKE, kam auch der
japanische Strahlenforscher HIDEO UCHIDA. Er faßte das Ergebnis wie folgt zusammen: »Wir können mit Sicherheit davon ausgehen, daß alles, was im Kosmos existiert, und damit
auch das Leben auf diesem Erdball, dem direkten Einfluß solcher Strahlung unterliegt.«

Nach Auffassung von JAMES C. MAXWELL (1831–1879), die
er in seiner berühmten elektromagnetischen Lichttheorie
niederschrieb, ist in dieser Strahlung ein rein elektromagnetisches Phänomen zu erblicken. Von einer noch höheren Ebe-

ne seiner Betrachtung aus postulierte der italienische Neurologe CALLIGARIS in den dreißiger Jahren: »Der menschliche Körper ist durchsetzt mit komplexen Systemen, die als Kontaktpunkte, ähnlich den Akupunkturpunkten, zu den Feldern und Strahlungen des Universums eine Verbindung aufrechterhalten – Antennen zum Kosmos!« Sein einundzwanzigbändiges visionäres Lebenswerk wurde nach dem Zweiten Weltkrieg von den »Geheimdiensten« konfisziert, offenbar war die Zeit noch nicht reif dafür, einer breiteren Öffentlichkeit dieses Wissen preiszugeben.

So bahnbrechend uns die Aussagen erscheinen mögen, ihre fundamentale Grundlage geht auf die alte chinesische Energielehre zurück, die ich nachfolgend skizzieren werde. Denn die wirksame Behandlung eines erkrankten Organismus setzt die Kenntnis des energetischen Geschehens voraus, um über energetische Regelkreise den Energiefluß zu lenken. Dazu ist das Wissen um die genaue Punktlokalisation erforderlich, da Potenz und Ladung dieser Resonanzpunkte zusammen mit der Resonanzfähigkeit der Körperzellen das allgemeine Wohlbefinden des menschlichen Organismus bestimmen. Die daraus resultierende Lebenskraft läßt sich mittels der differenzierten KIRLIAN-Fotografie nachweisen (siehe Abbildung 1).

Meine nachfolgenden Therapieanweisungen haben mit der traditionellen chinesischen Medizin eines gemeinsam: Sie sind aus einer ganzheitlichen Betrachtungsweise des energetischen Geschehens in der Natur entstanden, die keine strenge Trennung von belebter und unbelebter Materie kennt. Nach WILHELM REICH, dem Entdecker des Orgons, hat die Bioenergie, die vitale Lebenskraft, die in allen Lebewesen zum Ausdruck kommt, eine direkte Beziehung zur Orgonenergie, die letzten Endes den Begriff »Schöpferkraft« beinhaltet. Ich meine, sie könnte sogar mit dieser identisch sein, da alles einen gemeinsamen Ursprung hat und unser Dasein in seiner Formbildung und Evolution vom ganzen Kosmos geprägt wird.

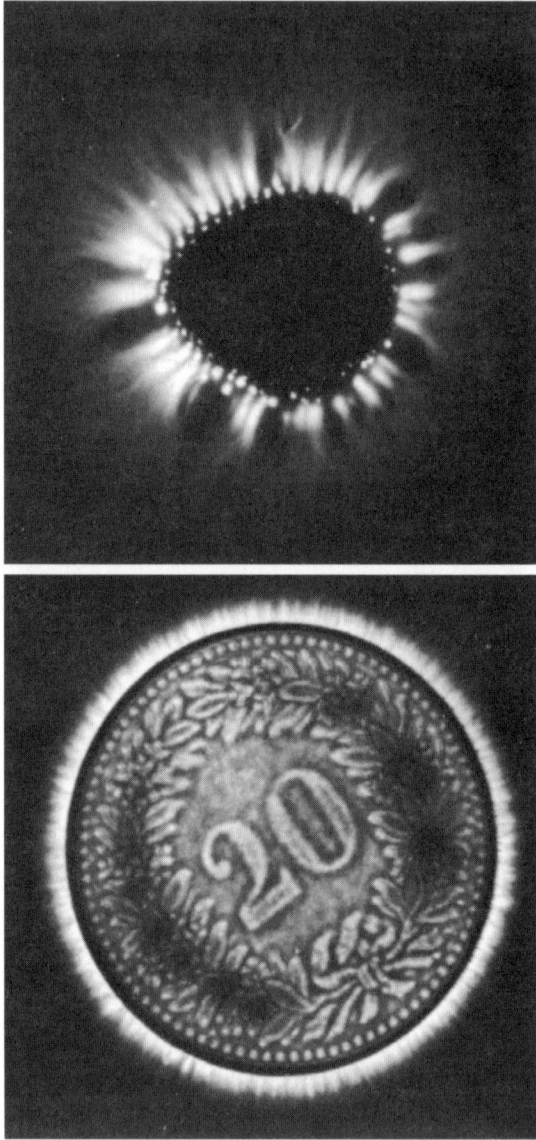

Abbildung 1: Die KIRLIAN-Fotografie, auch »Aurafotografie« genannt, zeigt oben sehr deutlich die Fingerspitzenkorona, unten den Strahlenkranz einer Münze.

Das Fließgleichgewicht-System Mensch

Als unteilbare Ganzheit steht unser Körper in einem labilen Gleichgewichtszustand, der von äußeren und inneren Einflüssen ständig aufrechterhalten wird. Diese altchinesische Auffassung, daß die einzelnen Organe im Organismus aufeinander einwirken und ein in sich kompliziertes Fließgleichgewicht schaffen, zählt zu den wesentlichen Prinzipien der modernen Biologie. Somit sind zum Beispiel alle Stoffwechselvorgänge und die damit verbundenen Reaktionen in unserem Körper dynamisch. Der lebende Organismus ist nicht ein nach außen abgeschlossenes System, sondern ein offenes, das fortwährend Energie nach außen abgibt und, in Form von Nahrung, solche von außen aufnimmt und biochemisch verändert. Gerade dank dieses ununterbrochenen Austauschs ist der menschliche Körper imstande, seine Stabilität zu bewahren. Was sich als äußere Form beharrend darstellt, erhält sich nur in einem ständig oszillierenden und flukturierenden Fließgleichgewicht. In diesem Zustand bringt der körpereigene Stoffwechsel nicht nur Bestandteile nach außen, wie die Reste absterbender Zellen und Gewebe, er hilft dem Organismus auch, neue Substanzen aufzunehmen und zu Energie zu verarbeiten, vor allem durch die Nahrungsaufnahme und durch die Atmung. Auf diesem Wege kann sich der Organismus zu noch größerer Vollkommenheit entfalten, indem er wächst und gleichzeitig seine Stabilität behauptet. Zusätzliche Energie liefert ihm ebenjenes Fließgleichgewicht, dessen »Zu-« und »Abflüsse« so verlaufen, daß Energie nicht verlorengeht, sondern in stets veränderter Form hinzugewonnen wird. Der Energiegewinn ist also eine ständige Neuschöpfung und für die Aufrechterhaltung der Gesundheit von allergrößter Wichtigkeit. Störungen im hochkomplizierten Energiesystem, im Biokosmos Mensch, führen zur Krankheit, wenn nicht die Natur durch ihr Selbstheilbestreben regulierend dafür sorgt, daß wieder Ordnung, das heißt Ganzheit im Körper zustande kommt.

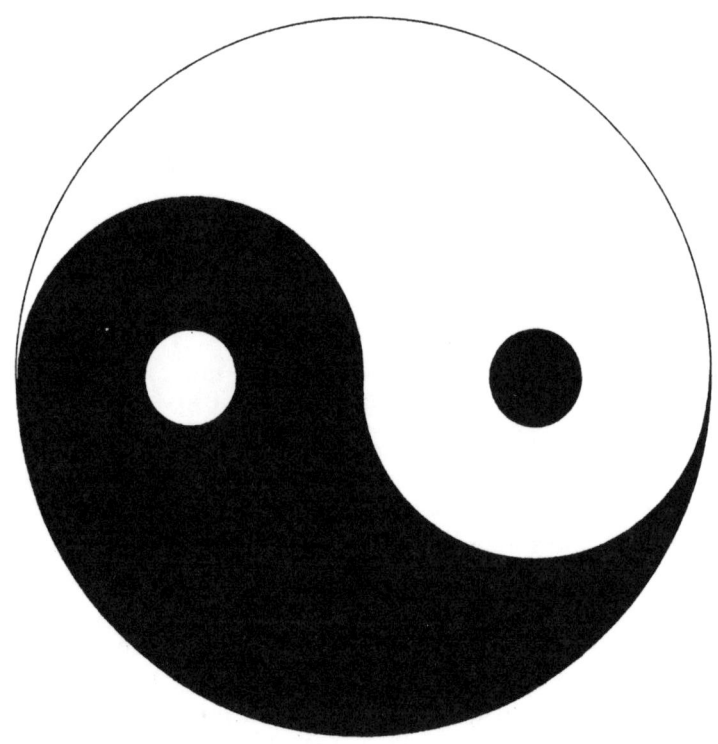

Abbildung 2: In diesem chinesischen Symbol stehen die beiden schöpferischen Urkräfte, das Yin und das Yang, in Opposition zueinander. Gleichzeitig erzeugen sie einander. So keimt im Hellen, dem Yang, das Samenkorn der Dunkelheit und im Dunkeln, dem Yin, die Helligkeit. Durch die wie eine Sinusschwingung geformte Trennungslinie wird das Prinzip der Statik und der Bewegung symbolisiert. Der Kreis vereinigt die Gegensatzpaare wieder im T'ai chi, im Uranfang, der jenseits aller Dualität liegt.

Dargestellt durch die taoistische Symbolik der Pole Yin und Yang (siehe Abbildung 2), erkannten die Chinesen schon sehr früh, daß alle polaren Strukturen in der Natur aus einer höheren Ordnung hervorgehen, die in sich zugleich eine vollkommene Einheit bilden. Aus deren Unterteilung heraus wird nach altchinesischer Auffassung die Minuspolarität, das Yin, dem weiblichen und das Yang, die Pluspolarität, dem männlichen Wirkungsprinzip zugeordnet. Zugleich wird Yin, der zentripetale und passive Pol, mit der Ruhe assoziiert. Yang, die schöpferische Tatkraft, versinnbildlicht die expansiven Bewegungen. Yin und Yang sind somit die Schlüsselpositionen und damit die wichtigsten Begriffe zum Verständnis für die energetischen Wechselwirkungen der inneren Dynamik, für die Beziehung von Mikrokosmos zu Makrokosmos. Sie ermöglichen es, Übereinstimmungen zwischen Makro- und Mikrokosmos besser zu verstehen, weil sich die energetischen Wechselwirkungen von Yin und Yang als Funktion vergleichen lassen und deshalb Ähnlichkeiten hervorheben, welche für beide Gültigkeit erlangen. Yin und Yang haben oppositionelle Bedeutungsfacetten, wie weich–hart, schnell–langsam, naß–trocken, kalt–warm, passiv–aktiv, hell–dunkel und dergleichen mehr. Die verschiedensten Wirkungen von Yin und Yang lassen sich deshalb auch im Krankheitsfall exakt definieren, diagnostizieren und behandeln.

Beide Urprinzipien haben ihre Entsprechung in unserem Körper. Unser Organismus und die von ihm erzeugten Lebensenergien gehorchen diesem Naturgesetz. Befinden sich die polaren Urkräfte in einem fließenden Gleichgewichtszustand, dann ist der Mensch gesund. Die Lebensenergie, im chinesischen Sprachgebrauch »Ch'i«, das »Urfluidum«, genannt, zirkuliert frei und regelmäßig und paßt sich kontinuierlich der Umwelt und den Bedürfnissen des Körpers an.

Ist dagegen das Fließgleichgewicht zwischen Yin und Yang, also das harmonische Verhältnis zwischen anregenden und hemmenden Funktionen im Organismus, nach irgendeiner energetischen Richtung hin gestört, so erkrankt der Mensch

früher oder später an den Folgen. Der Verlust des Fließgleichgewichts beziehungsweise des Schwingungsgleichge-
wichts bewirkt, daß die Zellen unter Bedingungen schwingen,
die stark von den Idealwerten abweichen.

Aus dieser Sicht heraus ist es verständlich, daß im Krankheitsfall jede einseitige Langzeittherapie dem regulierenden
dynamischen Prozeß im Körper nicht gerecht werden kann.
Ganz im Gegenteil: Sie beeinträchtigt im ungünstigsten Fall
das energetische Selbstheilbestreben des »inneren Arztes«.

Zum besseren Verständnis kann der Begriff einer geord-
neten Energie mit »Informationen« übersetzt werden, die alle
regulativen Funktionen im Körper steuern. Die Informationen geben den Organen Impulse, diese geben ihrerseits Impulse ab und verursachen energetisch-funktionelle
Wirkungen in Form von Stoffwechselvorgängen. Aber ihre
Bedeutung beschränkt sich nicht nur auf physiologische Abläufe. Sie ist auch für den überaus komplizierten neuralen
Mechanismus verantwortlich, der durch spezielle Substanzen
und Nervenprozesse abläuft. Hierbei berichtigt sie ständig
das Fließgleichgewicht zwischen den verschiedenen Körper-
funktionen. Außerdem reguliert sie unter anderem die Tem-
peratur und den chemischen Zustand unseres Blutes innerhalb enger Grenzen. Über Energiebahnen, die sogenannten
»Meridiane«, kann der gestörte Informationsfluß im Krankheitsfall gesteuert werden. Als Regulationstherapie wirkt die
Magnettherapie, ähnlich der Akupunktur, auf den Energiehaushalt des Körpers ein, ordnet den Energiefluß und führt
somit zur Heilung.

Lebensenergie als funktioneller Ausdruck innerer Dynamik

Im Sinne der klassischen Akupunkturlehre wird Krankheit
als ein gestörtes Fließgleichgewicht aufgefaßt. Diese Gleich-

gewichtsverschiebung ist immer eine energetische, indem Fülle-Überschuß- oder Leere-Schwäche-Zustände entstehen. Um den energetischen Ausgleich herbeiführen zu können, gilt es in der Akupunkturdiagnostik vor allem herauszufinden, in welche Richtung das Fließgleichgewicht verschoben ist. Es ist nicht schwierig, Fülle- und Leere-Zustände zu unterscheiden. Auf eine generelle Fülle beziehungsweise Leere weisen etwa Muskeltonus, Schmerz, Hautfarbe, die Pulsfrequenz, das Bild der Zunge ebenso hin wie die sich in Gestik und Stimme ausdrückende Vitalität.

Doch die Interpretation der gegensätzlichen Polarität führt heute allzu leicht zu einer Ver»herr«lichung des Yang; denn die Dynamik des Aktiven entspricht der heutigen Gesellschaft. Demgegenüber erfahren die Qualitäten des Yin oft eine Abwertung. In Wirklichkeit meint Yin das Strukturierende, das Bewahrende und Schützende des Gewonnenen. Yin steht für das Unbewußte, für die regenerierende Kraft von Schlaf und Traum, für die Reduktion auf das Wesentliche.

In der Akupunkturlehre werden so auch die Organe wegen ihrer funktionellen Wechselwirkung den Polaritäten zugehörig eingestuft. Nieren, Leber, Milz, Pankreas, Lunge und Herz sind als sogenannte »Speicherorgane« dem Yin-Prinzip zugeordnet. Die Hohlorgane des Verdauungs- und Urogenitaltraktes, Blase, Gallenblase, Dickdarm, Dünndarm, werden als Yang-Organe aufgefaßt. In Kombination mit Yin und Yang ergänzen je ein Speicher- und ein Hohlorgan ein-ander und bilden zusammen ein funktionelles Paar im Energiekreislauf des Ganzen.

Wesentlich wichtiger aber als die anatomische Zuordnung von Yin und Yang ist die Unterscheidung nach klinischen Symptomen.

Über- und Unterfunktion von Sympathikus und Parasympathikus sind die uns bekannten Erscheinungen im Zusammenhang mit dem vegetativen Nervensystem. Fülle oder Leere von Yin oder Yang sind somit nur andere Vokabeln für die gleichen Symptome. Die Akupunkturlehre versucht jeden Patienten, jede Krankheit, jedes Symptom nach dem Überwiegen von Yin oder Yang einzuordnen, nach der energetischen Reaktionslage.

Ein typisches Beispiel für den Yang-Schmerz sind Kopfschmerzen bei Föhn: Der Betroffene empfindet einen Kopfdruck, legt kalte Umschläge an, meidet jede Berührung. Ein Beispiel für eine Yin-Dominanz sind die meisten Erkältungskrankheiten: Der Erkrankte friert, zieht Wärme vor, nimmt heiße Bäder und sucht die Bettwärme. Aufgrund dieser verschiedenen Reaktionslagen versuchen die Chinesen mittels der Akupunktur, auf den sogenannten Meridianen die fehlgesteuerte Energie auszugleichen.

Durch Nadelung beziehungsweise Reizung eines Akupunkturpunktes werden körpereigene schmerzhemmende Transmittersubstanzen, die sogenannten »Endorphine«, freigesetzt. Damit ließe sich zumindest erklären, warum Akupunktur Schmerzen lindern kann. Die Akupunkturbehandlung setzt die Selbstregulationsmechanismen des Körpers in Gang. Außerdem sind nach der Nadelung eine Lockerung der durch den Schmerz verspannten Muskulatur und eine Verbesserung der gestörten Mikrodurchblutung nachweisbar. Mit Hypnose hat das nichts zu tun. Auch den Punkten und Meridianen hat man in den vergangenen Jahren Stück für Stück ihres Geheimnisses entrissen. Die Akupunkturpunkte, so hat man festgestellt, unterscheiden sich von anderen Hautpartien durch eine erhöhte Drucksensibilität, durch einen relativ verminderten elektrischen Hautwiderstand, eine dadurch erhöhte Stromdurchlässigkeit und, im Krankheitsfall, durch größere Schmerzempfindlichkeit.

Französische Wissenschaftler unter der Leitung von Dr. DARRAS konnten die Akupunkturlinien mit Hilfe einer elektronischen Kamera sichtbar darstellen. Eine in die bekannten Akupunkturpunkte injizierte radioaktiv markierte Flüssigkeit breitete sich genau auf den Linien aus, die stets in der Literatur beschrieben wurden. Besonders bemerkenswert ist, daß

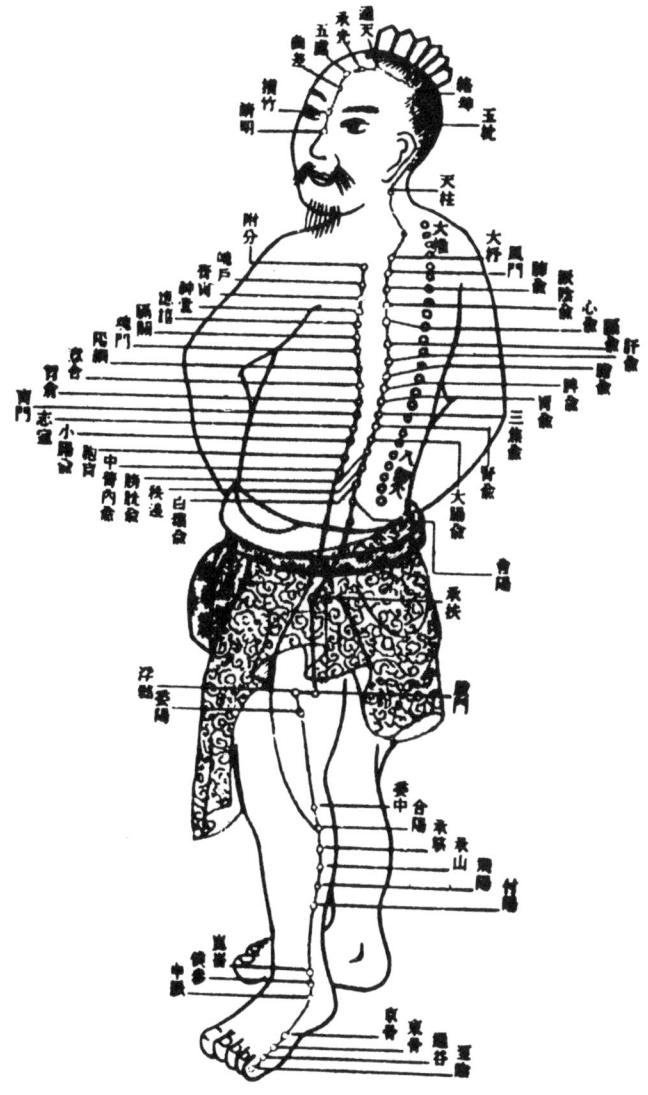

Abbildung 3: Altchinesische Darstellung eines Yang-Meridians (des Blasenmeridians).

die von der Kamera aufgezeichneten Linien nicht dem Verlauf von Blutgefäßen, Lymphgefäßen oder Nervenbahnen folgen.

Damit wurde bestätigt, daß die Meridiane in der embryologischen Entwicklung angelegt sind. Man kann diese Energiebahnen mit den Feldlinien eines Magnetfeldes vergleichen. In diesen Meridianen (siehe Abbildung 3) zirkuliert vitale Lebensenergie. Sie dient der Übertragung und Kodierung von Steuerungs- und Regelsignalen, um unseren Körper in einem ausbalancierten Fließgleichgewicht zu halten.

Auf der einen Seite kann diese Lebensenergie organisiert sein, was wir schlicht als »Gesundheit« bezeichnen, und auf der anderen Seite führt sie zur Krankheit. Dann hat sie keine koordinierte Richtung, das heißt, sie ist chaotisch, und im gesteigerten Ausmaß zeigt sie sich in allen Fällen von Krebserkrankungen in der Form unkontrollierter Zellwucherung.

Energieversorgung und Organzeit

Nachdem ich zum besseren Verständnis der Magnettherapie die energetische Grundlage der Akupunkturlehre skizziert habe, wende ich mich nun der praktischen Anwendung zu. Die fachgerechte Behandlung mit Magneten beruht, ähnlich wie die Akupunkturmethode, auf Erfahrung. Es sind also in erster Linie Erfahrungstatsachen, daß unter dem Einfluß magnetischer Kräfte die Durchblutung verbessert wird und die körpereigenen Abwehrkräfte mobilisiert werden. Vor allem aber lösen sich Verkrampfungen in verspannten Muskelpartien leichter. Die Magnettherapie kann somit bei zahlreichen Altersbeschwerden hilfreich sein und darüber hinaus das Immunsystem stärken.

Um nun am menschlichen Körper die negative und positive Polseite des Magneten richtig einzusetzen, nutzt man die Tatsache, daß die menschlichen Energiebahnen (siehe die Ab-

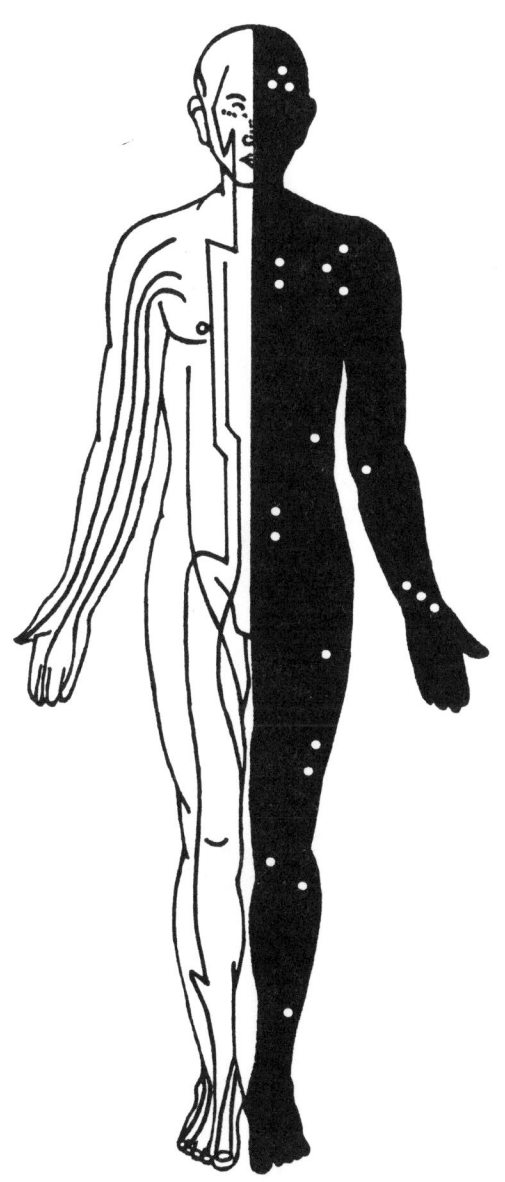

Abbildung 4: Energiebahnen der aufsteigenden Yin-Meridiane.

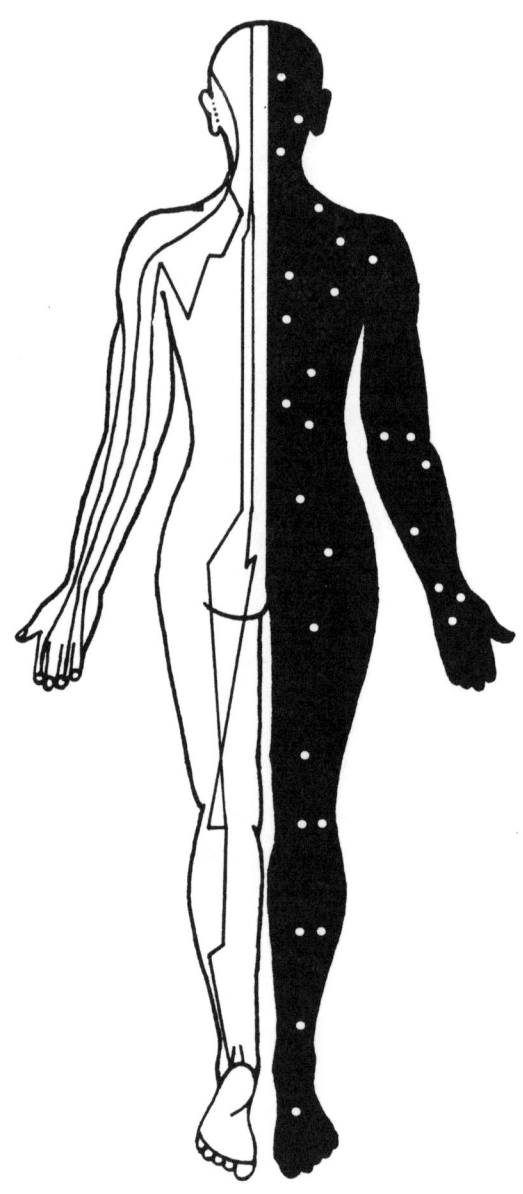

Abbildung 5: Energiebahnen der absteigenden Yang-Meridiane.

bildungen 4 und 5), die Meridiane, ebenfalls »positive« und »negative« Merkmale aufweisen. So haben die aufsteigenden Energiebahnen, die Yin-Meridiane, einen negativen Charakter und die absteigenden Yang-Meridiane einen positiven. Dabei verlaufen die Yin-Meridiane von den Füßen an der Innenseite der Beine zum Oberkörper bis zu den Fingerspitzen hinauf. Demgegenüber verlaufen die Yang-Meridiane von den Fingerspitzen über die Schultern und vom Kopf bis zu den Zehenspitzen hinab. Auf diese zwölfpaarig symmetrisch angeordneten Meridiane, ihre inneren Gefäße und zwei Sondermeridiane, die entlang der Körpermitte verlaufen, wirkt die Heilkraft des Magneten ein. Das gleiche gilt für Schmerzstellen, die außerhalb der Energiebahnen liegen, und für Hautsegmente, »Dermatone« genannt, die von Dr. H. HEAD beschrieben wurden.

Will man örtliche Segmente oder Schmerzpunkte behandeln, so werden auf ihnen Magnete appliziert. Möchte man hingegen einzelne Organe mitbeeinflussen, dann muß man ebenso die mit ihnen korrespondierenden Energiebahnen behandeln. Dazu ist eine genaue Kenntnis der Lage der Akupunkturpunkte notwendig. Diese Energiepunkte werde ich bei den nachfolgenden Behandlungsbeispielen angeben.

Bei beiden Behandlungsmöglichkeiten wird die Wirkung verstärkt, wenn man die Maximalzeiten der stärksten Energieversorgung der einzelnen Organe mitberücksichtigt. Weniger bekannt ist nämlich, daß auch die Organe unseres Körpers einem biologischen Rhythmus unterliegen, der allerdings nicht auf mehrere Wochen, sondern nur auf die 24 Stunden eines Tages bezogen ist. Wie auf die Flut die Ebbe folgt, so wechseln in unserem Energiesystem ebenfalls die Hochs und Tiefs ab, so daß die Organe zu einer bestimmten Zeit den Gipfel ihrer Leistungsfähigkeit erreichen, auf den dann die Erholungsphase folgt.

Das hatten die Chinesen schon sehr früh herausgefunden. Auf deren Erfahrungsgut und auf den Erkenntnissen von Forschern in aller Welt beruht unser heutiges Wissen um Wesen und Wirksamkeit der Organuhr. Es darf uns nicht gleich-gültig sein, wann unsere Organe und die Meridiane mit voller Kraft arbeiten und wann sie sich erholen. Das zu wissen, ist

Die menschliche Organuhr
Wie in den Meeren der Ebbe die Flut folgt, so unterliegt die energetische Versorgung der einzelnen Organe in unserem Kör-per einem biologischen Rhythmus. Im Ablauf von 24 Stunden findet ein maximaler Energiefluß statt, in dem die Organe nach und nach mit Energie angereichert werden. Die Maximalzeiten haben ihre besondere Bedeutung bei der Behandlung von Krankheiten, ebenso bei der Einnahme von Medikamenten. Bei verschiedenen Erkrankungen kann man während einer bestimm-ten Maximalzeit mit der geringsten Dosis einer homöopathi-schen Arznei ein Höchstmaß an Wirkung erzielen.

Tabelle 1: Maximalzeiten

Organe/Meridiane	Zeit	Polarität	Pol
Leber	01–03	Yin	Minus
Lunge	03–05	Yin	Minus
Dickdarm	05–07	Yang	Plus
Magen	07–09	Yang	Plus
Milz/Pankreas	09–11	Yin	Minus
Herz	11–13	Yin	Minus
Dünndarm	13–15	Yang	Plus
Blase	15–17	Yang	Plus
Niere	17–19	Yin	Minus
Kreislauf	19–21	Yin	Minus
Dreifacher Erwärmer	21–23	Yang	Plus
Gallenblase	23–01	Yang	Plus

wichtig, wenn man seine Arbeitskraft richtig einteilen und seine Gesundheit erhalten möchte.

Eigentlich sollte man annehmen, daß die meisten Organe und Meridiane den Gipfel ihrer Leistungsfähigkeit erreichen, wenn wir ganz aktiv sind. Diese Hypothese ist falsch, wie die Tabelle auf Seite 64 zeigt (Tabelle 1). Jedes Organ erreicht seine höchste Aktivität in einem Zeitraum von zwei Stunden, in dem durch den Energiezyklus über den Meridian mehr Energie zugeführt wird. Daraus ergeben sich praktische Folgerungen auch in der Medikation. So entfalten Herzmedikamente ihre stärkste Wirksamkeit am Vormittag, wenn sie kurz vor elf Uhr eingenommen werden. Will man hingegen die Diurese, die Wasserausscheidung, vermehrt anregen, so beachtet man, daß Diuretika vermehrt am Nachmittag wirken. Für den angespannten Menschen, der am Tag viel von seinem natürlichen Energiepotential verloren hat, beginnt die beste Zeit für die Erholung durch den Schlaf nach 21.00 Uhr, wenn der Körper seine Batterien neu aufladen möchte.

Gleichgültig, ob ein Mensch gesund oder krank ist, sollte er seinen Körper im Einklang mit den magnetischen Kräften der Erde halten. Daher ist es am besten, während des Schlafes den Kopf nach Norden und die Füße nach Süden zu richten. Wer diese Regel beachtet, hält den Körper während der Erholungsphase der Nacht mit den magnetischen Kraftfeldern der Erde in Harmonie. Wenn dieser Hinweis mehr Beachtung fände, könnten viele Lymphstauungen, Venenerkrankungen, Krampfadern, Muskelverspannungen und Kopfschmerzen vor dem Aufstehen vermieden werden.

Auch die Schlaftiefe und Traumaktivität (REM-Phase) läßt sich beim Einhalten dieser Regel deutlich verbessern. Kurz, bei allen chronischen Erkrankungen, besonders auch bei Bettlägerigkeit, sollte der behandelnde Arzt den Patienten darauf ansprechen.

Wir alle wissen es: Wenn man ein Stück Eisen in Nord-Süd-Richtung an einen Magneten hält, nimmt es magnetische Kräfte an. Nicht anders verhält es sich mit dem menschlichen

Körper. Diese Tatsache hat eine besondere Bedeutung in der
Physik, da sich durch das Ausrichten von Energiefeldern deren Wirksamkeit wesentlich erhöht, vergleichbar einem La-
serstrahl, bei dem disperse Lichtstrahlen gebündelt werden,
so daß sie kohärent zueinander verlaufen und dadurch sogar
eine Betonmauer zertrümmern können. Auf den menschlichen Organismus übertragen besagt das, daß »verstreßte«
Bioenergie die Krankheitsanfälligkeit unseres Körpers steigert.

Bioenergie, die sich im Gleichgewicht befindet, das heißt in
der ständigen Wechselwirkung von Yin- und Yang-Aktivitä-
ten, hält das Energiepotential in unserem Körper aufrecht.
Deshalb ist es wichtig, daß die Magnetkräfte unseren von der
Tagesarbeit geschwächten Körper während der Nacht wieder
remagnetisieren.

Auch die Ost-West-Richtung ist eine gute Position für ge-
sunden Schlaf. Hierbei zeigen die Füße nach Westen und der
Kopf nach Osten. Als Argument für diese Schlaflage gilt, daß
sich unser Körper so mit der Erde mitbewegt, mit einer
Durchschnittsgeschwindigkeit von etwa 29,76 Kilometer pro
Sekunde. Diese mit der Erdrotation in Einklang stehende
Position vermeidet Störungen, die unseren Kreislauf beein-
flussen könnten.

Elektromagnetische Umwelt-
verschmutzung, Zunahme der
Gesundheitsgefährdung

Der gesunde Schlaf ist ein wichtiger energetischer Regenera-
tionsvorgang, der, bei Einhaltung der genannten Position, unseren Körper vitalisiert. Aber trotz ausreichenden Schlafes in
richtig gewählter Lage fühlen sich manche Menschen morgens
unwohl. Wie kommt das? Tagsüber bewegt man sich, in der

Nacht dagegen liegen wir viele Stunden auf einer Stelle, das heißt aber auch: im selben Kraftfeld. Statt Kraft zu spenden, kann es sich auch als »Krankheitsfeld« auswirken. Krankheitssymptome, die morgens auftreten und sich trotz guter Therapie nicht beheben lassen, können ein Hinweis darauf sein, daß die Person in einem gefährlichen Strahlungsgebiet schläft.

Der italienische Professor GINO PICCARDI und der japanische Arzt MAKI TAKATA haben in dieser Richtung, insbesondere bei Rheuma und Herzerkrankungen, Untersuchungen angestellt. Sie konnten klare Zusammenhänge zwischen Strahlungsfaktoren und Erkrankungshäufigkeiten feststellen. Außerdem geht aus ihren Untersuchungen hervor, daß sogenannte »Erdstrahlen« die chemische Struktur des Blutes verändern können. Auch das Zellmembranpotential kann sich zeitweilig so verändern, daß die positive Ladung an der Innenseite der Membran auf Kosten der negativen Ladung außerhalb der Membran verstärkt wird. Aus dieser Verschiebung des Zelle-Energiepotentials ergeben sich Belastungen für den menschlichen Organismus, die unter anderem zu schweren Kreislauf- und Schlafstörungen führen. In solchen Fällen darf man die externen Faktoren nicht unberücksichtigt lassen, die unser körperliches Wohlbefinden erheblich beeinträchtigen können, etwa Reizzonen, die durch unterirdische Wasserverläufe und Magnetanomalien entstehen.

Im Erdinneren wird durch Zerfall von Materie unablässig Strahlung frei. Wie die kosmische Strahlung aus dem Weltraum, so tritt auch die sogenannte »harte Strahlung« überall auf; sie ist Bestandteil unserer Umwelt. Je nach Ortslage und ortsgebundenen Einflüssen, zum Beispiel durch Verwerfung von Gesteinsschichten, also auch je nach Art der geologischen Formation, kann diese terrestrische Strahlung (Erdstrahlung) an Intensität zunehmen beziehungsweise das Erdmagnetfeld partiell verändern. Dies bedeutet, daß viele Menschen der Einwirkung eines Faktors ausgesetzt sind, der unter gegebenen Umständen, etwa bei verminderter Abwehrbereitschaft des Körpers, einen Risikofaktor für die Gesundheit darstellt.

Aufgrund einer guten Konstitution und unterstützt durch
eine naturgemäße Lebensweise kann der Mensch sicherlich
eine Anzahl von Jahren auf Reizzonen leben, ohne ernstlich
zu erkranken. Bei zunehmendem Alter und verminderter
körpereigener Abwehrkraft steigt allerdings die Gefahr einer
Erkrankung. Von Bedeutung ist vor allem, daß die Einwir-
kungsdauer der Strahlung nachts länger ist als am Tag. In dieser körperlichen, seelischen und geistigen Erholungsphase ist
der Mensch, bei vorhandenen Reizzonen, einer ständigen
»Bombardierung« ausgesetzt. Schlafstörungen und Angstge-
fühle treten auf, rheumatische Beschwerden verschlimmern
sich. Auch Kopfschmerzen, Verkrampfungen, venöse Blut-
stauungen und dergleichen gehen auf das Konto dieser Einwirkungen. Berücksichtigt man noch, daß der schwächste
und am meisten gestörte Teil unseres Organismus Nacht für
Nacht durch die geopathologischen Reize erheblich belastet
wird, so ist es nicht verwunderlich, daß immer wieder Menschen im selben Haus an Krebs erkranken oder daß dort, besonders bei chronischen Erkrankungen, keine Therapie zum
Erfolg führt.

Aus diesen Beobachtungen kann man schließen, daß besonders die Kreuzungspunkte des Globalnetzes, das von Magnetpol zu Magnetpol aus stehenden Wellen gebildet wird,
physiologisch ungünstig auf unsere Gesundheit einwirken.
Diese Kreuzungspunkte können Sie selbst feststellen, indem
Sie an einem tragbaren Radio einen Sender einstellen, dessen
Frequenz zwischen 95 und 105 Megahertz liegt. Richten Sie
nun die ausgezogene Antenne waagerecht in Verlängerung des
Gehäuses aus, und gehen Sie, nachdem Sie mit einem Kompaß die Nord-Süd-Richtung festgestellt haben, bei gut hörba-
rer Lautstärke mit der in Ost-West-Richtung zeigenden Antenne im Raum langsam vorwärts. Hierbei werden Sie im
Abstand von zwei Metern jeweils ein deutliches Nachlassen
der Lautstärke bemerken. An dieser Lautstärkenänderung
lassen sich die Kreuzungspunkte abmessen. Die Abstände be-
tragen in Mitteleuropa von Osten nach Westen zweieinhalb

und von Norden nach Süden zwei Meter. Befindet sich nun Ihr Bett auf einem solchen Punkt und liegt zudem eine Wasserader unter Ihrem Haus, so sollten Sie für eine fachmännische Abschirmung sorgen. Viele Möglichkeiten einer echten Gesundheitsvorsorge ergeben sich daraus. Diesen Sachverhalt konnte ich oft beobachten, doch bis heute sind die geopathologischen Reizzonen als eine Mitursache von Krebserkrankungen und chronischen Leiden nicht allgemein anerkannt. Ich aber möchte diesen Faktor nicht außer acht lassen und darauf hinweisen, daß man in solchen Fällen entsprechende Maßnahmen ergreifen sollte. Man kann das Bett verstellen oder die Schlafstätte abschirmen. Oft zeigt sich schon durch diese Veränderung eine Linderung der Beschwerden. Vielerorts verschwinden die Symptome sogar schlagartig und vollständig.

Ein weiterer Faktor, den ich beobachtete, ist die Zunahme pathogener Felder in der Umwelt. Wo Strom fließt, entstehen ein elektrisches und ein magnetisches Feld, zusammen als »elektromagnetisches Feld« bezeichnet. Es strahlt vom Leiter ab und breitet sich wellenförmig im Raum aus. Die Feldstärke sinkt dabei mit zunehmendem Abstand vom Leiter. Wichtige Kenngrößen der elektromagnetischen Energie sind die Frequenz, die in Hertz gemessen wird, und die Wellenlänge, gemessen in Metern. Diese umfassen ein breites Spektrum.

Je schneller elektromagnetische Wellen schwingen, desto kürzer ist ihre Wellenlänge. Wellenlängen von 380 bis 720 Nanometern erscheinen als sichtbares Licht. Bei kürzeren Wellenlängen treten Ultraviolett- und Röntgenstrahlung auf. Längerwellige Wellen als die des sichtbaren Lichts liegen im Bereich von einigen Kilohertz bis Gigahertz (Hochfrequenzbereich) beziehungsweise von einigen Hertz bis Kilohertz (niederfrequenter Bereich). Sehr lange Wellen (bei Frequenzen um fünfzig Hertz) entstehen zum Beispiel bei elektrischen Installationen im Haushalt und bei Hochspannungsleitungen.

Hochfrequente Felder treten bei Radaranlagen, Funkgeräten, Radio- oder TV-Sendern und Mikrowellenöfen auf. Ihre Wirkung ist gut untersucht. Vor allem Kopf und Augen können in ihrer Nähe schädlich beeinflußt werden. Bei Feldern mit niederen Frequenzen hingegen, wie sie bei Hochspannungsleitungen und elektrischen Installationen auftreten, sind die Gefahren unklar. Ob sie zu Kopfschmerzen oder Depressionen führen, den Biorhythmus verändern oder sogar Krebs auslösen können, ist wissenschaftlich noch nicht entschieden. Die Gefährdungen aber lassen sich nicht ignorieren, zahlreiche Abklärungen zeigen eindeutig, daß jedes zusätzliche elektromagnetische Feld zu Streß, zur Schwächung des Immunsystems und auch zu genetischen Veränderungen führen kann (siehe Abbildung 6). Ausschlaggebend für die Beeinträchtigung der Gesundheit sind immer die Emissionsdauer und die Konstitution des Menschen.

Erste Hinweise auf schädliche Wirkungen niederfrequenter elektromagnetischer Felder stammen aus Rußland. In den sechziger Jahren bemerkten russische Ärzte Folgen der Strahlung bei Arbeitern, die an einer Hochspannungsschaltanlage tätig waren. Die Männer klagten über Müdigkeit und Kopfschmerzen. Damals glaubten die Wissenschaftler noch, niedere Frequenzen seien zu schwach, um wahrnehmbare Störungen auszulösen. Zahlreiche Studien, vor allem aus den Vereinigten Staaten, Kanada und von der Universität Umea in Schweden, zeigen heute ein anderes Bild. Schon 1983 berichteten S. Nordstrom und I. Nordenson über Chromosomenmißbildungen, die Geburtsfehler bei Kindern zur Folge hatten. Auch im Labor lassen sich subtile Veränderungen an Zellen und Nervensystem durch niederfrequente Felder messen. Epidemiologische Studien deuten auf ein erhöhtes Krebsrisiko hin. Gefunden wurden Wirkungen auch bei Feldstärken und Frequenzen, die täglich auf uns einwirken. Mit der steigenden Belastung durch pathogene Felder von elektrischen Geräten würden solche Beschwerden zunehmen.

Mehr und mehr Apparate stehen uns zu Diensten und werden noch auf den Markt kommen. Beeinträchtigen sie unser

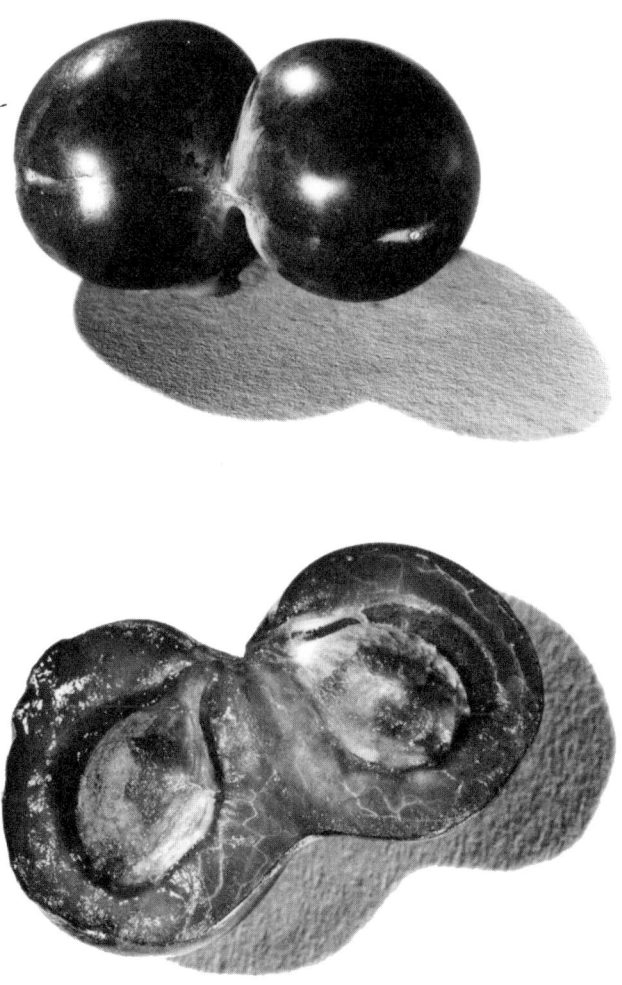

Abbildung 6: Polyploide Früchte, Folgen von Strahlungsschäden.

Befinden? Vor einigen Jahren schien die Angelegenheit entschieden: Strom mache nicht krank, hieß es, elektromagnetische Felder seien unbedenklich. Heute ist die Fachwelt nicht
mehr so sicher, denn viele Fragen stehen noch offen. Dazu
zählt auch die Frage, welche Störungen oder genetischen Veränderungen im menschlichen Organismus noch auftreten
werden, wenn technische und umweltbedingte Faktoren das
Erdmagnetfeld weiterhin verändern. Könnte eine weltweite
Zunahme elektromagnetischer Felder das morphogenetische
Feld beeinträchtigen und in der Folge Veränderungen an der
DNS und neurogenetische Schädigungen verursachen? Und
wie steht es um die Immunschwächekrankheiten? – In diesem
Zusammenhang überlege ich schon seit geraumer Zeit, ob die
fundamentale Ursache von Aids nicht falsch interpretiert
wurde. Hier meine ich den Primärgrund, und dieser kann nur
ein energetischer sein!

Berücksichtigt man zudem noch, daß die natürliche Abnahme des Erdmagnetfeldes verhältnismäßig rasch voran-
schreitet, droht in stark überbauten Siedlungsgebieten und
besonders in den Ballungszentren der Großstädte eine erhöhte Gesundheitsgefährdung.

Abgesehen von allen übrigen Interaktionen, die im sozial-
ökologischen Umfeld heute bedenkliche Formen annehmen,
ist die Spitze des Eisberges erkennbar: Die elektromagnetische Umweltverschmutzung wird ihren Preis fordern. Aber
in welchem Ausmaß geht es auf Kosten der Gesundheit jedes
einzelnen?

Es ist sicher, daß elektromagnetische Strahlung nach den
physikalischen Gesetzen von Absorption und Resonanz im
Organismus auf molekularer Ebene entsprechende Reaktionen auslöst. So werden zum Beispiel die mikrobiologischen
Vorgänge in den Zellen unseres Körpers bis zu den Nukleinsäuren der Chromosomen beeinflußt. Nicht minder werden
auch das Blut und die übrigen Körperflüssigkeiten durch
Strahlenbelastung in ihrem natürlichen Informationsgehalt
erheblich verändert. Durch die Erfindung geeigneter Meß-

geräte konnten diese Tatsachen wissenschaftlich abgesichert werden. So erhielt LINUS PAULING 1954 für die Entdeckung der magentischen Eigenschaften des Blutfarbstoffes den Nobelpreis für Chemie. Diese Entdeckung hat eine besondere Bedeutung, weil das Eisen neben seiner Funktion als Sauerstoffträger im Hämoglobin, dem Farbstoff der roten Blutkörperchen, auch im zellinternen Stoffwechsel eine wichtige Rolle spielt.

Alle Lebewesen reagieren auf elektromagnetische Felder. Das Spektrum elektromagnetischer Wellen reicht von kosmischen Strahlungen mit Wellenlängen von Bruchteilen von einem milliardstel Zentimeter über Gamma-, Röntgen- und ultravioletten Strahlen, Infrarotstrahlen bis hin zu den Radiowellen mit Längen von tausenden Kilometern. Die Wellen durchdringen uns. Wenn ihre Frequenzen mit den körpereigenen in Resonanz gelangen, können sie in uns erhebliche Störfaktoren bilden, unser Wohlbefinden herabsetzen und uns erkranken lassen. Solche Frequenzen sind meßbar als »Netzbrumm«; deshalb sind zum Beispiel medizinische Meßgeräte, wie EKG oder EEG, gegen diesen »Störbrumm« abgeschirmt.

Am California Institute of Technology in Pasadena gelang dem amerikanischen Biologen JOSEPH KIRSCHVINK der Nachweis von Magnetkristallen aus Eisenoxid in Gehirnzellen. Um die Mikrogebilde meßtechnisch fassen zu können, waren aufwendige Vorkehrungen nötig gewesen. Damit sich winzigste elektromagnetische Impulse feststellen ließen, setzte er ein äußerst empfindliches supraleitendes Interferometer ein, das gewöhnlich nur in der Quantenphysik zur Verwendung kommt. Wie sich zeigte, ordnen sich die Magnetkristalle im menschlichen Gehirn zu Clustern (»Haufen«) von fünfzig bis hundert Einzelpartikeln an. In einem Gramm Gehirnmasse kommen rund fünf Millionen solcher Kristalle vor.

Unter dem Elektronenmikroskop ähneln diese Eisenoxid-Cluster stark jenen Biomagneten, die in den vergangenen Jahren in anderen Lebewesen, ebenso in Bakterien, gefunden

wurden. In erster Linie scheinen sie Vögeln und Fischen der
Orientierung zu dienen: Sie sprechen auf Veränderungen in
der Intensität des Magnetfeldes an.

Sind die Biomagnete im menschlichen Gehirn ein überflüssig gewordenes Mitbringsel aus der Evolution? Ich vermute
mehr dahinter. Möglicherweise erklären die winzigen Kristalle einige Leistungen, die Parapsychologen einem »siebten
Sinn« zurechnen: etwa das Aufspüren von Erdstrahlen, Wasseradern und verborgenen Bodenschätzen, vielleicht sogar
Telepathie. Wie sensibel dieser »Magnetsinn« ist, verdeutlicht
auch das Schicksal gestrandeter Wale. Vermutlich genügen
kleinste örtliche Schwankungen der Feldstärke des Erdmagnetfeldes, um ihre Orientierung zu stören. Wale erspüren
schon Veränderungen der Feldstärke um ein Zweihundertstel.

Falls der menschliche Magnetsinn nur annähernd so subtil
ist, rücken die Gefahren des Elektrosmogs in ein neues Licht.
Wie reagiert unser Gehirn auf die allgegenwärtige elektromagnetische Umweltverschmutzung? Was richtet diese Dauer-
reizung im Organismus an? Zahlreiche Erkrankungen, wie
chronische Kopfschmerzen, allgemeine Müdigkeit, Depressionen, die bis jetzt als psychosomatisch oder in ihren Ursachen ungeklärt gelten, könnten von einer unterschätzten
Elektrosensibilität des Menschen herrühren, an der die Eisen-
oxidkristalle unter seiner Schädeldecke beteiligt sind.

Das amerikanische Schrifttum zum Thema Elektrosmog ist
voll von Hinweisen darauf, daß pathogene Störungen auch
durch nicht ionisierende Felder unserer Stromversorgung
entstehen. Als primär betroffenes Organ wird die Zirbeldrüse
(Epiphyse) im Gehirn genannt, die bis vor kurzem noch das
Stiefkind der Hormonforschung war. Grundlegende Experimente über die Zusammenhänge zwischen Epiphyse und Magnetfeldern wurden unter der Leitung von Prof. Dr. SEMM an
der Universität Frankfurt erstellt. Die Arbeitsgemeinschaft
für Magnetoneurobiologie kam zu dem Ergebnis, daß die
Melatonieausschüttung der Zirbeldrüse durch elektromagnetische Schwingungen nachteilig beeinflußt wird. Menschen

die unter chronischen Schlafstörungen leiden, sollten diesem Forschungsergebnis besondere Beachtung schenken!

Die Natur hat bestimmt, daß der Mensch schon vor seiner Geburt in das unsichtbare Netz von Kräften einbezogen ist, das Erde und Himmel miteinander verbindet. So besitzt unser Körper eine normale Grundspannung, ein gesundes magnetisches Feld. Wenn nun ein Organ oder Körperteil erkrankt, dann tritt eine mehr oder weniger heftige Spannungsstörung auf den Gesamtorganismus über. Je nach Temperament reagiert jeder Organismus anders auf äußere Aggression, auf Krankheit. Der eine erkrankt häufiger, während der andere mehr Widerstandskraft besitzt. Das besagt, daß das Ausmaß an Widerstandskraft bei jedem Menschen verschieden ist und unter anderem von seiner genetischen »Struktur« abhängt.

Wir haben es daher als Phänomen zu betrachten, das sich in allen Lebewesen zeigt und letztlich über die Evolution selektierend seine Hand hält. Was beim Menschen zutrifft, finden wir analog im kleinsten Lebewesen, im Pflanzen- und im Tierreich.

Im Gegensatz zu früher unterliegt heute jedoch alles dem Einfluß künstlicher und mutagener Felder. In unserer Zeit ruht die Gefahr noch im verborgenen. Erkennbar wird das Unsichtbare durch immer aggressivere Erkrankungen, an denen Bakterien, Viren und Pilze beteiligt sind. Erscheint es uns verwunderlich, wenn immer mehr »mysteriöse« Infektionen durch bösartig mutierte Bakterien und Viren den Menschen in Angst und Schrecken versetzen?

Zu keinem Zeitpunkt in der menschlichen Geschichte gab es diese globalen künstlichen Felder, ihr Wachstum geht ins Uferlose. Das Heureka, wie die Mikroorganismen schon morgen darauf reagieren, tickt noch wie eine Zeitbombe der Erkenntnis in wissenschaftlichen Köpfen!

Ferromagnetismus

Kraft und Anwendung

Unser Lebensfeld ist gestört, und das in einem Ausmaß, welches in der Öffentlichkeit noch nicht recht erkannt und ermessen wird, weil die Störeinflüsse und Belastungen lautlos und zunächst unfühlbar wirken. Sie bleiben deshalb so wenig berechenbar, weil im nichtlinearen Zusammenwirken all der im Grunde definierten Ordnungsfähigkeiten sich nie das völlig gleiche ereignet, weil die labile Regelmäßigkeit von Schwingungen schließlich erratisch ausarten und nicht Vorhersehbares erwachsen kann. Was aber sind die Konsequenzen daraus? Läßt sich das schleichende Verhängnis noch stoppen?

Ernstzunehmende Stimmen von unabhängigen Wissenschaftlern haben auf diese Gefahren bereits hingewiesen. Sie führten aus, daß diese Einflüsse der elektromagnetischen Felder die lebenden Organismen aufgrund ihrer polaren elektrischen Struktur belasten. Als schließliches Resultat wurde eine Depolarisierung des Zellmembranpotentials angesprochen. Das aber sind ganz elementare Zustände und Funktionen, noch vor allen biochemischen Abläufen, weshalb sie auch für die Gesundheit und unsere körpereigenen Abwehrkräfte entscheidende Bedeutung haben.

Es ist erwiesen, daß jedem Lebewesen Elemente der Elektrizität und Eigenschaften des damit verbundenen Magnetismus von Anfang bis zum Ende des Lebens eigen sind. Das Gehirn erzeugt nicht nur das stärkste elektrische, sondern auch das stärkste magnetische Energiefeld im Körper – selbst während des Schlafes. Die Magnetfelder des Körpers sind flukturierender und oszillierender Natur und variieren in Form und Stärke aufgrund der Veränderungen der körpereigenen Abwehr und der geistigen Verfassung eines Menschen. Diese Veränderungen spiegeln sich unmittelbar im Biomagnetfeld des gesamten Körpers wider.

Chemische Elemente, wie Kohlenstoff, Stickstoff, Sauerstoff oder Phosphor, die wir im Körper haben und deren Anteil durch die Nahrung, die wir zu uns nehmen, immer wieder ergänzt wird, sind für das Erzeugen der Elektrizität verantwortlich. Wie die Elektrizität, so wird auch der Magnetismus unaufhörlich in unserem Körper aufrechterhalten aufgrund der vorhandenen Kalium-, Natrium-, und Chlor-Ionen und magnetischer Stoffe. Dabei bauen alle Körperorgane, Nerven, Muskeln und die übrigen Gewebe ihre eigenen Biomagnetfelder verschiedener Intensität auf. Der Höchstwert für die Feldstärke des Magnetfeldes, das vom Herzen ausgeht, beträgt, so hat man herausgefunden, 1000 Tesla (10^7 Gauß); der allgemein höchste Wert wurde beim Gehirn mit 30 000 Tesla (3×10^8 Gauß) Feldstärke gemessen. Einzelne Muskeln können, wenn man sie anspannt, ein Magnetfeld mit einer Feldstärke von 10 000 Tesla (10^7 Gauß) hervorbringen. Solche Messungen, die man mit Hilfe eines Magnet-Kardiogramms oder eines Magnet-Enzephalogramms durchführt, können dazu benutzt werden, den Zustand von Herz und Gehirn zu untersuchen.

Ebenso verändert sich das Wasser in unserem Organismus durch den Einfluß von Magnetströmen. Die Oberflächenspannung verringert sich, die zwischenmolekularen Kräfte werden schwächer. Dadurch erhalten die einzelnen Wassermoleküle mehr Bewegungsfreiheit, und der Wasserhaushalt wird aktiv. Durch diese und aufgeführte Wirkungsweisen erklärt sich der weite Indikationsbereich der Magnettherapie und auch die Notwendigkeit einer energetischen Therapie. Diese ist immer eine regenerative und Ganzheitstherapie, da unser Körper ein guter Leiter der magnetischen Kräfte ist.

Die Leiterfunktion kommt zum Beispiel auch dem Kupfer im Körper zu. Denn das Spurenelement Kupfer dient neben der Infektabwehr auch dem Aufbau der roten Blutkörperchen, es fördert die Aufnahme von Eisen und ist am Pigmentstoffwechsel beteiligt. Daneben steigern Kupfer und Zink das Geschmacksempfinden der Zunge und greifen in zahlreiche andere Stoffwechselvorgänge ein. Die entkrampfende Wirkung des Kupfers ist allgemein bekannt.

Wenn nun die Stärke des Biomagnetismus im menschlichen Körper das notwendige Maß unterschreitet, sei es durch Krankheit, durch elektromagnetische Umweltbelastungen, durch Streß oder durch längeres Fasten; wenn unser Biopotential also nicht mehr ausreicht, den physischen oder mentalen Aufgaben, die auf uns zukommen, zu genügen, fühlen wir uns erschöpft, und manchmal bricht unser Energiehaushalt zusammen. Die Energiemedizin zielt daher wesentlich darauf ab, das Gleichgewicht magnetischer Felder im Körper aufrechtzuerhalten. Das wird unter anderem mit Hilfe künstlicher Dauermagneten erreicht.

Im Mittelalter nähten Ärzte mitunter unhandliche Dauermagneten von beträchtlichem Gewicht in die Kleidungsstücke ihrer Patienten ein oder paßten die Magneteisen genau den Körperformen an. Durch diese zu aufwendige Behandlungsart geriet die Heilbehandlung mit Magneten in Vergessenheit. Heute ist die Magnettherapie viel einfacher geworden, daher wird sie bei Heilbehandlungen wieder angewandt.

Dank der Entwicklung neuartiger Legierungen ist es jetzt möglich, kleine Metallplättchen mit einem relativ starken magnetischen Kraftfeld aufzuladen. So sind zum Beispiel die in Japan entwickelten Biomagnete, die im Handel erhältlich sind, nicht größer als eine Linse. Sie bestehen aus einem Barium-Ferrit-Kern und haben einen Durchmesser von nur fünf Millimetern. Im Kontakt mit dem Körper beträgt ihre magnetische Flußdichte (Feldstärke) punktuell 0,05 Tesla (500 Gauß). Im Vergleich dazu hat der Erdmagnet eine Stärke von 0,00005 Tesla (0,5 Gauß). Die linsenförmigen Magnete sind auf einem hautfreundlichen Pflaster befestigt, mit den sie leicht auf der Haut angebracht werden können. (Die Haut muß sorgfältig von Schmutz und Schweiß gereinigt sein, ehe die Magnete appliziert werden.) Da sie aus einer rostfreien Legierung hergestellt sind und das Pflaster wasserabstoßend ist, braucht eine Behandlung durch Duschen oder durch ein Bad nicht unterbrochen zu werden.

Wie aus allen Untersuchungen hervorgeht, entfalten solche Magnete ihre höchste Wirkung zwischen dem dritten und fünften Tag. Übt man hin und wieder einen leichten Druck auf die Magnete aus, erzielt man eine zweifache Wirkung: die des Magnetismus und die der Akupressur. Nach B. BHATTACHARYA und dem Naturarzt SAMUEL LAL in Indien kann man auch gewöhnliche Magnete benutzen, die der Eisenwarenhandel führt. Die wichtigsten Punkte, die Sie dabei jedoch beachten sollten, sind folgende:

1. die Zugkraft oder Stärke des Magneten,
2. die Größe sollte bequem für die Handhabung sein,
3. der gewünschte Pol sollte sich möglichst im Zentrum des Magneten befinden,
4. der Minus- oder Pluspol muß bestimmt werden.

Das Eisen ist der gebräuchlichste ferromagnetische Stoff, doch auch Nickel und Kobalt gehören dazu. Nur diese Materialien werden magnetisiert, weil die Kraft, die benachbarte Atome ausrichtet, weitgehend davon abhängt, wie weit deren Atome voneinander entfernt sind. Die stärksten Dauermagneten bestehen aus Legierungen von Eisen, Boron und Neodymium. Ein Stück Eisen oder Legierung ist nur so lange ein Magnet, wie seine Bereiche ausgerichtet bleiben. Wird ein Magnet jedoch erwärmt, so werden die Bereiche gleichsam »herumgeschubst« und nehmen wieder ihre ursprünglichen Zufallsausrichtungen ein. Wir sagen dann, daß das Eisen »entmagnetisiert« wurde. Um es erneut zu magnetisieren, muß es einem starken Magnetfeld ausgesetzt werden. Die

Kraft, die zur Ausrichtung der Atome führt, schafft »ferromagnetische Bereiche«, sogenannte »Weißsche Bezirke«. Dies
ist ein Block aus Materie mit einem Durchmesser von etwa
tausend Atomen, in dem alle atomaren Magnete in dieselbe
Richtung zeigen. Je mehr Bereiche in einem bestimmten
Stück Materie ausgerichtet sind, desto stärker ist das Magnetfeld.

Bei allen Magnetbehandlungen müssen Sie den richtigen
Magnetpol einsetzen, um einen guten Erfolg zu erzielen.
Vielfach werden vom Hersteller die Pole nicht bezeichnet.

An jedem Magneten benennen wir zwei Pole – den Süd-
und den Nordpol. Wir wissen, daß gleiche Pole einander ab-
stoßen und ungleiche Pole einander anziehen. Bringt man daher zwei Nordpole oder zwei Südpole von zwei Magneten
zusammen, so stoßen die Magneten einander ab. Wenn man
andererseits den Südpol des einen Magneten mit dem Nordpol des anderen zusammenführt, so ziehen sich die Magneten
an. Wenn wir sagen, daß eine Kompaßnadel nach Norden
zeigt, so meinen wir damit eigentlich, daß eine Magnetkraft
auf diese Kompaßnadel einwirkt. Die eine Nadelspitze wird
vom Nordpol der Erde angezogen, die andere vom Südpol.
Wohin eine Kompaßnadel ursprünglich auch immer zeigte,
schließlich wird sie sich in einer Nord-Süd-Richtung ausrichten. (Dies ist der Grund, warum ein Kompaß in der Schif-
fahrt so nützlich ist.)

Da die mit »N« bezeichnete Spitze der Kompaßnadel zum
Nordpol zeigt, muß diese Spitze in Wirklichkeit der Südpol
der Nadel sein. Um jegliche Verwirrung zu vermeiden, bezeichnen Physiker gerne jenen Pol einer Kompaßnadel, auf
dem »N« geschrieben steht, als den »nordsuchenden Pol«.

Wenn Sie nun bei einem Stück Magneteisen den richtigen
Pol ermitteln möchten, dann richten Sie zuerst einmal den
Kompaß so ein, daß die schwarze Magnetnadelseite zum
Nordpol zeigt. Somit haben Sie die Nord-Süd-Achse be-
stimmt. Nun nehmen Sie Ihren Magneten, und gehen Sie in
die Nähe des Kompasses. Dreht sich dabei die Nadel um

180 Grad, dann zeigt Ihr Magnet mit dem Südpol nach Süden, das heißt, der Südpol Ihres Magneten veränderte die Position der Magnetnadel. Gleiche Pole stoßen einander ab! Bleibt hingegen die Nadel unverändert, dann zeigt der Nordpol des Magneten auf den Kompaß. Dieser kleine Hinweis kann bei den nachfolgenden Anwendungen sehr hilfreich sein.

Wichtig für den richtigen therapeutischen Einsatz von Magneten ist, daß der Nordpol des Magneten der Pluspol (+) ist, der Südpol hingegen der Minuspol (–). Doch lassen Sie sich nicht durch die Begriffe »plus« und »minus« verunsichern. Beide Pole haben ihre guten Seiten in der Magnettherapie. So kann zum Beispiel ein Mangel an minuspoliger Energie im Körper den Abwehrmechanismus des gesamten Organismus hemmen. Zudem bringt die entzündungswidrige positive Seite Infektionsherde rascher unter Kontrolle. Diese bakteriostatische Wirkung ist ein ganz besonderes Phänomen der Magnettherapie.

Den Unterschied in der Wirkung der beiden Pole hatte schon der Begründer der Homöopathie, Dr. SAMUEL HAHNEMANN, erkannt und beachtet. Er bereitete unter Berücksichtigung und mit Hilfe der beiden Pole verschiedene Mittel mit unterschiedlichen Eigenschaften zu. Wissenschaftler haben entdeckt, daß die Magnetisierung von Wasser mit dem Nordpol (+) eines Magneten die Bakterien darin tötet und seine Reinheit länger bewahrt. Im Gegensatz dazu wirkt sich der Südpol (–) so aus, daß er die Entwicklung von Bakterien fördert, folglich auch die Verunreinigung des Wassers.

Der physikalische Nachweis der Magneteinwirkung auf das Wassermolekül ist von großer Bedeutung, da der menschliche Organismus einen hohen Wassergehalt hat. Hier liegen deshalb Ansatzpunkte für die Magneteinwirkung auf den menschlichen Körper vor, die allgemein verständlich sind. Ein typisches Beispiel aus dem Alltag, das sich auf den Abbau biologischer Depots übertragen ließe, ist die Wasserboiler-Entkalkung mit Magneten. In ähnlicher Weise lassen sich auch die Ablagerungen und Stenosen an den venösen und arteriellen Gefäßwänden direkt beeinflussen.

Ein weiteres interessantes Phänomen des Magnetismus ist seine Einwirkung auf die Oberfläche des Wassers. Gibt man einen Magneten (Kraftmodul) von ungefähr 0,12 Tesla (1200 Gauß) in ein Glas Wasser, so verringert sich in etwa fünf Minuten die Oberflächenspannung des Wassers um zwanzig Prozent. Man kann einen Flachmagneten von gleicher Stärke auch unter ein dünnwandiges Glas mit Wasser legen, es tritt immer dieselbe Erscheinung auf. Ebenso beachtenswert ist die Entdeckung, daß der Nordpol (+) eine rasche anästhetische Wirkung hervorruft. Dieser Befund ist in Tausenden von Fällen getestet und bestätigt worden. Leider ist dieses erstaunliche Phänomen in der Medizin noch zuwenig bekannt.

Zum Beispiel wird bei einem Rückenschmerz am Lokalisationspunkt der Nervenzellmembran verstärkt Kalium durch das Blut zugeführt. Betrachtet man dies unter dem Aspekt der Elektrizität, so fließt dadurch ein von der Schmerzeinwirkung, das heißt der Kaliumdeponierung, abhängiger großer Strom zu. Legen wir den Nordpol (+) auf die Schmerzstelle, neutralisieren wir den vermehrten Ladungsaustausch. Dies ist nichts anderes als der bekannte anästhetische Effekt. Dieses Phänomen stimmt mit der Wirkung »positiver« und »negativer« Ströme in der Elektrotherapie überein. Die Anwendung von »positivem« (+) Strom vermindert die Erregbarkeit der Zelle, während sie bei »negativem« (–) Strom verstärkt wird. Die beiden verwandten Heilweisen, die Magnettherapie und die Elektrotherapie, haben sich die gegensätzlichen Wirkweisen zunutze gemacht und ihre Heilmethoden darauf aufgebaut.

Der Unterschied in der Wirkung der beiden Pole ist heute bekannt. Der Nordpol ist bei allen Krankheiten, die durch bakterielle Infektion hervorgerufen werden, wirksam. Auch hat der Nordpol (+) sich in der Krebstherapie als sehr hilfreich erwiesen. Die Forschung zur Krebsbehandlung – sie erfolgte unter anderem durch den amerikanischen Biophysiker Dr. ALBERT ROY DAVIS - umfaßt viele Jahre. In den meisten Fällen zeigte sich bereits während der ersten Wochen eine außerordentliche Reduktion des Kanzerösen. Im Durchschnitt fand man nach drei Monaten alle Zeichen von Krebswachstum gestoppt oder geheilt. Natürlich kamen auch Fälle vor, in denen jede Energievermittlung wegen iatrogener Behandlung oder mangels Lebenswillens vergeblich war.

Kontraindikationen: Wann darf die Magnettherapie nicht angewandt werden?

Wie jeder anderen Therapie sind auch der Magnettherapie Grenzen gesetzt, das heißt, bei gefährlichen Infektionskrankheiten, Geschlechtskrankheiten und operativ zu behandelnden Erkrankungen darf diese Naturheilmethode von Laien nicht angewandt werden. Obwohl mir nicht bekannt ist, daß durch den Einsatz der Magnettherapie irgendwelche Schäden verursacht wurden, sollten Sie bei Ihrer Selbsthilfe mit besonders starken Dauermagneten folgende Vorsichtsmaßnahmen beachten:

1. Träger eines Herzschrittmachers müssen auf eine Magnettherapie verzichten!
2. Wenden Sie starke Magnete nicht auf überempfindlichen Segmenten des Körpers an, wie Herz, Aortabogen, Augen, Hals, Nacken- und Kopfbereich.
3. Während der Schwangerschaft dürfen keine starken Magnete benutzt werden!
4. Eine halbe Stunde vor oder nach der Behandlung mit starken Magneten sollte man weder essen noch trinken. Ebenso ist es gut, während einer Behandlungsperiode mit Magneten auf Fleisch und tierische Fette zu verzichten. Diesen

diätetischen Rat möchte ich für alle Personen, die unter Stoffwechselstörungen oder Gelenkerkrankungen, wie Rheuma, Arthritis, Gicht, leiden, besonders hervorheben. Eine vegetarische und biovitale Diät unter Berücksichtigung orthomolekularer Prinzipien ist bei allen malignen Erkrankungen (Krebs), degenerativen Prozessen und auch bei Aids von großer Bedeutung.

5. Wenn starke Dauermagnete falsch angewendet wurden, läßt eine unerwünschte Reaktion sich ausgleichen, indem man beide Hände oder Füße auf eine genügend große Zinkplatte legt. Auch eine einmalige Gabe von Zinkorotat oder die Einnahme des homöopathischen Mittels Zincum metallicum D 6 neutralisiert den Magnetüberschuß. Wenn eine Verschlimmerung durch die Anwendung nur eines Poles verursacht wurde, kann der entgegengesetzte Pol die energetische Störung beseitigen.

6. Schließlich sollte bei allen Erkrankungen, die zu Komplikationen führen könnten und unbedingt unter ärztliche Aufsicht gehören, keine Magnetbehandlung durchgeführt werden. Im Zweifelsfall fragen Sie Ihren Arzt, ob Sie die Magnettherapie therapiebegleitend anwenden dürfen.

Der Gebrauch von starken Dauermagneten unter Berücksichtigung der Polarität

Wie ich schon erklärt habe, stellten die Chinesen im menschlichen Körper Energiebahnen, vertikal verlaufende Meridiane, fest. Die Körpervorderseite wird dem weiblichen Yin (Minuspol) und die Rückseite dem männlichen Yang (Pluspol) zugeordnet. Aus dieser Anordnung ergibt sich für den Gebrauch von starken Dauermagneten mit einer Zugkraft von ein bis fünf Kilogramm noch eine zusätzliche segmentale

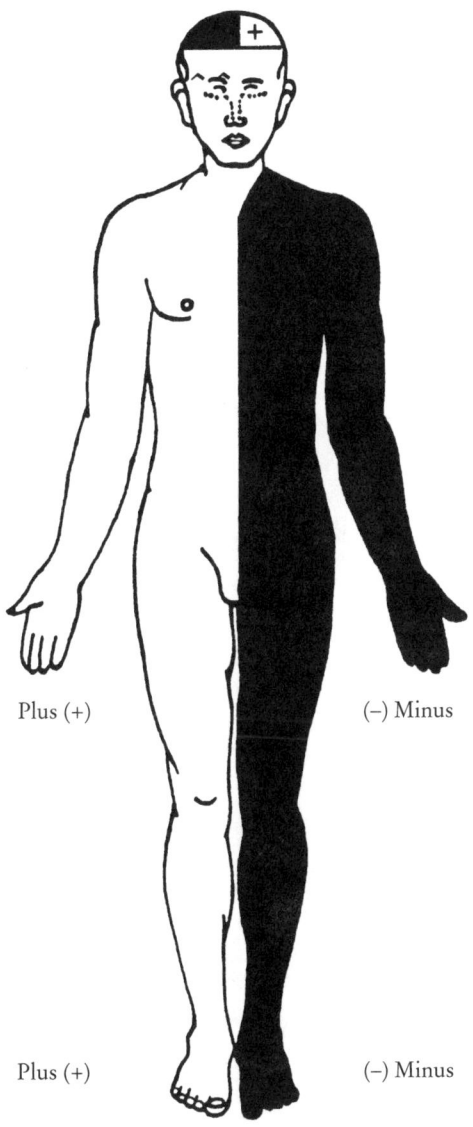

Plus (+)   (−) Minus

Plus (+)   (−) Minus

Abbildung 7: Die vertikale Unterteilung der Pole: linke Seite Minus, rechte Seite Plus.

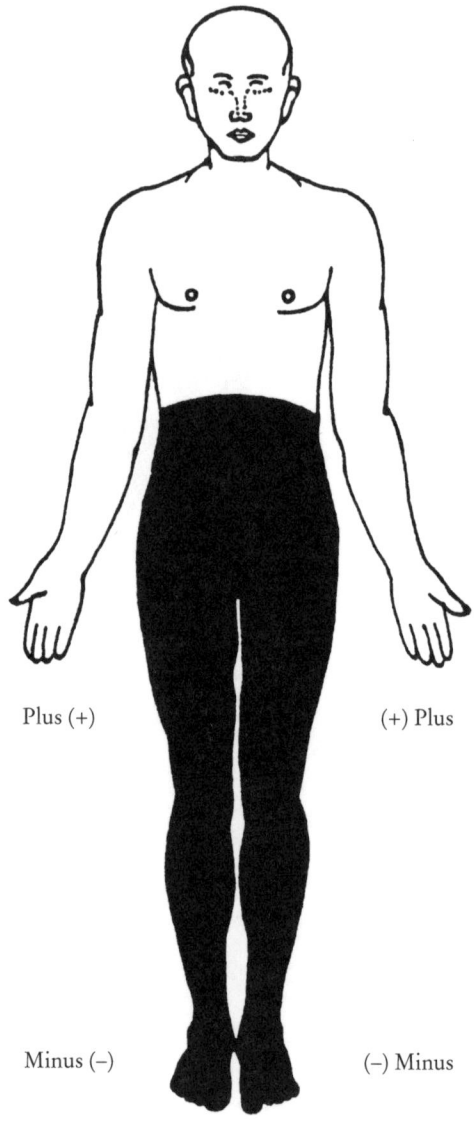

Plus (+)   (+) Plus

Minus (−)   (−) Minus

Abbildung 8: Die horizontale Unterteilung der Pole: obere Hälfte Plus, unter Hälfte Minus.

Unterteilung. Die Unterscheidung wird vertikal entlang der Körpermitte und horizontal entlang dem Sonnengeflecht (Plexus solaris) getroffen. Bei vertikaler Einteilung ist die rechte Seite positiv, die linke Seite negativ. Wenn wir den Körper horizontal in zwei Bereiche teilen, dann ist der obere Teil positiv und Nordpol und der untere Teil negativ und Südpol. Daher sind bei einer horizontalen Teilung der Kopf und die Hände positiv, und bei der vertikalen Teilung sind die rechte Hand und der rechte Fuß positiv und die linke Hand und der linke Fuß negativ. Diese Unterscheidung (siehe die Abbildungen 7 und 8) ist besonders zu beachten; denn daraus ergeben sich die vier grundlegenden Methoden beim Gebrauch von starken Dauermagneten.

Die altbewährte Methode ist heute in Indien immer noch gebräuchlich und hat an ihrer Effizienz nichts eingebüßt. Sie läßt sich für die Selbsthilfe gut einsetzen, da in der Regel nur vier starke Dauermagnete benötigt werden. Ich bezeichne diese Anwendungsform als die »Technik des Durchflutens«.

Die Technik des Durchflutens

Nach meinem Studienaufenthalt in China, wo ich meine Kenntnisse in der klassischen Akupunktur vertiefte, bereiste ich Indien und lernte so Heilmethoden kennen, die bei uns im Westen völlig unbekannt sind. Diese Unkenntnis über wirksame Heilmethoden des Ostens beruht in der Regel darauf, daß sie auch heute noch geheimgehalten und in den Heilerfamilien vom Vater auf den Sohn übertragen werden. Strenge Geheimhaltung sichert letztlich den Lebensunterhalt.

Bei allen meinen Begegnungen mit bemerkenswerten Heilerpersönlichkeiten profitierte ich als Gast und als Fremder von der Tatsache, daß ich keine Konkurrenz war und zudem aus einem fremden Land kam, das sie nur dem Namen nach kannten. So erhielt ich die Möglichkeit – oder besser, ich hat-

te das Glück – ihnen bei ihrer heilerischen Tätigkeit über die
Schultern schauen zu dürfen. Tief beeindruckt haben mich
die Menschen und nicht zuletzt ihre starke Verwurzelung in
der traditionellen Heilkunde ihres Landes.

Neben der familiengeheimen Einstichakupunktur erlernte
ich die magnetische Heilweise, die Technik des Durchflutens.
Hierbei sitzt der Patient in aufrechter Haltung locker auf einem Stuhl, vor ihm steht ein Tisch, auf den er bequem seine
Arme auflegen kann. Entsprechend seiner Krankheit verwendet man starke Dauermagnete von etwa 0,3 Tesla (3000 Gauß;
rund fünf Kilogramm Zugkraft) und legt diese nach den
Grundregeln des Magnetismus unter seine Hände und Füße.
Wer diese Methode selbst einmal erfahren hat, wird, wie ich
es war, von dieser Energiebehandlung, die den ganzen Körper
spürbar erfrischt und vitalisiert, tief beeindruckt sein. Im
nachhinein, wenn Sie sich der vielen Anwendungsmöglichkeiten bewußt sind, wird sich auch bei Ihnen die Frage auf-
drängen: Wieso findet diese wirksame Heilmethode nicht
mehr Verbreitung? Weltweit könnten Tausende und Abertau-
sende von Kranken in kürzester Zeit dadurch geheilt werden!

Und ich bin mir an dieser Stelle meiner Verantwortung bewußt, wenn ich behaupte, daß man auch Krebserkrankungen
und Immunschwächekrankheiten damit therapiebegleitend
behandeln kann. Der Einsatz ist so gering, und es bedarf dazu
nur vier starker Dauermagnete und des Willens, die Behandlung so lange durchzuführen, bis die Heilung sich zeigt. Bei
den vier grundlegenden Methoden kommt die Technik des
Durchflutens wie nachstehend beschrieben zur Anwendung.

Methode 1
Bei der Methode 1 (siehe Abbildung 9) werden die Meridiane
und Organe im unteren Bereich des Körpers energetisch
durchflutet. Zur Anwendung kommen zwei starke Dauermagnete von etwa 0,3 Tesla (3000 Gauß) Feldstärke. Der Patient
sitzt in Nord-Süd-Richtung, das heißt, sein Oberkörper zeigt
nach Süden, der Rücken nach Norden, die Oberarme werden

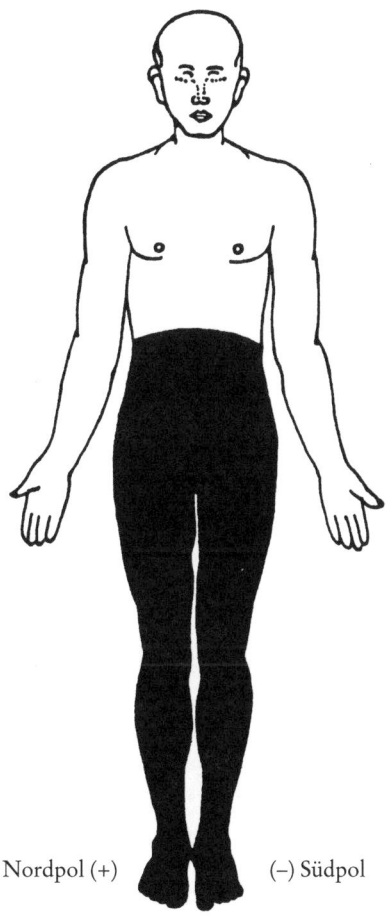

Nordpol (+)   (−) Südpol

Abbildung 9: Methode 1. Bei dieser Anwendungsform werden die Meridiane und Organe im unteren Bereich des Körpers energetisch durchflutet. Bei allen Beschwerden, die dort vermehrt auftreten, legt man den Südpol (−) des Magneten unter den linken Fuß und den Nordpol (+) unter den rechten Fuß.

locker auf einen Holztisch gelegt. Der Fußboden sollte auch
aus Holz bestehen. Ist das nicht der Fall, so legt man unter
die starken Dauermagnete eine Holzplatte, die viermal so
groß ist wie der Magnet. Auf das Holz wird ein dickes Stück
Filz gleicher Größe gelegt, darauf eine Zinkplatte gleicher
Größe und auf diese Platte nun der Magnet. Diese Kombination hat eine wichtige Bedeutung: Sie verstärkt den Magnet-
fluß in Richtung Körper. Bei allen nachfolgenden Methoden
sollten Sie diesen Hinweis beachten, der in der REICHSCHEN
Theorie der Orgonakkumulation seinen Niederschlag fand.
Nachdem diese Vorkehrungen getroffen sind, stellt der Patient seine Füße (ohne Schuhe), darauf, wobei der linke Fuß
auf dem Südpol (–) ruht und der rechte Fuß auf dem Nordpol
(+), das heißt, die Pole zeigen in Richtung Fußsohle.

Die Anwendungsform eignet sich gut zur Aktivierung der
Nierentätigkeit und des Harnstoffwechsels. Bei einer Urämie
kann diese Methode lebensrettend sein. Bei Patienten mit
Durchblutungsstörungen in den Beinen, venösen Erkrankungen der unteren Extremitäten sowie bei allen Beschwerdebildern, die durch eine schlechte Zirkulation in den Beinen zum
Ausdruck kommen, habe ich gute Erfahrungen gesammelt.

Die Dauer der Anwendung richtet sich nach der Ursache
des Leidens, wobei die Zeit zwischen fünf Minuten und zwei
Stunden täglich variieren kann. Je kürzer die Behandlungs-
zeit, desto öfter kann eine Wiederholung erfolgen. Aus diesem Grund können die Methoden der Durchflutung und die
nachfolgenden Behandlungsvorschläge ambulant durchgeführt oder zur Selbsthilfe empfohlen werden.

Um kein Mißverständnis entstehen zu lassen, möchte ich
betont darauf hinweisen, daß die Technik des Durchflutens
eine Medikation nicht ausschließt, ganz im Gegenteil, sie unterstützt eine sinnvolle medikamentöse Therapie und verkürzt immer den Heilungsprozeß. Um ein Beispiel zu nennen: Bei einer bestehenden Nephritis oder Cystitis (einem
Nieren- oder Blaseninfekt) wird dadurch die Einnahme eines
Antibiotikums zeitlich beschränkt. Auch bei biologischen

Arzneien, wie Phytotherapeutika, spagyrischen und homöopathischen Arzneien, bei der Verabreichung von Enzymen
und dergleichen läßt sich dadurch die Einnahmedauer verkürzen. Ergänzend wirkt sich in diesem Fall immer eine
Trinkkur mit Nieren- oder Blasentee, ebenso die gezielte Einnahme von magnetisiertem Wasser (siehe Seite 108) aus. Bei
Ihrer Selbsthilfe heißt es daher: Nehmen Sie weiterhin die
Medikamente ein, die Ihnen Ihr behandelnder Arzt verordnet
hat – vorausgesetzt, sie haben keine istrogenen Nebenwirkungen, die Ihrem Organismus schaden.

Bei der Technik des Durchflutens kommt primär die energetische Wirkungsweise des Magnetismus zur Geltung, sie
unterstützt daher auch auf der molekularen Ebene die Funktion des Stoffwechsels und das ineinander wirkende Prinzip
oszillierender und flukturierender Wechselfelder. – Ein geüb-
ter Praktiker kann daher nach dem Prinzip der Grundregula-
tion wahlweise die Methoden eins bis vier variabel anwenden
und darüber hinaus noch durch eine Akupunkturbehandlung
ergänzen, während die Technik des Durchflutens erfolgt. Dadurch entsteht eine zeitliche Effizienz, sowohl für den Arzt
als auch für den Patienten.

Methode 2
Bei Methode 2 (siehe Abbildung 10) werden die Meridiane
und Organe im oberen Bereich des Körpers energetisch
durchflutet. Man benutzt zwei Dauermagneten von etwa
0,3 Tesla (3000 Gauß) Feldstärke. Der zu Behandelnde sitzt
in Nord-Süd-Richtung, das heißt, sein Oberkörper weist
nach Süden, der Rücken nach Norden, die Arme werden
locker auf einen Holztisch gelegt. Auf beide Seiten, wo die
Hände ruhen, legt man ein dickes Stück Filz, das viermal so
groß ist wie der Magnet, darauf eine Zinkplatte gleicher
Größe und darüber nun den Magneten, auf dem sich die
Handflächen des Erkrankten befinden – wobei die linke
Hand auf dem Südpol (–) ruht und die rechte Hand auf dem
Nordpol (+). Die Anwendungsform eignet sich gut zur Be-

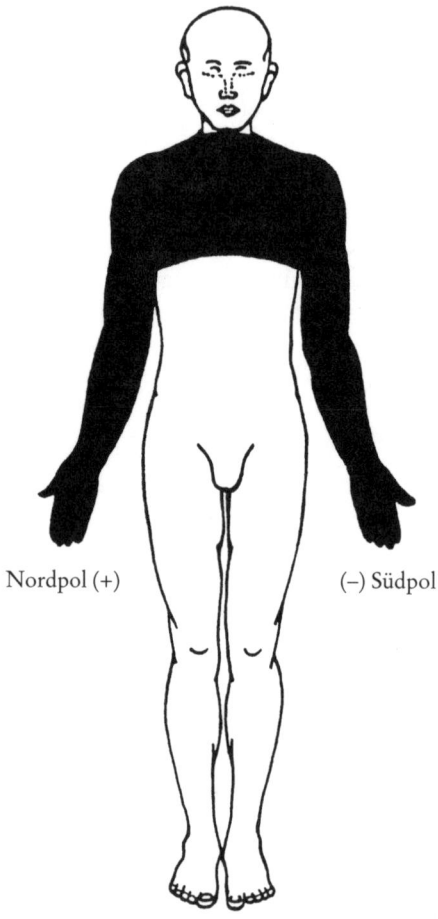

Nordpol (+)   (–) Südpol

Abbildung 10: Methode 2. Bei dieser Anwendungsform werden die Meridiane und Organe im oberen Bereich des Körpers energetisch durchflutet. Bei allen Beschwerden, die dort vermehrt auftreten, legt man den Südpol (–) eines Magneten unter die linke Hand und den Nordpol (+) unter die rechte Hand.

handlung von Beschwerden im oberen Bereich des Körpers, wie Verkrampfungen der Nacken-Schulter- und der Armmuskulatur. Sehr gute Erfolge konnte ich bei rheumatischen Schulterbeschwerden (siehe Seiten 230, 248) beobachten. In Kombination mit der Akupunktur oder der Neuraltherapie läßt sich ebenfalls die Periarthritis humeroscapularis (Arm- und Schultersteife) in kürzester Zeit auskurieren. Auch bei Durchblutungsstörungen der oberen Extremitäten (kalten Händen), Interkostalneuralgien (Schmerzen im Bereich der Zwischenrippennerven), ebenso bei Bronchialasthma kann diese zweite Methode therapiebegleitend Anwendung finden. In der Selbsthilfe bei allen rheumatischen Schmerzen in den Händen, Armen und Schultern erzielt man bemerkenswerte Erfolge.

Auch hier gilt mein Ratschlag, den ich bei der ersten Methode anführte, sei es in bezug auf die Medikation oder auf die Kombination mit einer ergänzenden Behandlung, wie Hand- oder Armbädern, Massagen, physikalischer Therapie, Lasertherapie. – Zudem können die vier Methoden immer durch die Anwendung schwacher Heilmagneten oder Magnetfolien, nach der Durchblutung appliziert, ergänzt werden. Als Konsequenz im Sinne der Ganzheitstherapie ergibt sich die Notwendigkeit, die Wechselwirkungen verschiedener Methoden zu kennen, variabel anzuwenden und nicht dogmatisch nur einer Methode zu folgen.

Die Energiemedizin, speziell die Magnettherapie, ist ein offenes System, das sich durch den gezielt eingesetzten Energietransfer von allen anderen Therapiearten unterscheidet. Nur der erfahrene Fachmann sieht darin die Vielfalt seiner Heilmöglichkeiten.

Methode 3
Nach Methode 3 (siehe Abbildung 11) werden die Meridiane und Organe auf der rechten Seite des Körpers energetisch durchflutet. Man benutzt zwei starke Dauermagneten von etwa 0,3 Tesla (3000 Gauß) Feldstärke. Der Patient sitzt in

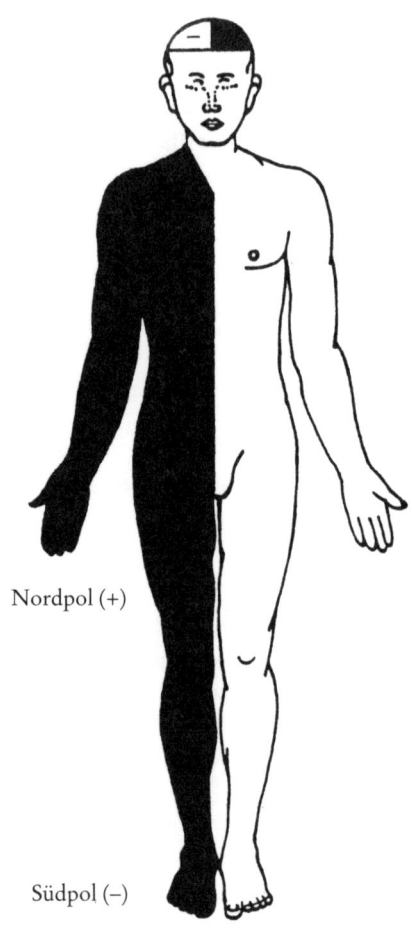

Nordpol (+)

Südpol (−)

Abbildung 11: Methode 3. Das magnetische Feld durchflutet die Meridiane und Organe auf der rechten Seite des Körpers energetisch. Bei allen Beschwerden, die vermehrt rechts auftreten, legt man den Nordpol (+) eines Magneten unter die rechte Hand und den Südpol (−) unter den rechten Fuß.

Nord-Süd-Richtung, das heißt, seine Brust zeigt nach Süden, der Rücken nach Norden, der rechte Oberarm liegt locker auf einem Holztisch. Für den Fußboden und die Magnetunterlage (Holz, Filz, Zink) gilt der gleiche Hinweis, wie bei Methode 1 und 2 beschrieben. Nun stellt der Patient seinen rechten Fuß (ohne Schuhe) auf den Südpol (–), und die rechte Handfläche ruht auf dem Nordpol (+). Die Anwendungsform eignet sich zur Behandlung von Beschwerden, die einseitig rechts auftreten. Hervorragende Resultate konnte ich bei motorischen Schwächen, Lähmungserscheinungen und bei der Apoplexie, bei welcher der Ausfall rechtsseitig war, erzielen.

Jeder erfahrene Arzt weiß, wie schwierig es ist, einen bestehenden Apoplex zu behandeln. Neben der Medikation, einer physikalischen Therapie, Akupunktur und dergleichen empfehle ich dem behandelnden Arzt, seinem Patienten diese erfolgreiche Methode zu verordnen. Motivieren Sie ihn zu dieser Selbsthilfe, der Erfolg wird sich zeigen. Geben Sie Ihrem Patienten zudem noch die Anweisung, die linke Hemisphäre (linke Kopfhälfte) mit einem schwachen Dauermagneten von etwa 0,025 Tesla (250 Gauß) Feldstärke zu behandeln. Hierbei benutzt der Patient seine bewegliche linke Hand, indem er den Magneten mit dem Nordpol (+) zum Kopf in langsamen Kreisbewegungen anwendet. Diese zusätzliche Behandlung sollte zweimal täglich auf fünf Minuten begrenzt bleiben, wobei das Durchfluten etwa zwanzig Minuten beträgt. Auch hier kann die Dauer der Magnetbehandlung nicht als feste Regel gegeben werden. Sie kann vielmehr nur in bezug auf die Erkrankung, die Sensibilität des Patienten und seine Ansprechbarkeit auf Magnete erfolgen.

Sollten Sie aufgrund einer rechtsseitigen Lähmung (Apoplexie) diese Heilmethode in Eigeninitiative anwenden, ist genaue Selbstbeobachtung vonnöten, indem Sie kurze Behandlungszeiten wählen und Ihre Reaktionen einschätzen lernen. Doch nehmen Sie sich die Zeit für eine Langzeittherapie, der Erfolg wird sich einstellen, auch wenn die Revitalisierung langsam verläuft. Die Krankheit gibt Ihnen die Zeit; diese zu nutzen, kann nur in Ihrem eigenen Interesse liegen. Hier schließt sich ein Gedankenkreis, der in meinem Vorwort zum Ausdruck kommt: Sie öffnet dem Beteiligten zugleich einen neuen »Innenraum«, sich selbst zu finden.

Methode 4
Bei der Anwendungsform von Methode 4 (siehe Abbildung 12) werden die Meridiane und Organe auf der linken Seite des Körpers energetisch durchflutet. Man benutzt zwei starke Dauermagneten von etwa 0,3 Tesla (3000 Gauß) Feldstärke. Der Patient sitzt in Nord-Süd-Richtung, sein Oberkörper zeigt also nach Süden, der Rücken nach Norden, der linke Oberarm wird locker auf einen Holztisch gelegt. Für den Fußboden und die Magnetunterlage (Holz, Filz, Zink) gilt der gleiche Hinweis, wie bei Methode 1 und 2 beschrieben. Nachdem Sie die entsprechenden Vorkehrungen getroffen haben, stellt der Patient seinen linken Fuß (ohne Schuhe) auf den Südpol (–), und die linke Handfläche ruht auf dem Nordpol (+).
Die Therapieform eignet sich zur Behandlung von Beschwerden, die einseitig links auftreten. Ebenso gute Resultate konnte ich bei motorischen Schwächen, Lähmungserscheinungen und bei der Apoplexie erzielen, wobei, entgegengesetzt zu Methode 3, die rechte Hemisphäre mit einem schwachen Dauermagneten von 0,025 Tesla (250 Gauß) Feldstärke behandelt wird. Zur Anwendung kommt hierbei der Südpol (–). Die Behandlungsdauer und die ergänzenden Maßnahmen entnehmen Sie den Hinweisen bei Methode 3.

Die Magnetfeld-Methode

Im Gegensatz zu den eben vorgestellten klassischen vier Methoden, die im speziellen Krankheitsfall zur Anwendung kommen, wird der Körper bei der Magnetfeld-Methode (sie-

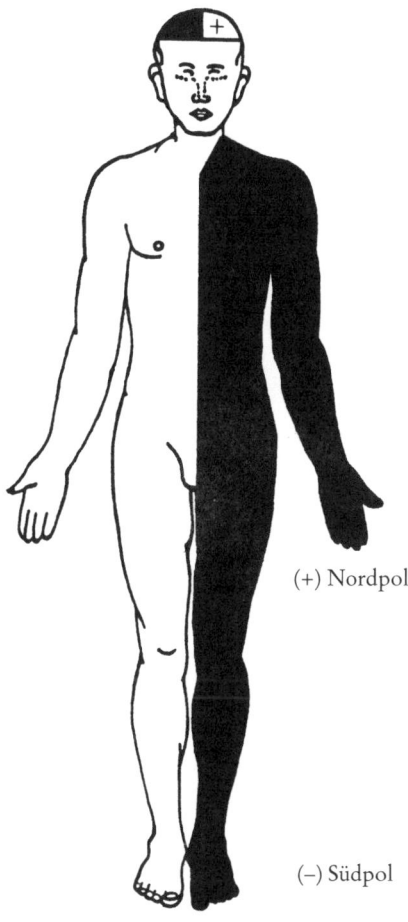

(+) Nordpol

(–) Südpol

Abbildung 12: Methode 4. Diese Anwendungsform sorgt dafür, daß die Meridiane und Organe der linken Körperseite energetisch durchflutet werden. Bei allen Beschwerden, die vermehrt links auftreten, legt man den Nordpol (+) des Magneten unter die linke Hand und den Südpol (–) unter den linken Fuß.

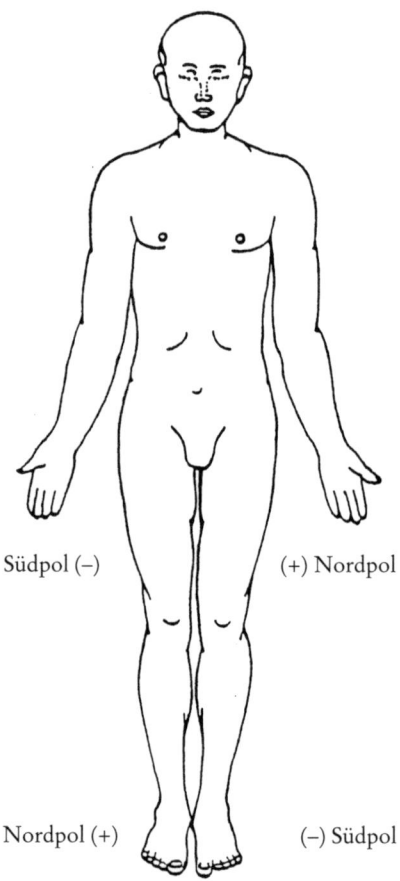

Südpol (–)   (+) Nordpol

Nordpol (+)   (–) Südpol

Abbildung 13: Die Magnetfeld-Methode. Diese Anwendungsform bewirkt eine gleichmäßige energetische Durchflutung des
Körpers. Der linke Fuß ruht auf dem Südpol (–), der rechte auf
dem Nordpol (+) des Magneten. Bei den Handflächen erfolgt
eine entgegengesetzte Polanwendung, die linke Hand liegt auf
dem Nordpol (+) und die rechte auf dem Südpol (–). Diese Ener-
giemethode ist empfehlenswert für Personen, die über Kraftlosigkeit und Energieschwäche klagen.

he Abbildung 13) energetisch gleichmäßig durchflutet. Hierzu bedarf es vier starker Dauermagnete von etwa 0,3 Tesla (3000 Gauß) Feldstärke und vier Magnetunterlagen. Der zu Behandelnde sitzt in Nord-Süd-Richtung, das heißt, sein Oberkörper zeigt nach Süden, der Rücken nach Norden, beide Oberarme werden locker auf einen Holztisch gelegt. Für den Fußboden und die Magnetunterlage (Holz, Filz, Zink) gilt das gleiche, wie bei Methode 1 beschrieben. Nachdem Sie alles vorbereitet haben, stellt der Patient seine Füße (ohne Schuhe) darauf – den linken Fuß auf den Südpol (–) und den rechten Fuß auf den Nordpol (+), das heißt, die Pole zeigen in Richtung Fußsohlen. Unter den Handflächen erfolgt eine entgegengesetzte Polanwendung, denn die linke Hand ruht auf dem Nordpol (+) und die rechte Hand auf dem Südpol (–), das heißt, die Pole zeigen in Richtung Handflächen. Die Polarität ist im Vergleich zu Methode 2 also genau entgegengesetzt und sorgt für ein polares Gleichgewicht, das bei Vitalitätsverlust eine hervorragende Wirkung in bezug auf die Energiebalance zeigt. Möchten Sie sich schnell mit Energie aufladen, dann empfehle ich Ihnen die Magnetfeld-Methode; sie verleiht Ihnen vitale Kraft.

Die Behandlung sollte in der ersten Zeit nicht länger als eine halbe Stunde dauern. Dabei ist es wichtig, daß sie bewußt durchgeführt wird. Der Körper sollte sich ganz entspannen und die Atmung ruhig und gleichmäßig sein. Die Augen sind geschlossen, und der Patient richtet seine ganze Aufmerksamkeit nach innen; er beobachtet seinen fließenden Atem.

Diese Methode wird dazu beitragen, vollständige innere Ruhe zu erlangen. Sie gleicht den gesamten Energiehaushalt aus und empfiehlt sich Personen, die über Kraftlosigkeit und Energieschwäche klagen. Auch Krebs- und Aidskranke sollten die Magnetfeld-Methode täglich in ihr Revitalisierungsprogramm aufnehmen, um ihr Immunsystem zu stärken.

Das gleiche gilt für Menschen, die ihre Arbeitszeit in technisch hochentwickelten Stahlbetonbauten (Faraday-Käfigen) verbringen und über Energiemangel, Kopfschmerzen und

Konzentrationsschwäche klagen. Die neuesten wissenschaftlichen Erkenntnisse lassen die Beantwortung der Frage nach der gesundheitlichen Belastung einer solchen Umgebung immer dringlicher erscheinen. Überwiegend zeigten die Untersuchungen ein einheitliches Bild: Stahlkonstruktionen, Beton- und Eisenarmierungen, vollklimatisierte Räume und elektromagnetische Felder im niederfrequenten technischen Bereich beeinträchtigen das Immunsystem. Bei psychisch und physisch belasteten Personen ist besondere Sorgfalt in der Beurteilung zusätzlicher Belastungen durch ein künstliches Klima und bei Elektrostreß erforderlich. Langzeitlich entsteht durch den Kumulationseffekt verschiedenartiger Streßfaktoren eine Beeinträchtigung der körpereigenen Abwehr.

Magnetfolien-Therapie

Wirkung und Anwendung

Eine neuartige Heilmethode innerhalb der aufgeführten Magnet-Therapie mit ferromagnetischen Dauermagneten sowie der Applikation von Biomagneten auf Akupunkturpunkten stellt die Behandlung mit Magnetfolien dar. Bei dieser einfachen Anwendungsform werden in der Regel größere Schmerzzonen segmental erfaßt. Angeregt durch meine Arbeit in der Laserstrahl- und Akupunkturtherapie, führte ich in den achtziger Jahren an Hunderten von Patienten mit Weichteilrheumatismus die ersten Magnetfolien-Flächenapplikationen durch. Bei meiner Erprobung beobachtete ich, daß die flexiblen Magnetfolien, die unter anderem auch für industrielle Zwecke benutzt werden, therapeutische Eigenschaften zeigten. Die subjektive Wahrnehmung der Patienten äußerte sich in einem diffusen Wärmegefühl am Applikationsort, bei zunehmender Beschwerdefreiheit. Grundsätzlich fand auch der österreichische Strahlenforscher Dr. KOKOSCHENIGG meine Beobachtungen bestätigt.

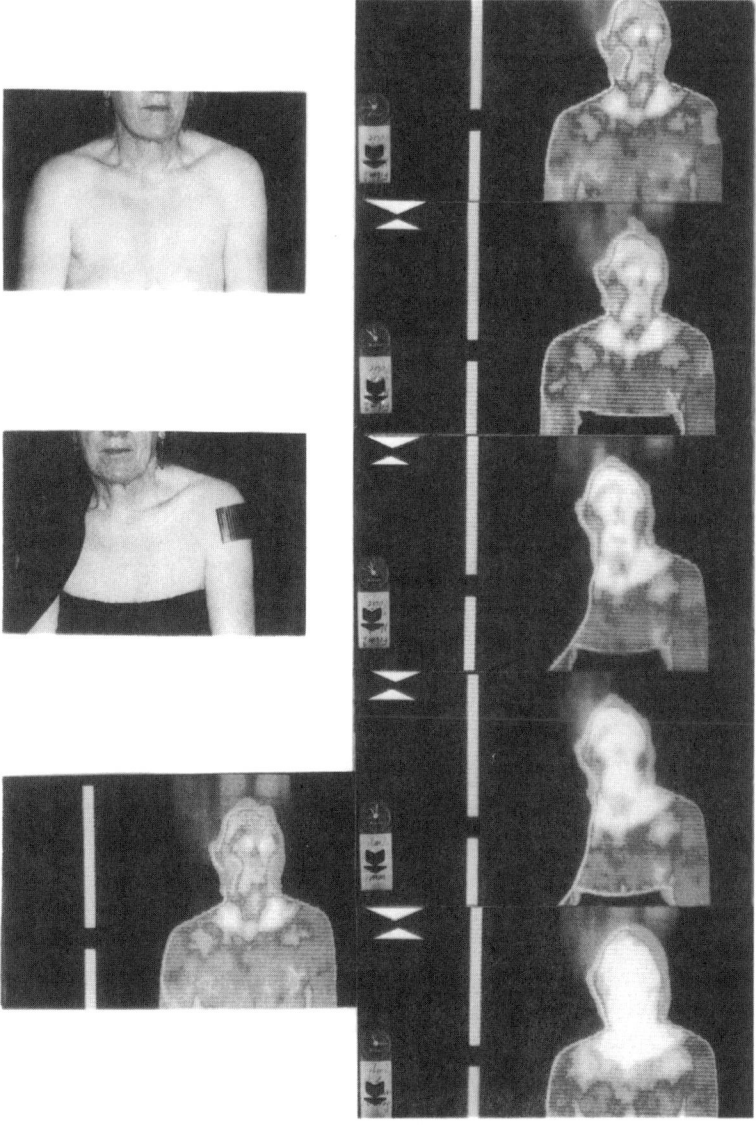

Abbildung 14: Infrarotaufnahme nach einer Magnetfolien-Applikation. Bei lokaler Oberarmapplikation zeigt sich schon nach Ablauf von 25 Minuten eine deutliche Durchblutung zum Kopf hin.

Die Magnetfolien bestehen aus einer elastischen Folie mit
eng beieinanderliegenden statischen Magnetstreifen mit
wechselnder Polung. Die Struktur ist im Wechsel (–) (+) (–)
(+) und so fort. Die verstärkte Wirkung erklärt sich durch das
jeweils wechselnde magnetische Feld. Somit wirkt eine einzige Magnetfolie stärker als mehrere gleich ausgerichtete Magnete zusammen. Die Anwendung ist für den Laien verein-
facht, da er nicht auf die Polarität zu achten braucht. Das mag
ein Vorteil sein, nicht aber bei speziellen Erkrankungen.

Verwendung findet die Magnetfolie dort, wo es am meisten
schmerzt, oder an den Körperstellen, bei denen Zirkulations-
störungen oder Muskelverkrampfungen und dergleichen vorliegen. Hauptsächliche Anwendungsgebiete der Magnetfolie
sind: alle Formen von Muskelschmerzen, Muskelkater, Muskelschwund, Muskelsteifheit, Nacken-, Schulter-, Rücken-
und Kreuzschmerzen, Hexenschuß, Hüftgelenk- und Knie-
schmerzen, Beinschmerzen, Wadenkrämpfe, Verrenkungen,
Verstauchungen, rheumatische Beschwerden, Menstruations-
beschwerden, Verkrampfungen, Verstopfung, Narbenschmerzen, Tennisarm und Sportverletzungen.

Die elastische Folie, die sich bei Körpertemperatur den Be-
wegungsabläufen gut anpaßt und somit nicht als Fremdkör-
per empfunden wird, läßt sich mit einem hautfreundlichen
Pflaster auf die Schmerzstelle (Locus dolendi) applizieren.
Das tief in die Hautoberfläche eindringende Wechselfeld
besitzt eine verblüffende Wirkung, die nur über die körpereigene Regulation zu erklären ist:

1. Am Krankheitsherd angebracht, greift das magnetische
   Wechselfeld lokal ordnend in das biologische Geschehen
   ein. Die durch das Magnetfeld beeinflußte Körperflüssig-
   keit kann so mehr Sauerstoff aufnehmen. Durch die magnetische Ausrichtung schließen sich Einzelmoleküle zu
   molekularen Strukturen zusammen. Dadurch entsteht eine
   intensivere Sauerstoffversorgung der Zellen im Applika-
   tionsbereich der Magnetfolie.

2. Da das Wechselfeld der Magnetfolie die elektrische Spannung in den Körperzellen erhöht, den Ionentransport durch die Zellmembran beschleunigt, verbessert sich der Zellstoffwechsel. Eine Revitalisation findet statt. Dieser Selbstheilungsprozeß zeigt sich in einer vermehrten Durchblutung bei einem leichten Anstieg der lokalen Körpertemperatur. Durch Infrarotaufnahmen (siehe Abbildung 14) läßt sich dieser Vorgang gut aufzeigen. Schon nach Ablauf von 25 Minuten zeigt sich, bei lokaler Oberarmapplikation, eine deutlich verbesserte Durchblutung zum Kopf hin.

3. Die Wirkung auf das Nervensystem zeigt sich, indem die Erregung gedämpft wird. Verkrampfungen lösen sich, und eine rasche Schmerzfreiheit tritt ein. Diese positiven Reaktionen lassen sich erklären, wenn man weiß, daß schwache Magnetströme auf Masse, Energie und Stoffwechsel einwirken und Schmerzsignale blockieren – allerdings unter der Voraussetzung, daß der Schmerzimpuls nicht zu stark ist.

Überdosierte Magnetströme dagegen, wie sie durch elektromagnetische Felder erzeugt werden, zeigen keinerlei positive Wirkung. Sie stören das Schwingungsgleichgewicht, das heißt die Resonanzfähigkeit der Körperzellen und zugleich auch die fluktuierenden und oszillierenden Wellenfelder in der Zelle, die der interzellulären Information dienen.

4. In der Schmerzsituation wird der Schmerz als Alarmsignal seine Funktion erfüllen, indem er Signale an das Großhirn übermittelt. Physikalisch gesehen fließt dadurch ein in seiner Stärke von Schmerzeinwirkung abhängiger Strom zu den Gehirnneuronen, die ihrerseits das Geschehen registrieren. Durch die Applikation der Magnetfolie auf die Schmerzzone wird der Vorgang repolarisiert, das heißt, der Stromfluß verringert sich. Die sich daraus ergebende Minderung des Ladungsunterschieds ist nichts anderes als der bekannte anästhetische Effekt, bei dem eine Verschiebung der Ionenkonzentration an den Zellmembranen stattfindet.

Die Behandlung erfolgt nach der Größe der Schmerzzone. Aufgrund der praktischen Handhabungsweise eignet sich die Magnetfolie nicht nur für die ambulante Anwendung durch den Arzt. Auch für den Laien ist ihr Gebrauch relativ einfach, wobei eine entsprechend der Größe der Schmerzzone zugeschnittene Magnetfolie auf dieser mit einem hautfreundlichen Pflaster locker befestigt wird. Die Magnetfolie entfaltet ihre Wirkung bereits nach wenigen Stunden bis Tagen, je nach Schwere der Beschwerden. In der Regel klingen akute Schmerzzustände schon nach wenigen Stunden ab. Bei chronischen Erkrankungen sollte man nach einer Behandlungsdauer von acht Tagen eine zweitägige Pause einschalten. Danach erfolgt die Behandlung in gleichen Intervallen. Die Wirkung der elastischen Magnetfolie kommt durch den ständigen Reibungseffekt zwischen Hautverschiebung und Magnetfeld zustande. Die dadurch ausgelösten magnetischen Wechselfelder rufen dann den erwähnten Prozeß der Schmerzfreiheit hervor. Durch die Wiederverwendbarkeit der Magnetfolien kann die Behandlung über mehrere Behandlungsintervalle hinweg erfolgen, bis die Schmerzen restlos abgeklungen sind und der Organismus nicht mehr an der Selbstheilung gehindert wird. Dies ist der eigentliche Heilungsprozeß.

Magnetfolien als Arzneiträger – Informationen heilen

Während ich in den achtziger Jahren für Heilzwecke herkömmliche Magnetfolien benutzte, bevorzuge ich heute Magnetfolien mit einer höheren Polstärke und einer differenzierteren Magnetstruktur. Dadurch wird eine höhere Feldstärke erzeugt, der Gradient verstärkt, das heißt, die Magnetkraft dringt tiefer in das Gewebe ein und entfaltet ihre Wirkung auch in der Lymphe und im Blut. Da sich Körperflüssigkeiten wie ein bewegtes leitfähiges Medium verhalten, können sie Informationen aufnehmen. Dieser Informationsaustausch im Zellgeschehen ist ein bekanntes Phänomen der Induktion. Jede homöopathische Medikation ist letztlich diesem Prinzip unterworfen, wobei der Arzneiträger die Information beinhaltet. Die molekulare Struktur der Materie (wie die von Galenica, Milchzucker, Öl, Aqua destillata) wird somit zum Arzneiträger. Die Heilinformation ist aber das wirkende Prinzip, das die regulativen Abläufe der Regeneration energetisch verstärkt. Schließlich wird der Heileffekt eintreten, unterstützt durch die therapeutische Wirkung der Information.

Da bekanntlich viele Arzneien diesem universellen Prinzip nicht gehorchen und unzählige synthetisch hergestellten Medikamente in ihrer pharmakologischen Konzeption dem mechanistischen Denken der Symptombekämpfung unterliegen und so mit vielen Nebenwirkungen verhaftet sind, stellte ich in den vergangenen Jahren die Idee der reinen Heilmittel-Informationsübertragung auf Magnetfolien in den Mittelpunkt meiner Betrachtung. Der Arzneiträger war die in ihrer Struktur verbesserte Magnetfolie, die Arzneiinformation konnte eine beliebige Arzneisubstanz sein. Nach unzähligen Versuchen blieb der Erfolg nicht aus, so daß sich heute die Möglichkeit ergibt, gespeicherte Heilinformation auf Magnetfolien bei der transdermalen Applikation erfolgreich einzusetzen. Das bedeutet, jede erdenkliche Arzneisubstanz kann mit dem Radionic Computer MK 12 im Transferenzverfahren als Information auf Magnetfolien gespeichert werden.

Die Erforschung der hier umrissenen Anwendungsform läßt die Zukunft der Energiemedizin möglicherweise früher anbrechen, als ich es vorausgesagt habe. Viele Nebenwirkungen von Medikamenten lassen sich somit vermeiden, da die grobstoffliche molekulare Struktur, die Trägersubstanz, entfällt. Der Vorteil dieser Anwendungsform liegt in der Langzeittherapie, viele Nebenwirkungen und Organbelastungen entfallen bei diesem einfachen Verfahren.

Abbildung 15: Die KIRLIAN-Fotografie zeigt sehr deutlich die Korona einer unbehandelten Magnetfolie. Für die Flächenapplikation eignet sich die Magnetfolie, ihr analgetischer Effekt ist hervorragend.

Ein Beispiel sei angeführt: Ein Patient, der wegen Kreuz- und Rückenschmerzen aufgrund einer Spondylitis jahrelang Analgetika (Schmerzmedikamente) zu sich nimmt, schädigt nicht nur seine Magenschleimhaut und die Darmflora, auch die Nieren werden im Laufe der Zeit erheblich in Mitleidenschaft gezogen. Der Teufelskreis beginnt. Um diese medikamentösen Nebenwirkungen zu vermeiden, kann nun jeder Arzt oder Heilpraktiker, der im Besitz eines Radionic Computer MK 12 ist, im Transferenzverfahren die entsprechende Medikamenteninformation auf Magnetfolien übertragen. Anschließend wird diese am Schmerzort appliziert. Dadurch wird die Gefahr der unliebsamen Nebenwirkungen aufgehoben.

Bei dieser Anwendungsform gelten die gleichen Applika-

Abbildung 16: Im Gegensatz zur Folie von Abbildung 15 ist diese Magnetfolie mit einer Medikamenteninformation versehen. Deutlich erkennt man an der Korona den Unterschied der energetischen Ausstrahlung. Je nachdem, welche Arzneiinformation übertragen wird, zeigt sich eine gravierende Veränderung in der Korona. Die transdermale Applikation mit Heilinformation, übertragen durch Magnetfolien, ist ein großer Durchbruch in der Energiemedizin und wird in Zukunft Aufsehen erregen. Viele Medikamente, die bei einer Langzeittherapie unerwünschte Nebenwirkungen hervorrufen, lassen sich durch meine Entwicklung der transdermalen Magnetfolien-Infoapplikation vermeiden.

tionsregeln, wie ich sie im vorangegangenen Kapitel beschrieben habe. Denken Sie ganzheitlich – holistisch –, wie viele Möglichkeiten liegen nun in Ihrer Hand, pharmakodynamische Welten werden sich Ihnen offenbaren!

Die Abbildungen 15 und 16 verdeutlichen mit Hilfe der KIRLIAN-Fotografie den Unterschied zwischen einer unbehandelten und einer mit einer Medikamenteninformation versehenen Magnetfolie.

Magnetisiertes Wasser
als Energetikum

Angenommen, Sie möchten Ihren Durst mit einem Glas Leitungswasser löschen – würden Sie es auch noch trinken, wenn Sie davon Kenntnis hätten, daß es bereits durch einige Mitbürger hindurchgeflossen ist? Bei meinem Studienaufenthalt in Hongkong wurde mir dieser Sachverhalt sehr bewußt, als ich vernahm, daß das Trinkwasser, das ich zu mir genommen hatte, bereits von etwa acht Chinesen konsumiert worden war. Als ich Dr. med. MAN MAN WONG, Medical Superintendant of Acupuncture, gegenüber mein Erstaunen zum Ausdruck brachte, sagte er mir: »Keine Sorge – magnetisiertes Wasser löst dieses Problem!« Wie dies geschieht, das möchte ich Ihnen erklären; denn Wasser ist nicht gleich Wasser, es kann Sie krank machen oder heilen. Ja, es kann zu einem unschätzbaren Energetikum werden!

Wie vital Ihr Leitungswasser ist, können Sie leicht feststellen, indem Sie es in ein Glas füllen, etwa eine Stunde stehen lassen und es dann geschmacklich testen. Schmeckt es fade und kraftlos, ist es sicherlich mehrmals aufbereitet und hat in seiner molekularen Struktur den natürlichen Magnetismus verloren. Frisches Quellwasser dagegen ist noch voller magnetischer Vitalität. Aufbereitetes Wasser, das durch ein Rohrsystem zu Ihnen ins Haus geleitet wird, hat seine magnetischen Kräfte verloren. Dabei ist die Qualität von Trinkwasser eines der wichtigsten Elemente der Lebensqualität. Sie ist zunächst von der chemischen und von der bakteriologischen Reinheit abhängig.

Die chemische Verschmutzung von Trinkwasser ist aber nicht eine Erfindung unserer Zeit. Das Problem ist so alt wie der Homo sapiens selbst. Der Höhlenbewohner hatte unter Mangel an gesundem Trinkwasser schwer zu leiden, oft war es von eigenen Fäkalien verunreinigt. Cholera und Typhus blieben nicht aus. Die Römer wurden durch Blei aus ihren Wasserleitungen und ihrem Eß- und Trinkgeschirr vergiftet, was noch heute an ihren Gebeinen leicht festzustellen ist. Umweltverschmutzung ist nichts Neues. Neu aber ist das globale Ausmaß dieser Phänomene und unser tieferes Wissen darum.

Wenn man sich nur vor Augen hält, daß etwa siebzig Prozent des menschlichen Körpers aus Wasser bestehen und daß diese Flüssigkeitsmenge binnen vierzehn Tagen völlig ausgetauscht wird, dann bedeutet dies: Wasser ist das ideale Lösemittel für alle Substanzen, die in unserem Körper miteinander reagieren und die Zellen mit Nahrung und Energie versorgen. Chemisch reines Wasser wäre für Mensch und Tier allerdings tödlich. Es entzieht dem Körper Salze. Können diese nicht mit Nahrung wieder beschafft werden, ist der Tod die Folge.

Die Ursache für die hervorragende Lösefähigkeit des Wassers liegt in seinem atomaren Aufbau begründet. Chemiker untersuchten diesen Aufbau der Wassermoleküle spektroskopisch. Jedes chemische Element erzeugt ja im Licht, das durch ein Prisma zum »Spektrum« aufgefächert wird, bestimmte Spektrallinien. Aus ihnen kann man darauf schließen, aus welchen Elementen eine Substanz besteht, und auch, wie die einzelnen Atome zueinander räumlich angeordnet sind. Wegen seiner besonderen Struktur ist das Wassermolekül ein elektrischer Dipol. Der Sauerstoff erweist sich als der Stärkste im Bund. Sein »Elektronenhunger« ist größer als jener der Wasserstoffatome. Was ergibt sich? Es entsteht ein elektrischer Dipol, der eine negativ geladene »Sauerstoffseite« und eine positiv geladene »Wasserstoffseite« besitzt.

Weitere engagierte Wissenschaftler haben gezeigt, daß die verschiedenen Eigenschaften des Wassers, nämlich Oberflächenspannung, Viskosität und elektrische Leitfähigkeit, beeinflußt und in gewissem Grade auch verändert werden können, wenn man es einem Magnetfeld aussetzt. Gibt man einen Magneten, gleichgültig welcher Form, von etwa 0,1 Tesla (1000 Gauß) Feldstärke in ein Glas Wasser, so fällt, wie schon erwähnt, in etwa drei bis fünf Minuten die Oberflächenspannung des Wassers. Es wird weicher, ähnlich wie Regenwasser. Bei weiteren Experimenten fanden sie heraus, daß die festen Ablagerungen abfielen, sich im Wasser lösten und weitere Ablagerungen verhindert wurden, wenn magnetisiertes Wasser durch teilverstopfte Rohre floß. Diese Ergebnisse brachten die Tatsache ans Licht, daß der Magnetismus einfaches Wasser irgendwie in eine wundersame Flüssigkeit umwandeln kann. Hier liegen deshalb Ansatzpunkte für die Magneteinwirkung auf den Organismus durch die Heilkraft von Wasser.

Schon 1911 hat der Wissenschaftler GEORGES LAKHOVSKY in seinem Buch *»Das Geheimnis des Lebens«* auf die Anwendung von magnetisiertem Wasser bei Krebserkrankungen hingewiesen. Ob seine Behauptungen heute noch ihre Gültigkeit haben, darüber kann man diskutieren. Eine Bestätigung seiner These, daß durch den Erdmagnetismus aufgeladenes Wasser starke Heilkräfte besitze, erleben heute noch Patienten, die Jahr für Jahr Heilbäder aufsuchen, um gesund zu werden. Wo Heilwasser frisch aus der Quelle sprudelt, verordnen die Kurärzte eine Trinkkur. Diese bringt bei vielen rheumatischen und stoffwechselbedingten Leiden nachweislich eine spürbare Besserung.

Meine jahrelange therapeutische Erfahrung hat mir gezeigt, daß magnetisiertes Mineralwasser zur Heilung aller Krankheiten beitragen kann. Besonders in der heutigen Zeit, in der das Grundwasser mit Schwermetallen wie Cadmium, Blei, Nickel, Quecksilber verunreinigt ist und zudem mit einer vermehrten Belastung durch Nitrate, Herbizide, Fungizide, Pestizide, östrogenartige Substanzen, wie DDE, DDT und Nonylphenole, gerechnet werden muß, zeigt sich die Besinnung auf magnetisiertes Mineralwasser zur Aufrechterhaltung unserer Gesundheit als von höchster Priorität.

Besonders Umweltöstrogene, die eine ganz ähnliche Wirkung zeigen wie die weiblichen Östrogene, werden über das kontaminierte Trinkwasser im menschlichen Fettgewebe sukzessive gespeichert und beeinträchtigen die männliche Zeugungskraft. Männliche Unfruchtbarkeit, Hodenhochstand, Hodenkrebs, die Zerstörung der Spermatogenese und Mißbildungen an den Geschlechtsorganen sind heute schon die ersten erkennbaren Folgen. Umweltgifte, östrogenartige Chemikalien, wandern über die Nahrungskette schließlich in den menschlichen Organismus. Werden diese nicht genügend ausgeschwemmt, so kann es geschehen, daß durch die Kombination von östrogenartigen Substanzen schon in der embryonalen Entwicklung eine Geschlechtsumwandlung hervorgerufen wird. Es erstaunt mich sehr, daß diese pathologischen Auswirkungen der Öffentlichkeit bislang nicht entsprechend vermittelt wurden. Abgesehen von den pathogenen Informationen, die durch eine Aufbereitung des Wassers nicht herausgefiltert werden, scheint es mir dringend erforderlich, daß magnetisiertes, kohlensäurearmes Mineralwasser bewußt zur Gesunderhaltung angewandt wird.

Magnetisiertes Wasser reduziert ein Übermaß an Säure und Galle im Verdauungstrakt und bewirkt eine gesunde und regelmäßige Funktion des Darmes, alle Ablagerungen und toxischen Substanzen sowie Schwermetalle werden ausgeschieden. Auf diese Weise reinigt das magnetisierte Wasser den Organismus gründlich, verbessert die Verdauung, beseitigt alles Kranke und schenkt demjenigen, der es regelmäßig einnimmt, Gesundheit und Energie. Auch wirkt es entspannend und leicht beruhigend auf das vegetative Nervensystem. Es hilft, teilverstopfte Blutgefäße zu reinigen, normalisiert den Blutkreislauf und trägt unter anderem zur Behandlung von Asthma, Bronchitis, Erkältung, Husten und allen Arten von Fieber bei. Äußerlich kann magnetisiertes Wasser bei entzündeten Augen, Wunden, Ekzemen und Flechten angewandt werden. Bei allergischer Bindehautentzündung (Conjunktivitis), deren Häufigkeit durch zunehmende Luftverschmutzung

schon heute bedenkliche Ausmaße angenommen hat, hilft
magnetisiertes (der Einfachheit halber hier auch weiterhin
so genanntes) »Nordpolwasser« (+) auf wunderbare Weise,
wenn man die Augen täglich mehrmals damit spült. Zur Er-
haltung der normalen Sehkraft besteht kaum etwas Besseres,
als täglich die Augen mit magnetisiertem Wasser zu spülen.
Magnetisiertes Wasser birgt zahlreiche Möglichkeiten in sich,
von denen mir einige bekannt sind und viele noch erforscht
werden müssen.

Die Erfahrung hat mir gezeigt, daß einige andere magnetisierte Flüssigkeiten sich ebenfalls zur Förderung der Gesundheit bei zahlreichen Krankheiten einsetzen lassen. Mit Sicherheit übt Milch, die eine halbe Stunde auf den Südpol (–) eines
Magneten gestellt und täglich getrunken wird, eine stärkende,
vitalisierende Wirkung auf schwache und erschöpfte Menschen aus. Magnetisierte Milch hat sich auch als sehr nützlich
zur Wiedergewinnung der Sexualkraft erwiesen. Zahlreiche
Fruchtsäfte wirken zudem noch erfrischender als Energie-
spender, wenn sie mit Magnetkräften behandelt wurden.
Außerdem kann man medizinische Öle magnetisieren, die dadurch wirksamer werden, zum Beispiel besonders bei Ölen
gegen Haarausfall, Hautprobleme und zur Körpermassage.
Magnetisiertes Olivenöl oder Johanniskraut kann sehr wirksam bei der Behandlung von rheumatischen Erkrankungen
eingesetzt werden.

Wie man gesünderes Trinkwasser erhält

Da magnetisiertes Wasser sowohl die vegetativ gesteuerten
Stoffwechselvorgänge als auch die Schlackendepots im Bindegewebe beeinflussen kann, ist das tägliche Trinken von magnetisiertem Wasser ein Heilfaktor, der an den Grundlagen
der Lebensvorgänge mitwirkt. Somit kann magnetisiertes
Wasser ein Basisbehandlungsmittel bei vielen chronischen

Krankheitserscheinungen sein, besonders bei Krankheiten, bei denen ein Säureüberschuß (Azidose) vorliegt. Da die Anwendung keinen Zeitaufwand erfordert und der Bedarf eines Erwachsenen an Wasser etwa 1,5 Liter am Tag beträgt, empfehle ich ein kohlensäure- und mineralstoffarmes Mineralwasser. Ebenso kann man »gesundes Leitungswasser« mit Mineralwasser kombinieren, indem man ein Mischverhältnis von zwei Dritteln Leitungswasser und einem Drittel Mineralwasser wählt. Für die Herstellung von magnetisiertem Wasser benutzt man am besten starke Dauermagnete mit einer Zugkraft von fünf Kilogramm (das sind etwa 0,3 Tesla oder 3000 Gauß Feldstärke).

Bei allen Erkrankungen, die auf einen entzündlichen Prozeß zurückzuführen sind, zum Beispiel Arthritis, Bronchitis, Bursitis, Colitis ulcerosa, Gastritis, Hepatitis, Cystitis, Crohn-Krankheit, Mycosis, Nephritis, Pankreatitis, Pericarditis, Pharyngitis, Phlebitis, Pleuritis, Spondilitis, verwenden Sie den Pluspol (+), so erhalten Sie »Nordpolwasser« (wie wir es der Einfachheit halber bezeichnen wollen). Nordpolwasser (+) bringt Infektionsherde rascher unter Kontrolle, seine bakteriostatische Wirkung habe ich bereits erwähnt. Ebenso in der Krebstherapie und bei allen entzündlichen Prozessen, die bei Aids dominieren, sollte man dem Nordpolwasser Priorität einräumen. Handelt es sich um Erkrankungen, die auf einen degenerativen Prozeß hinweisen, wie Atrophie, Arthrose, Coxarthrose, Gonarthrose, Hepatose, Herzinsuffizienz, Kachexie, Muskelatrophie, Nephrose, Myelose, Pankreasinsuffizienz, Spondylose, Verdauungsschwächen, so verwenden Sie den Minuspol des Magneten, um »Südpolwasser« (–) zu erhalten. Jeder Mangel an minuspoliger Energie kann den Aufbau- und den Abwehrmechanismus hemmen. Zusammenfassend möchte ich die Wirksamkeit der Polaritäten differenzieren: Nordpolwasser (+) ist sehr effizient bei Krankheiten, die durch bakterielle und virale Infektionen hervorgerufen werden, ebenso bei Tumoren und Krebs. Hingegen hilft das Südpolwasser (–) bei allen Schwächezustän-

den, auch Stoffwechsel- und Verdauungsschwächen sowie bei
Schmerzen.

Bei der Verwendung und zur Unterscheidung von Nordpolwasser (+) und Südpolwasser (–) sollte man sich immer die
chinesische Energielehre mit Yin und Yang in Erinnerung rufen (siehe Seite 53). Am Fließgleichgewicht-System Mensch
erkennt man im Krankheitsfall sofort, wo ein Energiedefizit
oder ein Energieüberschuß vorliegt – nach dem Prinzip der
Fülle oder Leere. Besteht ein Yin-Überschuß, dann wird vermehrt das Nordpolwasser (+) Verwendung finden, bei Yang-
Überschuß dagegen das Südpolwasser (–). Liegt eine Yin-
Leere vor, die mit Organschwächen einhergeht, wird zur
Vitalisierung vermehrt das Südpolwasser (–) getrunken. Besteht eine Yang-Schwäche, die durch eine schlaffe Muskulatur
und durch das Nachlassen der Motorik zum Ausdruck
kommt, wird das Nordpolwasser (+) hilfreich sein.

Sollte Ihnen die Unterscheidung der Pole schwerfallen,
gebe ich Ihnen noch einen Schlüssel dazu in die Hand:
Wurde eine Krankheit durch Kälte hervorgerufen (wie alle Erkältungskrankheiten), verwenden Sie Nordpolwasser (+). Besteht eine sommerliche Diarrhöe (Durchfall), ein Sonnen-
brand mit all seinen Folgen oder eine Erkrankung, die durch
Hitze hervorgerufen wurde, dann benutzen Sie Südpolwasser (–).

Jeder Arzt, der in den funktionellen Energiekreisläufen der
chinesischen Medizin bewandert ist, weiß sofort, was ich
meine, wenn ich auf die Pulsdiagnose verweise. Auch hier besteht ein »fühlbarer Hinweis« auf den richtigen Einsatz von
magnetisiertem Wasser. Wenn es dem Laien schwerfällt, die
richtige Polanwendung zu wählen, oder es liegt keine ersicht-
liche Krankheit vor, ist es nicht falsch, für das Aufrechterhalten der Gesundheit »Zweipolwasser« zu benutzen. Das
Zweipolwasser (auch dieser Ausdruck sei der Einfachheit halber weiterhin so beibehalten) setzt sich aus dem Nordpolwasser (+) und dem Südpolwasser (–) zu gleichen Teilen
zusammen. Dieses magnetisierte Trinkwasser ist ein Energeti-

kum für jung und alt. Es aktiviert die organischen Funktionen und reinigt und entschlackt den ganzen Körper.

Die Zubereitung geschieht am besten abends, so daß man jeden Morgen, auf nüchternen Magen, einen Viertelliter magnetisiertes Wasser trinken kann. Der Gesamtbedarf beträgt etwa einen Liter täglich, in gleichen Dosen zwischen den Mahlzeiten eingenommen. Zur Herstellung benutzen Sie ein dünnwandiges Glas und stellen es, mit der bevorzugten Flüssigkeit (Wasser, Milch, Fruchtsaft) gefüllt, auf den entsprechenden Pol – oder zwei Gläser auf zwei Pole zur Herstellung von Zweipolwasser, wobei der starke Dauermagnet von etwa 0,3 Tesla (3000 Gauß) Feldstärke eine Bodenfläche von zehnmal zehn Zentimetern hat. Schon nach drei bis fünf Minuten fällt die Oberflächenspannung (ein Tensiometer dient der Bestimmung von Oberflächen- beziehungsweise Grenzflächenspannung), und in einer halben Stunde ist die Magnetisierung erfolgt. Wird das gefüllte Glas leicht kreisend auf dem Magneten bewegt, ist der Vorgang schneller abgeschlossen.

Für Reisende besteht noch eine andere Variante zur Herstellung von Zweipolwasser. Ein amerikanisches Kraftmodul wird in das Wasserglas hineingegeben, um eine kurzfristige Anwendung zu ermöglichen.

Ich persönlich lasse die gewünschte Menge lieber längere Zeit auf dem Magneten stehen und unterscheide in Hinblick auf die Anwendung zwischen dem Nordpol (+) und dem Südpol (–), berücksichtige auch den Tag-Nacht-Zyklus und die Mondphasen. Bei Tag und Nacht ist es einfach; der Tag, das Helle, unterliegt dem Yang (+); die Dunkelheit, die Nacht, dem Yin (–). Bei den Mondphasen wird es etwas komplizierter.

Während der Vollmondphase trinken Sie am besten vermehrt Südpolwasser (–), bei Neumond Nordpolwasser (+). Beim ersten Viertel zunehmendem Mond und im vierten Viertel, abnehmenden Mond Nordpolwasser (+). Im zweiten Viertel, bei zunehmendem, und im dritten Viertel, bei abnehmendem Mond, nehmen Sie Zweipolwasser. Die Kur sollte über eine längere Zeit hinweg durchgeführt werden, das Wasser darf nie im Kühlschrank aufbewahrt werden. Überzeugen Sie sich selbst von dieser Vitalkraft spendenden Wirkung.

Viele Krankheiten lassen sich durch Vorbeugen mit magnetisiertem Wasser vermeiden.

Nahrung als Energetikum

Basisbehandlung zur Wiedergewinnung und Stabilisierung der Gesundheit

Schon in den fünfziger Jahren erkannte der Physiker ERWIN SCHRÖDINGER (1887–1961), was die Nahrung für die Lebewesen bedeutet. Er entdeckte, daß wir Nahrung als eine Information brauchen, die die innere Ordnung bewahrt. In seinem Buch *»What is life?«* weist der Nobelpreisträger darauf hin, daß die Nahrung unsere innere Ordnung – einschließlich der Dynamik und Rhythmik – stabilisiert und aufbaut. Dahinter steckt eine revolutionäre Erkenntnis, die in eine geistige Richtung führen und sowohl bestimmte Ernährungsideologien als auch die wirtschaftliche Macht der Lebensmittelindustrie ins Wanken bringen könnte.

Durch physikalische Untersuchungen kann man in jedem Lebensmittel eine große Aktivität von Lichtteilchen (Photonen) nachweisen. Der Biophysiker Prof. Dr. FRITZ-ALBERT POPP konnte belegen, daß die Photonenaktivität um so größer ist, je naturbelassener ein Nahrungsmittel ist. Was bedeutet diese Photonenaktivität?

Der sogenannte »photoelektrische Effekt« ist ein physikalischer Vorgang, der in jeder Materie stattfindet. Die Photonen werden von den Elektronen, die Bestandteil jedes Atoms sind, »geschluckt«. Dadurch erhalten die Elektronen mehr Energie. Nach einiger Zeit geben die Elektronen die zusätzliche Energie wieder in Form eines Photons ab. In bezug auf die Ernährung war die Entdeckung folgende: Der Vorgang wird von bestimmten Molekülen gezielt ausgeführt, durch einen Photonenaustausch. Diesen Vorgang nennt man »Photonenresonanz«.

Für die Zufuhr von Energie müssen aber noch andere, wichtigere Bedingungen erfüllt werden, zum Beispiel die Fähigkeit, diese Moleküle zu steuern; denn unser Stoffwechsel ist ein veränderlicher, pulsierender Teil eines Gesamtprozesses. Wir leben also nicht nur von den molekularen Substanzen der Nahrung, sondern auch von den in der Nahrung gespeicherten Informationen. Somit nehmen wir mit dem Essen nicht nur Eiweiß, Fette, Kohlenhydrate, Vitamine, Spurenelemente und dergleichen zu uns, sondern auch die Lebens- und Leidensinformation eines Tieres oder die Bioinformation einer Pflanze auf. Die Erkenntnis, daß wir uns von der Information aus dem Tier- und Pflanzenreich ernähren, muß als elementares Maß in die ethische Qualitätsbeurteilung unserer Nahrung einbezogen werden. Die Frage nach der Qualität unserer Nahrung wird somit auch zu einer grundlegenden Frage unseres Lebens und der damit verbundenen ökologischen Lebenseinstellung. Nur eine reine Nahrung wird den Körper rein halten. Jedes Zuviel oder Zuwenig fördert die Krankheitsanfälligkeit. Eine gesunde biodynamische Ernährung deckt den Energiebedarf des Tages. Sie muß alle wichtigen natürlichen Nährstoffe in optimaler Menge und in ausgewogenem Verhältnis enthalten und von schädlichen Umweltgiften, östrogenen Substanzen, chemischen Additiven und tierischen Toxinen, die den Körper belasten und ihm seine Energie rauben, frei sein. Dazu dienen folgende Grundsätze: Am Anfang vieler Erkrankungen steht die Übersäuerung! Krankheit ist Ausdruck eines zu stark beanspruchten Säure-Basen-Haushaltes und gleichzeitig das Bemühen, das Defizit an Basen auszugleichen. Gicht und alle Erkrankungen des rheumatischen Formenkreises erfordern vermehrt basenreiche Nahrungsmittel. Denn säureüberschüssige und denaturierte Nahrung führt früher oder später zu einer metabolischen Azidose, zu einer Übersäuerung und Verschlackung des Organismus. Nicht ausgeschiedene Säuren, die als Abfallprodukte im Stoffwechselgeschehen entstanden sind, werden im Bindegewebe an den Gelenken und in Organen abgelagert und können dadurch zu Abbau- und Abnutzungserscheinungen führen. Das saure Milieu reizt zudem die Nerven und erzeugt Verkrampfungen, die je nach Konstitution als Herzbeklemmung, Kopfschmerz, Migräne, Gallen- und Nierenkoliken, Bluthochdruck und ähnliches wahrgenommen werden.

Es ist bekannt, daß nahezu alle enzymatischen Reaktionen nur innerhalb bestimmter pH-Werte (pH = Maßeinheit des Säure-[Basen-] Grades) stattfinden können. Hieraus ergibt sich: Jeder normale Stoffwechsel kann nur innerhalb der Grenzen eines physiologischen pH-Wertes, der gewissen Schwankungen unterworfen ist, ablaufen. Verschiebt sich nun der pH-Wert (den Sie selbst mit einem Urinteststreifen kontrollieren können), über eine längere Zeit nach der sauren oder basischen Seite hin, so treten Störungen auf, die Ihre Gesundheit erheblich beeinflussen können. Denn auch der Säure-Basen-Haushalt des Körpers strebt nach einem Fließgleichgewichtszustand, der mit Hilfe des vegetativen Nervensystems reguliert wird.

Die Meßskala reicht von 0 bis 14. Die Zahl Sieben bezeichnet das Niveau des Gleichgewichts zwischen den Säuren und den Basen, das heißt, der pH-Wert ist neutral. Je höher der Säuregrad, desto niedriger ist der pH-Wert, oder je weniger sauer eine Substanz ist, desto höher ist der pH-Wert.

Zur Kontrolle können Sie sich selbst einen Überblick über den durchschnittlichen pH-Wert Ihres Harns verschaffen. Mit einem Meßstreifen wird der pH-Wert des Morgenurins gemessen, zusätzlich auch von einigen Harnproben über den Tag verteilt. Der Morgenurin wird einen pH-Wert zwischen 5 und 6 aufweisen, tagsüber sollte der pH-Wert 7 erreichen. Dies entspricht dem Gleichgewichtssollwert des Blutes und zeigt an, daß die Nieren weder einen Säure- noch einen Basenüberschuß aus den Geweben auszuscheiden haben. Die Nieren haben ihre maximale Ausscheidungskraft bei pH 5,4. Wegen oft nicht erkannter Azidose kann die Nierenfunktion überstrapaziert werden; durch Basengaben läßt sich diese Gefahr vermeiden. Doch wie leicht kann dieser Haushalt bei länger anhaltender falscher Ernährung und bei Bewegungsmangel gestört werden! Die beste Therapie vermag nicht zu helfen, wenn man diese Störung nicht beseitigt.

Nahrungsergänzung zur Verhütung von Krankheiten

Während der verschiedenen Lebensphasen und wegen unterschiedlich starker Belastung des Stoffwechsels durch Umweltgifte kann man heute nicht mehr davon ausgehen, daß eine sogenannte »gesunde Ernährung« tatsächlich ein regulatives Stoffwechselmilieu sichert. Das gilt besonders dann, wenn denaturierte und aus überdüngten oder ausgelaugten Böden stammende Nahrungsmittel nicht mehr in ausreichenden Mengen natürliche Nährstoffe aufweisen oder sogar schon belastende oder krankheitserregende Substanzen enthalten. Deshalb kommt der orthomolekularen Medizin nicht nur eine therapeutische, sondern auch eine präventive Bedeutung zu. Der Begriff »orthomolekulare Medizin« wurde vom Nobelpreisträger LINUS PAULING geprägt und kann als »Medizin mit den richtigen Molekülen« übersetzt werden.

Es handelt sich bei der Anwendung der orthomolekularen Medizin stets um essentielle Körperbausteine, die über die Nahrung aufgenommen werden oder im Organismus erst als Produkte biochemischer Reaktionen gebildet werden. Dabei ist zu berücksichtigen, daß bei unterschiedlichen pathophysiologischen Bedingungen ebenfalls unterschiedliche Mengen der therapeutisch wirksamen Stoffe zur Gegensteuerung oder Ernährung benötigt werden. Der orthomolekularen Basisbehandlung dienen: alle Elektrolyte, die Vitamine, die essentiellen Aminosäuren, die Fettsäuren und die Enzyme als stoffwechselaktive und modulierende Biokatalysatoren.

Es handelt sich also um eine »biologische Medizin«, die mittels einer auf den jeweiligen Krankheitsfall abgestimmten Substitution eine ausgeglichene Stoffwechselsituation anstrebt. Daraus ergeben sich folgende Anwendungsgebiete: präventive Maßnahmen zur Verhütung von Krankheiten, Infektanfälligkeit, Immunschwäche und deren Folgen, wie Krebs und Aids, Linderung chronisch autoaggressiver Erkrankungen, Behandlung der Folgen von Intoxikationen (häufig durch Schwermetalle) und psychopathologische Zustände (»mental illness«).

Für den gesunden Organismus befinden sich die Versorgung und die Entsorgung in einem Fließgleichgewicht, das durch seine Regelmechanismen gesteuert wird. Bei einer Änderung des Stoffwechselgeschehens aufgrund einer Belastung durch Fremdstoffe – von außen zugeführte körpereigene Stoffwechselprodukte – ergibt sich gleichzeitig eine entscheidende Funktionsänderung. Erst bei einer sehr hohen Stoffwechselbelastung versagt dieser Regelmechanismus, die Homöostase, und es können Schädigungen auftreten.

Einer solchen Entgleisung des Stoffwechselgeschehens versucht der Organismus nun dergestalt auszuweichen, daß er seinerseits die Ausscheidung der belastenden Stoffe steigert. Nach außen ist das beispielsweise durch vermehrte Schweiß- und Urinausscheidung bemerkbar, ebenso durch entzündliche Prozesse, Hautkrankheiten, Auswurf oder Durchfall. Gelingt dem Organismus damit keine entscheidende Besserung, versucht er, der aufgetretenen Stoffwechselentgleisung durch geeignete Ablagerung zu begegnen. Das belastet nun in verstärktem Maße die schon vorgeschädigte extrazelluläre Matrix aller Gewebe – gerne reichern sich Schadstoffe in der Subkutis (der Unterhaut) an. Dieser Zustand ist durch die Entwicklung von chronisch degenerativen Krankheiten gekennzeichnet. Führt die Belastung des Organismus schließlich dazu, daß die Zellen sich schon teilen, ehe sie vollständig ausdifferenziert sind, beginnt der Übergang zu den malignen Bildungen, das heißt zu den Tumoren. Letztere können spä-

ter noch metastasieren und damit den gesamten Organismus
bis zu einem nicht mehr lebensfähigen Zustand hin verändern.

Viele Krankheiten entwickeln sich stufenweise im Verlauf
eines langen Zeitintervalls, nachdem das Fließgleichgewicht
des Stoffwechsels durch endogene oder exogene Noxen ge-
schädigt wurde. Zu einer solchen Schädigung zählt die Azidose, auch der Elektrosmog, alle Umweltgifte und viele pathologische Informationsreize lösen krankhafte Erscheinungen aus.

Die orthomolekulare Medizin stellt eine wertvolle Basisbehandlung zur Verfügung, die in vielen Fällen durch gezielten
Einsatz die Verwendung von stärker symptomatisch wirkenden, körperfremden Substanzen abwenden kann. Welche
Auswirkungen eine einfache Substitution zu erzielen vermag,
möchte ich an einem Beispiel aufführen: Schützt eine gezielte
Zufuhr von Vitaminen und Spurenelementen vor Krebs? Diese immer wieder gestellte Frage wurde in einer großangeleg-
ten chinesischen Studie unter die Lupe genommen. Die Studie
umfaßte fast 30 000 Bewohner von Linxian, einer ländlichen
Region der Provinz Henan. Das Alter der Probanden lag
zwischen 40 und 65 Jahren. In Linxian ist das Risiko für Öso-
phagus- und Kardiakarzinome seit langem besonders hoch;
die Aufnahme von Vitaminen und Spurenelementen ist in
dieser Gegend mit einer recht armen Bevölkerung auffallend
niedrig. Über einen Zeitraum von fünf Jahren hinweg wurde
untersucht, ob sich unterschiedliche Kombinationen von
Vitaminen und Mineralstoffen auf die Krebsinzidenz und
Mortalität auswirkten. Was fand man heraus? Als überraschend wirksam erwies sich die tägliche Gabe von 15 Milligramm Betacaroten (Provitamin A), 30 Milligramm Tocophe-
rol (Vitamin E) und 50 Mikrogramm Selen. Durch Gaben
von dieser Dreierkombination sank die Gesamtmortalität um
neun Prozent, die Krebsmortalität um dreizehn Prozent.
Wenn man bedenkt, daß diese Studie nach dem »Gießkan-
nenprinzip« (alle bekommen das gleiche) durchgeführt und

die individuelle Stoffwechsellage nicht berücksichtigt wurde, zeigt sich doch an diesem Beispiel, daß man viele Erkrankungen durch die »Medizin mit den richtigen Molekülen« vermeiden oder heilen kann.

Am Beginn jeder therapeutischen oder präventiven Maßnahme stehen die Anamnese und die Diagnose. Neben der ärztlichen Erfahrung bieten sich zur Objektivierung von Versorgungszuständen und des Supplementierungsbedarfs besonders biochemische Analysen an. Meine Erfahrung zeigt mir, daß durch Blut- und Haaranalysen ein Mangelzustand rasch erkennbar ist. Besonders bei Schwermetallbelastungen (etwa durch Blei, Cadmium, Quecksilber) wird eine Haarmineralstoffanalyse diese Belastung aufdecken. Wie stark die durch Umweltgifte (Noxen) verursachten Schädigungen sind, habe ich durch Auswerten von Analysen aus zwanzig gefüllten Aktenordern (von Patienten aus dem Wohnraum Zürich) selbst berechnet. Bei sechs von zehn Patienten liegt nachweislich eine Schwermetallbelastung vor.

Zusammenfassend kann ich feststellen, daß die Nahrungsergänzung mit Mineralien, Vitaminen und essentiellen Fettsäuren geeignet ist, in vielen Fällen Entgleisungen im Stoffwechsel und damit verbundene Folgeerkrankungen zu vermeiden. Das ist ein wichtiger Aspekt, da unsere Ernährung durch die Aufbereitung der Nahrungsmittel, die Auswahl sowie die Zubereitung immer ärmer an Spurenelementen, Vitaminen und anderen essentiellen Bestandteilen wird. Zudem kann man von der Hydro- und der Gentechnologie keine Verbesserung erwarten. Hier bieten sich deshalb Basispräparate an, die durch die Formulatur sowohl dem Anliegen des Nutzers als auch allen Erfordernissen für die Gesamtverwertung Rechnung tragen.

Zur Aufrechterhaltung Ihrer Vitalität oder für die Revitalisierung ist eine gesunde Ernährung oberstes Gebot. Darüber hinaus können Sie heute schon die Möglichkeit nutzen, den Körper durch regelmäßige Zufuhr lebenswichtiger Stoffe zuverlässig vor Mangelerscheinungen zu bewahren und so vorzeitigem Altern und Krankheiten vorzubeugen. Zu diesem Zweck möchte ich Ihnen folgende Nahrungsergänzung empfehlen: täglich eine Kapsel mit 250 Milligramm Magnesium plus, 60 Milligramm Vitamin E, eine Kapsel mit 15 Milligramm Betacaroten (Provitamin A), 500 Milligramm Vitamin C (Ascorbinsäure) und 100 Milligramm L-Glutathione.

Wenn Sie dazu einmal jährlich eine dreimonatige Kur mit proteolytischen Enzymen (in Drageeform) durchführen, werden Sie sich wesentlich vitaler fühlen. Für die gezielte Anwendung der orthomolekularen Medizin ist der Arzt jedoch weiterhin gefordert. Sofern bestimmte Merkmale der Gesundheit und der Leistung gegeben sind, ist der Bedarf optimal gedeckt. Werden dagegen Mangelsymptome gerade noch vermieden, spreche ich von einer minimalen Bedarfsdeckung, die im Falle einer Belastung durch Streß oder durch Infekte und ebenso durch Geburten zu Mangelsymptomen führen kann. Aus diesem Grund ist eine genauere Analyse von zentraler Bedeutung, um die entsprechenden Substanzen gemäß Befund zu verordnen. Abschließend läßt sich feststellen, daß auch in Westeuropa die Prävention bald eine Stellung erhalten wird, die sie in den USA schon seit Jahrzehnten einnimmt. Die Menschen haben den Wunsch, bis in das hohe Alter vital zu sein und ihr Leben aktiv leben zu können. Dazu dienen auch Produkte der Nahrungsergänzung, einzelne Substanzen, die den vielfältigen Anforderungen des Organismus entsprechen, damit die Nahrung als Information unsere innere Ordnung bewahren hilft.

Die Homöopathie unterstützt den Quantensprung zur Heilung

Befindet sich unser Körper, bedingt durch Noxen, Übersäuerung, Elektrosmog, kurz, durch alles was krank macht, in einem vom Physiologischen abweichenden Erregbarkeitszustand, dann kann er schon auf Reizquantitäten reagieren, auf die er normalerweise nicht anspricht. So ist es durchaus individuell verschieden, was ein Reiz im Organ auslöst. Sehr oft sind es die kleinen, subtilen Reize, die unsere Lebenstätigkeit erhalten, während starke Reize hemmend wirken. Diese »ARNDT-SCHULZ-Regel« hat ihre besondere Bedeutung in der Energiemedizin, da die sich ja der feinsten und allerfeinsten Reize bedient und der Körper sie annimmt. Oftmals bedarf es der Zeit und Geduld, bis sich der Heilerfolg einstellt. Besonders bei jahrelangen chronischen Erkrankungen ist es nützlich, die Magnettherapie durch die Homöopathie zu unterstützen. Denn versetzt man in diesem Krankheitsstadium den Körper in einen erhöhten Energiezustand, bei gleichzeitig vermehrter Leistung der Abwehrkräfte, so darf die Dosis der zur Anwendung gelangenden Reize nicht so stark gewählt werden.

Die Arzneistoffe der Homöopathie haben den Vorteil gegenüber den allopathischen Medikamenten, daß ihre feinen (immateriellen) Reizstoffe sich nicht zu den bestehenden Krankheitserscheinungen addieren, das heißt, sie haben keine schädlichen Nebenwirkungenn. Zudem läßt sich die Homöopathie mit den bereits besprochenen Anwendungsbeispielen vorzüglich kombinieren und in Einklang bringen. Die Kombination ist die Basis der Energiemedizin, der Quantensprung zur Heilung! Verständlich wird meine Aussage, wenn es sich darum handelt, daß feine dynamisierte Arzneistoffe zur Heilung beitragen, der Säure-Basen-Haushalt ausgeglichen sein muß. Selbstverständlich hat dieses Prinzip auch seine Gültigkeit beim energetischen und elektrolytischen Haushalt. Wo Vitamine, Spurenelemente, essentielle Fettsäuren, Hormone und andere lebensnotwendige Substanzen fehlen, kann eine alleinige homöopathische Behandlung keinen Erfolg gewährleisten. Diese Überlegung bezieht sich nicht nur auf den grobstofflichen molekularen Bereich, sondern umfaßt auch alle bereits beschriebenen Gebiete.

Die Homöopathie hat ihre Wurzeln in den Lehren von HIPPOKRATES. Als reine Arzneimittellehre wurde sie am Ende des 18. Jahrhunderts von Dr. med. SAMUEL HAHNEMANN eingeführt und von vielen vorherrschenden dogmatischen Irrtümern befreit. Wie die chinesische Akupunkturlehre betrachtet die Homöopathie Krankheit als eine Unausgeglichenheit in den zugrundeliegenden Energiemustern oder Lebenskräften einer Person. Die von der Homöopathie verabreichten Medikamente sollen daher mit den Grundenergien mitschwingen und die Heilung anregen. In seinem *»Organon der Heilkunst«* schreibt Hahnemann in Paris, Ende Februar 1842: »Die Homöopathik weiß, daß Heilung nur durch Gegenwirkung der Lebenskraft gegen die eingenommene, richtige Arznei erfolgen kann, eine um desto gewissere und schnellere Heilung, je kräftiger noch beim Kranken seine Lebenskraft vorwaltet. Die Homöopathik vermeidet daher selbst die mindeste Schwächung, auch möglichst jede Schmerz-Erregung, weil auch Schmerz die Kräfte raubt, und daher bedient sie sich zum Heilen bloß solcher Arzneien, deren Vermögen, das Befinden (dynamisch) zu verändern und umzustimmen, sie genau kennt und sucht dann eine solche heraus, deren Befinden verändernde Kräfte (Arzneikrankheit) die vorliegende natürliche Krankheit durch Ähnlichkeit (similia similibus) aufzuheben imstande sind, und gibt dieselbe einfach, in feinen Gaben (so klein, daß sie, ohne Schmerz oder Schwächung zu verursachen, eben zureichen, das natürliche Übel aufzuheben) dem Kranken ein; wovon die Folge: Daß ohne ihn im Mindesten zu schwächen oder zu peinigen und zu quälen, die natürliche Krankheit ausgelöscht wird und der Kranke schon während der Besserung von selbst bald erstarkt und so geheilt ist.«

Im Sinne dieser Definition ist die Homöopathie eine einfache, in ihren Grundsätzen und in ihrem Verfahren stets gleichbleibende Heilkunde. Wie die Lehre, auf der sie beruht, bezieht sie ihre Heilkunst aus der Vorstellung, daß »Gleiches Gleiches heilt«. Laut Hahnemann kann eine Substanz, die bei einer gesunden Person eine Reihe von Symptomen hervorruft, bei einer kranken Person die gleichen Symptome lindern. Zum Beispiel könnte ein Homöopath bei Magenschmerzen (Gastritis) Nux Vomica D 4 verabreichen. Dahinter steht die Erkenntnis, daß Nux Vomica, der Samen der Brechnuß, bei einer gesunden Person Magendrücken mit saurem Aufstoßen verursacht. Alle Beschwerden sind morgens und nach dem Essen am schlimmsten, in der Ruhe gemildert. Dieses Mittel paßt besonders bei Personen mit einem heftigen Temperament und bei anhaltendem Ärger. Zur Heilung werden daher keine größeren Mengen von der Brechnuß eingesetzt, sondern eine durch eine Prozedur des Schüttelns und Verdünnens, also der »Potenzierung«, hergestellte Arznei. Bei diesem Prozeß wird eine kleine Menge der Originalsubstanz verdünnt, indem sie mit einem großen Teil eines Trägerstoffes gemischt wird. Die resultierende Mixtur wird geschlagen oder »geschüttelt«. Dieser Prozeß wird wiederholt, und Schritt für Schritt stellt man auf diese Weise immer höhere »Potenzen« her. Von der ursprünglichen molekularen Substanz ist in den sogenannten »Hochpotenzen« nichts mehr vorhanden. Alles, was zur Wirkung kommt, ist die dynamisierte Heilkraft als Information.

Dieses Beispiel ist natürlich eine starke Vereinfachung. Das richtige homöopathische Heilmittel, die potenzierte Heilinformation zu finden, ist eine schwierige Aufgabe. Die Repetition und Verordnung berücksichtigen Persönlichkeit, Gefühle und den Zustand des ganzen Körpers genauso wie die offensichtlich vorhandenen Symptome. Sobald das adäquate Heilmittel eingenommen wird, überträgt sich die Heilinformation auf den Energiekörper des Erkrankten. In einem physikalischen Sinne könnte dies wie zwei Wellenbewegungen verstanden werden, die sich in einem Prozeß, der in der Physik als Interferenz bekannt ist, aufheben. Das Resultat wäre die Reduzierung von Überschüssen und das Ausgleichen von Defiziten im Energiemuster der betreffenden Person. Die Homöopathie wird daher erst dann für die Denkweise der Chemie verständlich, wenn sie in der Denkweise der Physik einen Sinn bekommen hat.

Meine Vorstellungen von der Energiemedizin führen nicht nur zu einem tieferen Verständnis der Prinzipien, auf denen die Komplementärmedizin beruht, sie erklären auch viele energetische Spontanheilungen. Somit ist es vorstellbar, daß die homöopathische Information einen energetischen feinstofflichen Schlüssel enthält, der eine Blockade im Energiefluß des Körpers aufschließt. Diese Auffassung von der Homöopathie liegt mit der gängigen biologischen Wissenschaft mehr auf einer Linie. Die Biochemie kennt den Typ von »Schloß-und-Schlüssel«-Mechanismus, der in vielen Lebensprozessen, von der Wechselwirkung zwischen Antigenen und Antikörpern bis zum Vorgang der Proteinbildung, auftritt.

Da sich in der Homöopathie die Dosierung der Arznei nach der jeweiligen Reaktion des Kranken richtet, kann ich bei meinen nachfolgenden Indikationen nur eine globale Dosierungsbreite angeben, innerhalb derer die optimale Ansprechbarkeit liegen wird. Wenn ich keine besonderen Angaben hinzufüge, gilt folgende Empfehlung für die Einnahme: täglich 3mal 10 Tropfen oder 3mal 8 Globuli nüchtern zwischen den Mahlzeiten nehmen, wobei die Tropfen oder Globuli im magnetisierten Wasser aufgelöst wurden. Entscheidend ist auch hier die Polarität, das heißt der Gebrauch von Nordpolwasser, Südpolwasser oder Zweipolwasser. Nur durch diese Differenzierung wird sich die Heilkraft voll entfalten. Sollte meine Verordnung einem im klassischen Sinne ausgebildeten Homöopathen neu erscheinen, so möchte ich an dieser Stelle in Erinnerung rufen, daß schon SAMUEL HAHNEMANN diese Methode vertrat. Doch wie wenigen ist sie heute noch bekannt? Auch verweist Hahnemann im *»Organon der Heilkunst«* unter Paragraph 287 auf die Heilkräfte des Magneten, indem er schreibt: »Die Gaben lassen sich mäßigen durch die kürzere oder längere Zeit des Anlegens des einen oder des anderen Pols, je nachdem mehr die Symptome des Süd- oder die des Nordpols angezeigt sind. Als Antidot einer allzuheftigen Wirkung, dient die Auflegung einer Platte blanken Zinks.«

Eine noch bessere Wirkung erzielt man, wenn die Einnahme der Tropfen oder Globuli eine halbe Stunde vor Beginn der Organmaximalzeit (siehe vorher Tabelle 1) erfolgt. So erklärt sich, daß ein hochverdünnter Arzneistoff die energetischen Lebensvorgänge anregt und den Heilvorgang fördert. Zugleich richtet man sich bei der Einnahme der homöopathischen Arzneien nach dem Grundsatz der Homöopathie, immer nur ein bis drei Mittel auf einmal einzunehmen und den gewünschten Erfolg abzuwarten. Auch wenn eine Reaktion sich nicht sofort bemerkbar macht, darf man die Geduld nicht verlieren, denn der Körper braucht zum Verarbeiten dieser subtilen Reize eine gewisse Zeit, bis sich ein bleibender Heilerfolg einstellt.

Bioverfügbarkeit von dynamisierten Medikamenten

> *Jeder Teil des Körpers, der nur Tastsinn be-*
> *sitzt, ist auch fähig die Einwirkung von*
> *Arzneien aufzunehmen und die Kraft der-*
> *selben auf alle übrigen Teile fortzupflanzen.*
>
> Dr. med. SAMUEL HAHNEMANN

Der Begriff der Bioverfügbarkeit bezieht sich auf die Wirksamkeit der Darreichungsform und erlaubt den Vergleich von Arzneimitteln in bezug auf die relative Verfügbarkeit oder Bioäquivalenz. Diese Bezeichnung basiert auf Überlegungen sowohl zur Substanzmenge, die nach Einnahme im systemischen Kreislauf resorbiert wird, als auch zur Geschwindigkeit, mit der dies geschieht. Somit hängt die Bioverfügbarkeit von einer Reihe von Faktoren ab. Zu diesen gehören die Zusammensetzung und Verarbeitung des Substanzpräparates, seine physikodynamischen Eigenschaften sowie andere, auf den Erkrankten und seine Krankheit bezogene Umstände. Die Entdeckung von der Spezifität der Arzneistoffe brachte HAHNEMANN zu der Erkenntnis, daß in jedem Krankheitsfall schon eine geringe Quantität des zutreffenden Spezifikums heilend wirkt.

In der heutigen Zeit kam man aufgrund einer vervollkommneten Technik zu dem Schluß, daß alle Arzneiwirkung im Körper auf Anziehung und Abstoßung der Moleküle beruht und daß Hahnemann, wie in so vielem seiner Zeit vorauseilend, auch die Bioverfügbarkeit der Arzneien richtig gesehen hat.

Die fortgesetzte Verdünnung der flüssigen und Verreibung der festen Arzneistoffe bezweckt ja nur, Arzneimoleküle so aufzubereiten, daß sie mit den Molekülen unseres Organismus möglichst schnell in Kontakt treten. Aus diesem Grunde wird der Arzneistoff bis in seine feinsten molekularen Bestandteile dynamisiert.

In den homöopathischen Hochpotenzen befinden sich somit keine Arzneisubstanzen im herkömmlichen Sinne mehr, sondern sie bestehen nur noch aus reiner Energie. So kann man also die Homöopathie, wie die Magnettherapie, ihrem Geiste nach als Energiemedizin bezeichnen. Die Bioverfügbarkeit bezieht sich auf die reine Heilinformation.

Im Gegensatz zu den allopathischen und orthomolekularen Arzneien ist die Bioverfügbarkeit von homöopathischen Heilmitteln mit Nachsicht einzuschätzen, da ihre Wirksamkeit einem anderen energetischen Zeitfaktor unterliegt und sich durch Konzentrationsmessungen in den Körperflüssigkeiten nicht bestimmen läßt. Sie ist nur an der Reaktion, dem hervorgerufenen therapeutischen Effekt, ablesbar. Zudem wird die Feststellung der Bioverfügbarkeit noch dadurch erschwert, daß sie bei verschiedenen Individuen, ja selbst bei einem Individuum zu verschiedenen Zeiten, unterschiedlich ist und je nach Reaktionslage des Kranken polaritätsbezogen in Erscheinung tritt. Oft treten während der ersten Tage der Einnahme zunächst Verschlimmerungen auf. Diese Reaktionen konnte ich bei unzähligen Patienten beobachten. In diesen Fällen beginnt der Vorgang des Selbstheilbestrebens des Organismus, was soviel bedeutet, daß die Lebenskräfte mobilisiert werden. Setzt diese Reaktion ein, kann die Einnahme reduziert werden, da der Energiefluß seinen Heilverlauf nimmt.

Heilerfolge in der Praxis

Eine Medizin, welche die fundamentalen elektromagnetischen Eigenschaften unseres Zellsystems nicht berücksichtigt, wird für die Zukunft keine Existenzberechtigung mehr haben.

Dr. med. H. A. Nieper

Jeder Anwender der Energiemedizin hat die Pflicht der Eigenverantwortung in bezug auf die Fähigkeit, die Heilmethoden an sich oder an anderen auszuführen: Oftmals genügt bei sensiblen Menschen nur eine kurze Anwendungsdauer der Magnettherapie, wobei eine einmalige Gabe einer homöopathischen Arznei den Heilprozeß fördert. Jede unsachgemäße Anwendung ohne Einschätzung der Folgen, sei es ein Medikamentenmißbrauch oder eine willentlich gesteigerte energetische Reaktionslage, entbehrt den Erkenntnissen meiner Praxis. Gerade die allerfeinsten Reize werden durch die Beobachtung der Symptome und ihrer Verlaufsform den Erfolg bringen, indem die Auswahl der ergänzenden Maßnahmen, die Homöopathie, die Akupunktur und die Medikation ein harmonisches Gefüge bilden, dieses Ziel zu erreichen. Diese Synergieeffekte sind der Schlüssel zum Erfolg!

Für den hilfesuchenden Laien beschränken sich daher die Behandlungsbeispiele auf die Anwendung der Magnettherapie und die Homöopathie. Für den Arzt und Heilpraktiker öffnet sich ein weiteres Spektrum durch den kritischen Einsatz der vorgestellten Therapiemöglichkeiten, wobei durch die Kombination von Magnettherapie, Akupunktur und Medikation eine höhere Effektivität erreicht werden kann.

Der Arzt, der die sogenannte »große Akupunktur« ausübt, wird die Magnetkräfte wesentlich vielseitiger nutzen, als im praktischen Teil dieses Buches beschrieben ist. Somit können Biomagnete in bestimmten Fällen anstelle der Nadeln angewandt werden; und je nachdem, ob eine tonisierende oder sedierende Wirkung erwünscht ist, kann der Pluspol oder der Minuspol eines Magneten zur Anwendung kommen. Diese zusätzliche Möglichkeit wird zugleich oft sehr hilfreich sein, um Kinder und Personen zu behandeln, die auf die Nadelung zu empfindlich reagieren, vor allem Menschen mit einer Übererregbarkeit des vegetativen Nervensystems beim Therapiebeginn. Die Magnetapplikation kann auch die Wirkung einer Akupunkturbehandlung verlängern. Biomagnete werden zu diesem Zweck nachträglich auf die wichtigsten genadelten Punkte aufgebracht. Die Magnetkraft verlängert dann noch während einiger Tage die Wirkung der Nadelung und begünstigt auf diese Weise die Aufrechterhaltung der Therapie ohne Unterbrechung. Werden zudem noch Arzneiformationen auf Magnetfolien programmiert, reduziert sich für den Patienten die Einnahme von Medikamenten auf ein Minimum.

Auch für einen Homöopathen trifft diese Therapiebereicherung zu. Zudem kann er wahlweise statt der angegebenen Potenzen eine Hochpotenz einsetzen, um das Verfahren der Niederpotenzen zu umgehen. (Aus vielen wohlüberlegten Gründen habe ich diese Möglichkeit nicht publizieren wollen, ebenso nicht das breite Spektrum der vollständigen Akupunktur-Punktlokalisation sowie genauer Bildtafeln, um unerwünschte Folgen eigenständiger Laienbehandlung zu verhindern.)

Weltweit hat sich die Magnettherapie zu einem unabhängigen Behandlungssystem entwickelt, beansprucht aber keine Ausschließlichkeit gegenüber anderen Methoden. Wie schon dargelegt, kann die Magnettherapie in Kombination mit dem erwähnten Heilverfahren im Sinne einer vereinheitlichten Energiemedizin mit größerem Nutzen für den Patienten angewandt werden. Besonders im vorklinischen Stadium und

zur Verhinderung möglicher Krankheiten sollten passende
Maßnahmen der Energiemedizin empfohlen werden, um dem
Patienten die Konsequenz einer ernsthaften Krankheit zu er-
sparen. Die Anwendung der Energiemedizin bereichert auf

Bezeichnung der Meridiane und ihre Abkürzungen
Die bei den Indikationen aufgeführten Akupunkturpunkte
beziehen sich auf die entsprechenden Meridiane (vergleiche
Tabelle auf Seite 64), welche auf die Biomagnete ihren Einfluß
ausüben. Besonders an diesen wirksamen Energiepunkten
können die Biomagnete auf die Yin- und Yang-Energiebah-
nen einwirken, um das gestörte Fließgleichgewicht zu rehar-
monisieren.

Abkürzungen	*Meridianbezeichnung*
Le	Leber
Lu	Lunge
Di	Dickdarm
M	Magen
MP	Magen/Pankreas
H	Herz
Dü	Dünndarm
B	Blase
N	Niere
KS	Kreislauf/Sexualität
3E	Dreifacher Erwärmer
Gb	Gallenblase
LG (Sondermeridian)	Lenkergefäß
KG (Sondermeridian)	Konzeptionsgefäß

dynamische Weise die physischen, mentalen und folglich die psychischen Energien des Menschen und ermöglicht so eine Prävention gegenüber der zunehmenden globalen Umweltbelastung.

Zur Stärke der Magneten

Einheit der magnetischen (Induktion=)Feldstärke ist nach dem gesetzlich verbindlichen Internationalen Einheitensystem (S I) das Tesla (T). Es hat das früher verwendete (nicht gesetzliche) Gauß (G, Gs) abgelöst, das sich aber vor allem im amerikanischen Sprachraum noch findet und hier in Klammern ebenfalls angegeben ist. Man rechnet folgendermaßen um: 1 Tesla = 10^4 (also 10 000) Gauß, 1 Gauß = 10^{-4} (also $\frac{1}{10\,000}$) Tesla.

Zur Dauer der Magnetbehandlung

Die Stärke eines Magneten oder seines Magnetfeldes wird von einem Gerät, dem sogenannten »Magnetometer« (oder auch Gaußmeter), in Tesla (früher in Gauß) gemessen. Wenn die Feldstärke nicht bekannt ist, kann man sich an folgende Regel halten: Ein Magnet, der ein Kilogramm Eisen heben kann, hat ungefähr eine Feldstärke von 0,06 Tesla (600 Gauß). Bei der herkömmlichen Magnettherapie werden Magnete mit einer Feldstärke von 0,025 bis 0,3 Tesla (250 bis 3000 Gauß) verwendet, und zwar an starken Muskeln oder an weniger empfindlichen Körperteilen, wie zum Beispiel an den Händen, dem Rücken, den Hüften, Knien und Füßen. Schwächere Magnete – bis zu einer Feldstärke von 0,06 Tesla (600 Gauß) – dürfen nur an empfindlichen Stellen appliziert werden, wie im Kopfbereich, an den Ohren, Augen, Hals. Generell dürfen bei Säuglingen und Kindern nur schwache Magnete zur Anwendung kommen!

Die Dauer der Magnettherapie hängt von der Natur des Leidens ab. Sie variiert bei der Anwendung von starken Magneten von fünf Minuten bis zu zwei Stunden. Je nach Krankheitsverlauf kann die Magnetbehandlung jeden Tag erfolgen, in akuten Fällen auch zweimal täglich. Diese Regel trifft bei den kleinen Biomagneten, die im Handel angeboten werden, und ebenso bei der Anwendung von Magnetfolien nicht zu, da sie ihre höchste Wirkung erst zwischen dem dritten und fünften Tag entfalten. Gebraucht man starke Dauermagnete, ist die Behandlungsdauer bei akuten und wetterbedingten Krankheiten normalerweise relativ kurz, bei chronischen Leiden, wie Rheuma, Arthritis, Cystitis, Prostatitis, Coxarthrose, Gonarthrose, multipler Sklerose, Parkinson, Lähmungen, Ekzemen, dagegen länger. Zudem muß auch die Konstitution des Betreffenden berücksichtigt werden. Eine sehr schwache Person mit chronischem Leiden kann die Magnetbehandlung manchmal nicht länger als einige Minuten ertragen. Daher ist es ratsam, die Therapie mit schwachen Magneten zu beginnen. Ebenso variiert die Empfänglichkeit für die Magnetbehandlung von einer Person zur anderen. Deshalb sollte man zu Beginn der Therapie nicht zu lange mit starken Dauermagneten arbeiten. Erst wenn die Reaktion des Erkrankten beobachtet wurde, kann die Anwendungsdauer allmählich verlängert, ebenfalls die Magnetstärke allmählich erhöht werden.

Jede Magnetbehandlung kann und sollte man so lange fortsetzen, bis die Krankheit vollkommen ausgeheilt ist. Selbst nach erfolgter Heilung sollte der Patient die tägliche Magnetanwendung in reduzierter Form fortsetzen. Dies hilft ihm, seine Gesundheit und Vitalität zu erhalten. Wie bereits erwähnt, wirken Magnete auf die Zellen ein, auch auf die des Blutes und auf die Energiefelder, die schon im Körper existieren. Die Magnetkraft ruft bestimmte Veränderungen im bestehenden Zustand hervor. Hierin liegt begründet, daß bei manchen Patienten, besonders bei der Verwendung starker Dauermagnete, manchmal vorübergehende Reaktionen auftreten. Diese Erstverschlimmerungen im klassischen Sinne müssen genau beobachtet werden, da sie eine Übergangsphase zur Heilung darstellen. In solchen Fällen läßt die verschriebene Dauer der Behandlung sich verkürzen, oder die

Magnettherapie erfolgt nur jeden zweiten Tag. Wenn zudem die Möglichkeit besteht, mit Magneten zu arbeiten, die verschieden Feldstärken besitzen, ist es ebenso ratsam, die Therapie bei eintretenden Erstverschlimmerungen mit schwächeren Magneten fortzusetzen, bis der gewünschte Heilerfolg sich einstellt.

Praktischer Rat bei Krankheit

Aids (Acquired immune deficiency syndrome)

Unser Immunsystem hat sich im Laufe der menschlichen Entwicklung immer wieder angepaßt, um den Überlebensstrategien der mikrobischen Welt entgegentreten zu können. Denn jedes Lebewesen ist dem strengen Naturgesetz der Selektion unterworfen, nach dem Prinzip des »Überlebens des Stärksten«. Bedingt durch eine rasant zunehmende und vermehrte Weltbevölkerung, daraus entstehende Folgen und vermehrte Umweltbelastungen wird Aids im 21. Jahrhundert zu einer weltweiten Zivilisationskrankheit, mit unübersehbaren Konsequenzen. Die ist lange kein »Insiderwissen« mehr, doch viel schlimmer ergeht es den Betroffenen.

Anfang 1984 konnte der Erreger, ein humanpathogenes Retrovirus, isoliert werden. Inzwischen hat sich gezeigt, daß die Virusinfektion zwar häufig vorkommt, aber im Vergleich dazu »selten« unmittelbar zu manifesten Erkrankungen führt.

Aids galt bisher als das Endstadium der HIV-Infektion; wer einmal so weit ist, hat nur noch eine mittlere Überlebenszeit von 24 Monaten zu erwarten. Der Verbreitung von Aids in den achtziger Jahren ging ein massiver Anstieg des Drogenkonsums in den Sechzigern und Siebzigern voraus. Die meisten Opfer kommen aus Gruppen mit abnormen Gesundheitsrisiken. Drogenabhängige stellen die zweitgrößte Risikogruppe in bezug auf eine HIV-Infektion dar. Trotzdem gehen Aufklärungs- und Präventionsbemühungen oft an ihnen vorbei. Ein unbekannter Prozentsatz schluckt auf ärztliches Rezept zytotoxische HIV-Inhibitoren. Und der Großteil der übrigen Erkrankten weist schwere klinische oder kongenitale Defekte auf.

Mit der Erweiterung der Definition von Aids in den USA hat sich die Zahl der Fälle sogleich nahezu verdoppelt. Zweifelsohne erfaßt diese Definition jene Personenkreise besser, die durch opportunistische Infektionen gefährdet sind. Ein weiterer Nachteil der neuen Definition liegt darin, daß sie von den örtlichen Gegebenheiten der Bestimmung von CD-Zellen (T-Helfer-Lymphozyten) abhängig ist. Diese variieren zum Teil ganz erheblich.

Noch breitet sich das Humane Immundefizienz-Virus (HIV) weltweit weiter aus. Vielversprechende Impfungen wurden unlängst in den USA gestoppt. Und auch die Aidskonferenz in Yokohama hatte keine Erfolgsmeldungen zu verbuchen. Ein Sprecher der indischen Gesundheitsorganisation befürchtet sogar, daß sich bis zum Ende des Jahrhunderts allein in Indien fünfzig Millionen Menschen mit dem Virus anstecken könnten – eine unvorstellbar hohe Zahl angesichts der Prognosen der Weltgesundheitsorganisation (WHO), die weltweit vierzig Millionen Infektionen bis zum Jahr 2000 erwartet und mit zehn Millionen Aidstoten rechnet.

Aids ist eine traurige Realität unserer Welt geworden. Noch so viele Strategien der Leugnung der Tatsache, daß HIV ein gefährliches Virus ist, vor dem »safer sex« und »safer use« weitestgehend schützen, werden nicht darüber hinwegtäuschen, daß Aids eine Folge einer Infektion ist, die ich als Auswuchs unserer »modernen Gesellschaft« einstufen möchte.

Die Behauptung, Aids sei unheilbar, löst Panik aus. »Wenn keine Impfstoffe und Medikamente gefunden werden, um Virusträger vor der Krankheit zu schützen«, drohen die Experten, »werden wir der gewaltigen Welle der neuen Aidsfälle kaum etwas entgegensetzen können.« Die offizielle Aidstheorie erweckt den Eindruck, als hinge das Überleben der Menschheit nur von der chemischen beziehungsweise pharmazeutischen Industrie ab. Wer auszusprechen wagt, Aids ließe sich mit Hilfe der Natur vermeiden oder gar heilen, wird scharf zurechtgewiesen: Es sei »verantwortungslos« und »kriminell«, den Leuten Hoffnung zu machen. Die Erforschung und die gezielte Beeinflussung des kör-pereigenen Immunsystems haben inzwischen eine überragende Bedeutung gewonnen. Forscher, die induktivsynthetisch denken, versprechen sich Durchbrüche von Fortschritten in der Immunologie. Erstmals läßt sich das Immunsystem gezielt beeinflussen. Dabei ist Interferon nur einer der Immunmodulatoren sogenannter »Lymphokine«, die auf das Immunsystem einwirken.

Jeden Schritt der Abwehr stimmen T-Zellen, Plasmazellen und Makrophagen sorgsam miteinander ab. Sie locken, stimulieren oder blockieren einander, indem sie Informationen von Signalsubstanzen, den Lymphokinen ausschütten, welche ihrerseits die entsprechenden B-Zellen anschalten und Plasma- oder Gedächtniszellen hervorbringen. Selbst die Hormondrüsen und das Gehirn mischen sich in dieses Gespräch des Immunsystems ein. So wie die T-Lymphozyten durch den hormonellen Einfluß der Thymusdrüse ihre Immunkompetenz für die zelluläre Abwehr erhalten, so erhalten die B-Lymphozyten unter Einfluß hormoneller Faktoren der PEYER-schen Plaques ihre Immunkompetenz für die humorale Abwehr. Nimmt die Immunaktivität einen ungünstigen Verlauf, dann steigt die Virusbelastung, und diese wiederum hemmt die Immunabwehr.

Das HI-Virus befällt nicht nur unterschiedliche Zellen und löst unterschiedlich ausgeprägte Krankheitsbilder aus, sondern im Lauf der Zeit können sich ebenso seine biologischen Eigenschaften bemerkenswert verändern, weil es die Daten-

bank der Gene zur eigenen Mutation anzapfen kann. So bestehen auch bezüglich Aggressivität und Vermehrungs-
geschwindigkeit verschiedene Varianten.

Darüber hinaus hat das HIV auch indirekte Wirkungen,
die zu einem Zerfall der CD₄-Zellen führen. Als weiterer in-
direkter Mechanismus wird ein verändertes Zytokinmuster
postuliert. Zytokine, wie zum Beispiel Interferone und Inter-
leukine, sind zelluläre Signalübermittler. Sie werden von Im-
munzellen freigesetzt und dienen der Koordination der Im-
munprozesse. Das HIV scheint offenbar in der Lage zu sein,
die Produktion und Freisetzung dieser Zytokine zu stören.
Damit aber kommt das Immunsystem aus dem Gleichgewicht und läßt eigene Zellen zugrunde gehen.

Sicher ist, daß lang andauernder Streß das Immunsystem
schwächt. Unter extremen Anforderungen löst der Hypotha-
lamus, ein Teil des Zwischenhirns, eine Hormonkaskade aus,
die permanent Kortison ins Blut verströmt. Dramatische Veränderungen im ganzen Körper sind die Folge. Dabei wird das
Immunsystem ebenso wie der Darm mit seinen PEYERschen
Plaques, den größten Produzenten der Immunglobuline, auf
»Sparflamme« geschaltet, und der Circulus vitiosus beginnt,
wodurch das Kolon der größten Abwehrexposition in bezug
auf Pilze, Bakterien und Viren ausgesetzt ist.

Eine Veränderung kann sich im Reich der Natur sehr
rasch vollziehen! Ich denke dabei an den Pleomorphismus
der Mikroben und an die Bakterien-Cyclogenie von Prof.
Dr. GÜNTHER ENDERLEIN.

Vielleicht gibt mir die Zukunft recht, daß im Darm das
spektakuläre »HI-Virus« gezeugt wurde, welches nun die
Intelligenz des Menschen fordernd in den Bann schlägt.

Wer wird den Kampf gewinnen?

Behandlungsbeispiel mit Magnettherapie
o Abbildung 17.
Magnetfeld-Methode, Abbildung 13, 1mal täglich 30 Minuten.

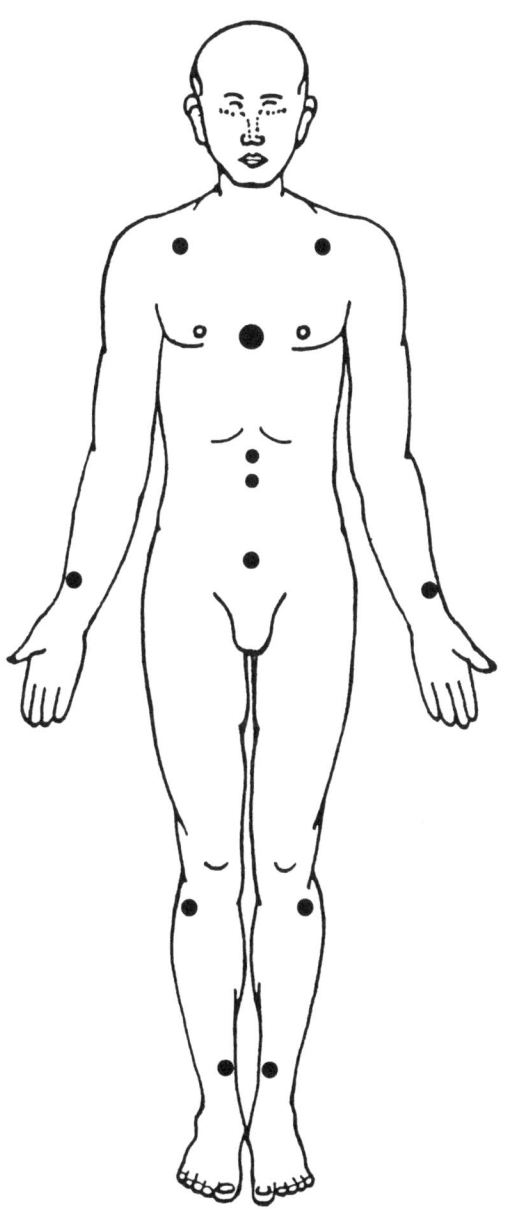

Abbildung 17

Gleichzeitig wird ein Dauermagnet (von etwa 0,025 Tesla = 250 Gauß Feldstärke) mit der Südpolseite (–) zur Haut auf das Brustbein (Sternum) appliziert. Bei dieser Anwendung wird die Thymusdrüse aktiviert. Der Dauermagnet wird nur tagsüber getragen. Dazu Biomagnete unterhalb der Spitze des Brustbeinfortsatzes (KG 14, KG 15) ankleben und einen Magneten zwei Finger breit unterhalb des Bauchnabels (KG 6). Ebenso klebt man zwei Biomagnete auf die Akupunkturpunkte (M 36) zwei Finger breit seitlich außen unterhalb der Kniescheibe.

Die nächsten zwei Biomagnete werden an der Innenseite drei Finger breit oberhalb des Fußknöchels appliziert (N 7), zwei weitere oberhalb der Handgelenksfalte (Lu 7) am Processus styloideus radii und die letzten zwei Biomagnete unterhalb des Schlüsselbeinrandes (M 13).

Durch diese Anwendung wird ein gleichförmiges Energiefeld aufgebaut beziehungsweise aufrechterhalten.

Ergänzende Maßnahmen

o Trinkkur mit magnetisiertem Wasser (Nordpolwasser)
o Säurebildende Nahrungsmittel meiden
o Verdauung und Stuhlgang regulieren
o Biodiät, kein Schweinefleisch
o Vitamin C (Kapseln, 500 Milligramm, 3mal 1 Kapsel täglich)
o Selentabletten (200 Milligramm, 1 Tablette täglich)
o Zinkglukonat (Tabletten, 8,5 Milligramm, 1 Tablette täglich)
o L-Glutathione (100 Milligramm pro Tag)
o Carbo medicinalis (Aktivkohle; 300 Milligramm jeden 3. Tag)
o Meditation
o Gesprächstherapie (zwischenmenschliche Konfliktlösung)
o Rauschmittel, Alkohol meiden.

Homöopathie

Carbo animalis D 6, Hepar sulfuris D 12, Eleutherococcus D 2, Vanadium metallicum D 10, Echinacea D 4, Sulfur D 8, im sechstägigen Wechsel einnehmen (4mal 8 Globuli). Am siebten Tag nur 15 Tropfen einer 0,2prozentigen Lösung von Natriumvanadat in Wasser einnehmen. Man verwendet Natriummetavanadat, das sich erst nach einigem Stehen in Wasser löst. Diese Dosierung leitet sich von der Tatsache ab, daß das Retrovirus in einem inaktiven Zustand gehalten wird.

Hinweise für den Arzt/Heilpraktiker

Akupunktur-Therapievorschlag

Le 2, Lu 7, M 13, M 36, MP 16, H 7, N 7, LG 23, KG 6, KG 14, KG 15, KG 17, Ohr-Punkte: 29, 51, 55, 83, 89, 91, 98, 100.

Medikation – Auswahl

o Padma 28 (Dragees)
o Thymus Mucos (Tabletten)
o Sanasi (Pulver)
o Rebas D 4 (Kapseln)
o Alymphon (Granulat)
o Transferon (Tropfen)
o Intron A Injection. 1 Million I. E. (Stechampullen).
   In Form einer Mischinjektion, in Verbindung mit Eigenblut, intramuskulär, besser mit 5 Milliliter Serum (Blut zentrifugieren), ist eine niedrige Dosierung und Anwendung als Erhaltungstherapie sinnvoll. (Lente, cave!)

Alzheimer-Krankheit

Die Alzheimersche Krankheit beruht auf einer fortschreitenden (progredienten) Degeneration des Gehirns im mittleren und späteren Lebensalter. Frauen und Männer sind gleich häufig betroffen. Mit ansteigendem Durchschnittsalter der Bevölkerung ist deshalb mit einer Zunahme von Alzheimer-Demenz zu rechnen. Bis heute sind sechs Prozent der 65jährigen, zehn Prozent der 75- bis 85jährigen und rund zwanzig Prozent der über 85jährigen von dieser Krankheit betroffen. Während die klinischen Symptome lange Zeit uncharakteristisch sind, gelten für die Diagnose charakteristische Kriterien. Aufgrund dieser Faktoren können drei Ätiologie-Hypothesen diskutiert werden: eine genetische, eine toxische, eine infektiöse. Die klinischen Folgen sind Verluste an zentralnervösen Funktionen, die bis zum Niveau eines Neugeborenen zurückfallen können. Betroffen sind primär Einzelfunktionen auf intellektuellem, psychischem und motorischem Gebiet, im weiteren Verlauf ist die gesamte Persönlichkeitsstruktur einbezogen. In den betroffenen Nervenzellen des Gehirns kommt es zu Ablagerungen. In den typischen Plaques wird regelmäßig Aluminiumsilikat gefunden.

Um das Fortschreiten der Krankheit aufzuhalten, sind eine biodynamische Ernährung, körperliche und geistige Aktivität und das Vermeiden möglicher Umweltschadstoffe unabdingbar. Dazu zählen Aluminium und Silikate. Der Mensch nimmt täglich durchschnittlich zwanzig Milligramm Aluminium über die Nahrung auf. Aluminium-Belastungsfaktoren sind aluminiumhaltige Medikamente, in Aluminiumfolien verpackte Nahrungsmittel, Backpulver, Sprays. Zudem könnten Strahlenbelastungen diese Krankheit begünstigen. Viele Sekundärphänomene, wie Depression, Resignation, Verlust an Selbstvertrauen, Aggressivität gegenüber Familienangehörigen, können durch die Energiemedizin gemildert oder vermieden werden.

Behandlungsbeispiel mit Magnettherapie
Methode 2, Abbildung 10, etwa 30 Minuten täglich, oder die Magnetfeld-Methode, Abbildung 13.

Ergänzende Maßnahmen
o Trinkkur mit magnetisiertem Wasser (Zweipolwasser)
o Bewegungstherapie und Rückengymnastik
o Sauerstoffinhalationen.

Homöopathie
Acidum phosphoricum D 12, tagsüber (3mal 8 Globuli) und 1mal im Monat Alumina C 10 000 (8 Globuli).

Hinweise für den Arzt/Heilpraktiker

Akupunktur-Therapie
Le 2, M 24, H 3, LG 23, KG 6, KG 15, Ohr-Punkte: 29, 51, 55, 87, 100.

Medikation – Auswahl
o L-Glutathione (100 Milligramm pro Tag)
o Valverde-Vital-Dragees
o Bio-Logos (Trinkampullen)
o Ginkovit (Kapseln).

Ausgebranntsein (»Burned-out«-Syndrom)

Wenn jemand sehr viel von sich abverlangt, rechnet er mit entsprechend großer Belohnung in Form von Anerkennung, Liebe oder Erfüllung innerer Sehnsüchte. Nach jahrelanger Überforderung kann dieser Ausgleich durch Materielles nicht mehr geleistet werden. Die Begeisterung ist erloschen. Beim »Ausgebranntsein« verweigert das Unterbewußtsein weiteres Funktionieren. Obwohl man bewußt leistungsfähig bleiben möchte, »geht nichts mehr«. Man fühlt sich müde und schwach, hat Kopf- und Rückenschmerzen und leidet zutiefst unter enttäuschten Hoffnungen und Erwartungen.

Als man dieses Problem in den sechziger Jahren bei der NASA erkannte, war man sehr erstaunt. Man konnte sich zum Beispiel nicht erklären, warum hochspezialisierte und gutbezahlte Astronauten-Kandidaten scheinbar ohne jeden Grund »ausflippten«. Es kam zu einer unangemessenen Überreaktion, projiziert auf andere Personen und Tätigkeiten. Seitdem besteht eine Forschungsrichtung, die sich mit den Ursachen und Folgen eines solchen Syndroms befaßt. Der Prozeß hat vier Phasen:

1. Begeisterung, Glück, alles ist im Lot.
2. Erste Unzufriedenheit, die Energie läßt etwas nach.
3. Symptome von Erschöpfung und Ärger.
4. Krise mit Selbstzweifeln: Eigentlich will man nicht mehr. Körperlich: chronische Erschöpfung, trotz Müdigkeit Schlafstörungen. Gefühl: niedergeschlagen, hilflos, hoffnungslos oder auch negatives Denken über sich, die anderen und die ganze Welt.

Das Interessante ist nun, daß man nur von »Ausgebranntsein« spricht, wenn diese Reihenfolge bei einer plötzlichen Entgleisung erkennbar ist. Sie zeigt sich meist bei Menschen, die nicht verlieren können. Gewinnen ist für sie zu einer Existenzfrage geworden. Sie reagieren auf erlebte Niederlagen entweder mit Panik oder mit Aggressivität. Für sie bedeuten Niederlagen Versagen. Sie können sich von ihrem Ich nicht distanzieren. Das gaukelt ihnen vor, nur die Siege zählten im Leben, nicht aber die Niederlagen.

Behandlungsbeispiel mit Magnettherapie
Magnetfeld-Methode, Abbildung 13, 1mal täglich etwa 15 Minuten. Tagsüber im Kreuzbereich einen Dauermagneten (mit einer Feldstärke von etwa 0,025 Tesla = 250 Gauß) mit der Nordpolseite (+) zur Wirbelsäule applizieren.

Ergänzende Maßnahmen
o Trinkkur mit magnetisiertem Wasser (Zweipolwasser) oder Milch (4 Deziliter)

o autogenes Training
o Yoga
o Meditation.

Homöopathie
Phosphorus D 12 und Kalium phosphoricum D 6 (im zweitägigen Wechsel einnehmen), abends immer vor dem Schlafengehen Zincum valerianicum D 12 (8 Globuli).

Hinweise für den Arzt/Heilpraktiker

Akupunktur-Therapie
Le 2, M 24, H 3, LG 23, KG 15, KG 18, Ohr-Punkte: 29, 51,
55, 87, 100.

Medikation – Auswahl
o Supplevit Magnum (Magnesium und Vitamin E, Kapseln)
o Kavaform (N Kapseln)
o Bio-Logos (Trinkampullen).

Bänderschmerzen siehe Bindegewebe-schmerzen

Bindegewebeschmerzen, Muskel-, Bänder- und Sehnenschmerzen (Fibromyalgie)

Eine plötzliche Steifigkeit und Schmerzen vor allem im Bindegewebe, in der Muskulatur, an den Bändern und Sehnen ist
in den meisten Fällen der Ausdruck einer primären Fibromyalgie. Die Schmerzen werden durch Überlastung deutlich
verstärkt. Häufig findet sich eine ausgeprägte Druckempfind-

lichkeit, die manchmal in speziellen kleinen Druckzonen lokalisiert ist.

Die Beschwerden können durch körperlichen oder geistigen Streß ausgelöst und durch seelische Belastungen, Schlafstörungen (etwa aufgrund geopathischer Störzonen wie Wasseradern), durch Kälte, Feuchtigkeit, Umweltgifte und Schwermetalle, ebenso durch Elektrosmog intensiviert werden.

Das Syndrom der primären Fibromyalgie kommt am häufigsten bei Frauen vor, die zu Ängsten, Depressionen und Spannungen neigen; es kann aber auch bei Jugendlichen und männlichen Erwachsenen auftreten, häufig in Verbindung mit geringeren degenerativen Veränderungen der Wirbelsäule. Auffallend ist der große Bewegungsmangel bei den Betroffenen: Schon kleine Anstrengungen führen zur Zunahme der Schmerzen.

Behandlungsbeispiel mit Magnettherapie
o Abbildung 18.
Methode 1, Abbildung 9, oder Methode 2, Abbildung 10, 1mal täglich etwa 30 Minuten anwenden. Zudem auf die schmerzhafte Muskulatur Magnetfolien applizieren. Dazu tagsüber immer im Kreuzbereich einen Dauermagneten (mit einer Feldstärke von etwa 0,025 Tesla = 250 Gauß) mit der Nordpolseite (+) zur Haut tragen.

Ergänzende Maßnahmen
o Trinkkur mit magnetisiertem Wasser (Nordpolwasser)
o oder Milch (4 Deziliter)
o Vitamin E (400 J. E., 2 Kapseln täglich)
o Magnesiumorotat Tabletten »Burgerstein« (2 Tabletten täglich)
o Selen-Tabletten (Symbiostad; 1 Tablette täglich)
o Zinkglukonat (8,5 mg Tabletten; 1mal 1 Tablette täglich)
o Rückengymnastik (Rückenschaukel)
o Rosmarinbäder

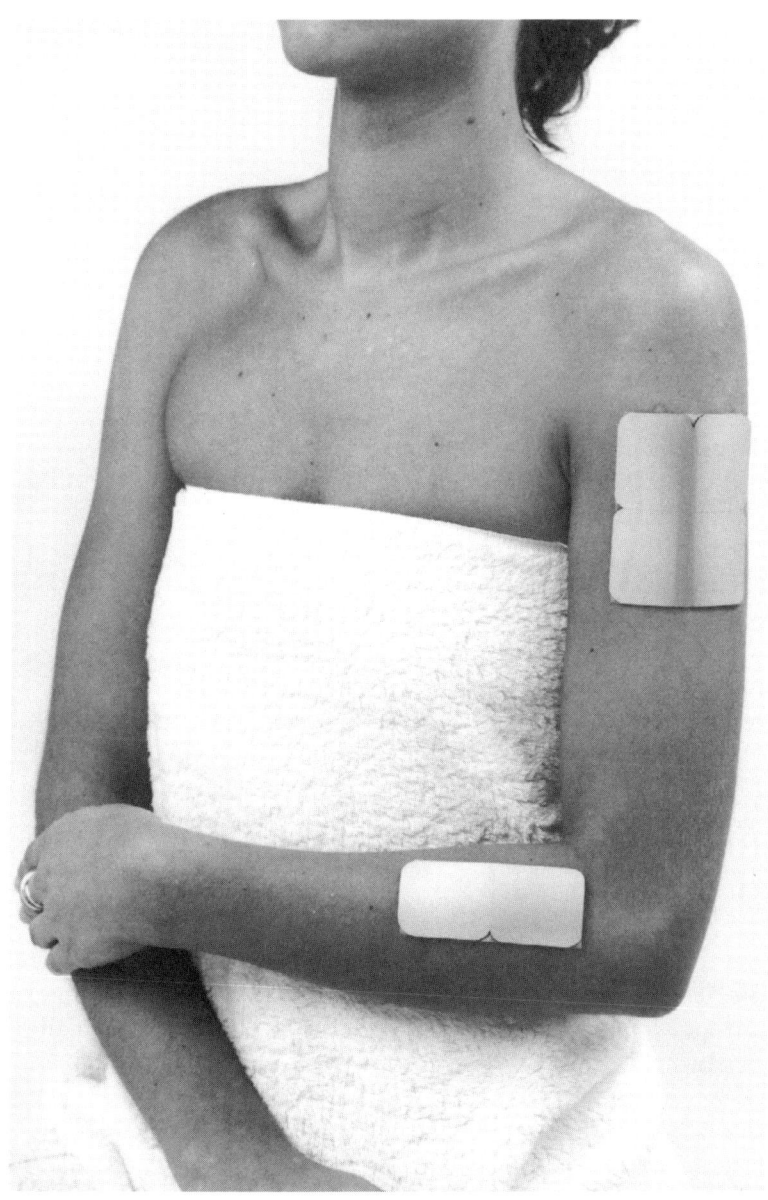

Abbildung 18

o Wirbelsäule mit Poliomyelan (Frischdrüsensalbe) einsalben.
o Gelenke mit Mohnöl einmassieren.

Homöopathie
Bei Frauen: Chamomilla D 12 und Cimicifuga D 12, 2mal 8 Blobuli im zweitägigen Wechsel.
Bei Männern: Bryonia D 4 und Nux vomica D 12, und in beiden Fällen 1mal wöchentlich Rhus toxicodendron D 30.

Hinweise für den Arzt/Heilpraktiker

Akupunktur-Therapievorschlag
B 31, B 47, LG 7, LG 8, LG 9, LG 11, LG 13, Ohr-Punkte: 29, 51, 55, 100.

Medikation – Auswahl
o Wobenzym N Dragees
o Supplevit-Magnum (Magnesium + Vitamin E Kapseln)
o Felden (Kapseln)
o Neuraltherapie: Medivitan N, in das erste Foramen sacrale.

Blasenentzündung (Cystitis acuta)

Bakterielle Infektionen der unteren Harnwege sind häufig. Sie treten etwa zehnmal öfter bei Frauen als bei Männern auf, nur bei Säuglingen sind beide Geschlechter gleich häufig, betroffen. In der Regel tritt die Cystitis acuta mit schmerzhafter Miktion (Harnlassen) und, als Folge einer Infektion der Vagina, mit Rückenschmerzen in der Lumbalgegend auf. Da die weibliche Harnröhre wesentlich kürzer ist als die des Mannes, können Bakterien leichter in die Blase eindringen und eine schmerzhafte Entzündung auslösen.

Die Ursache für wiederholte Infekte bei Frauen liegt deshalb in einer Störung der lokalen Abwehrmechanismen, die die Besiedelung des Vestibulum vaginalis durch pathogene Bakterien (Escherichia coli, Enterokokken) ermöglichen.

Zudem kann als Auslöser einer Blasenentzündung (eines »Blasenkatarrhs«) ebenso eine Schwermetallbelastung der Vaginalschleimhaut und eine geopathogene Belastung durch Reizzonen als Ursache in Frage kommen, wobei die Symptome schließlich durch Gonokokken, Chlamydien oder Viren hervorgerufen werden.

Auch durch das Tragen von hautengen Hosen kommt es bei Frauen rascher zu Durchblutungsstörungen im Genitalbereich, die einen Blasenkatarrh fördern. Die Blutgefäße transportieren dann nicht nur wesentlich weniger Blut, sondern auch viel weniger Abwehrstoffe zu der Gefahrenstelle.

Ebenso kann synthetische Unterwäsche einen, manchmal kaum bemerkten, Kältereiz auslösen, der seinerseits, wie Kälte im allgemeinen, ebenfalls eine akute Blasenentzündung fördert.

Behandlungsbeispiel mit Magnettherapie

o Abbildung 19.
Methode 1, Abbildung 9, 1mal täglich etwa 15 Minuten durchführen.
Tagsüber im Kreuzbereich eine Magnetfolie tragen und zwei weitere in der Leiste.
Ebenso kann die Anwendung mit Dauermagneten (von etwa 0,025 Tesla = 250 Gauß Feldstärke) erfolgen, wobei die Nordpolseite (+) zur Haut appliziert wird.

Ergänzende Maßnahmen

o Trinkkur mit magnetisiertem Wasser (Nordpolwasser)
o Blasen- und Nierentee
o aufsteigende Sitzbäder

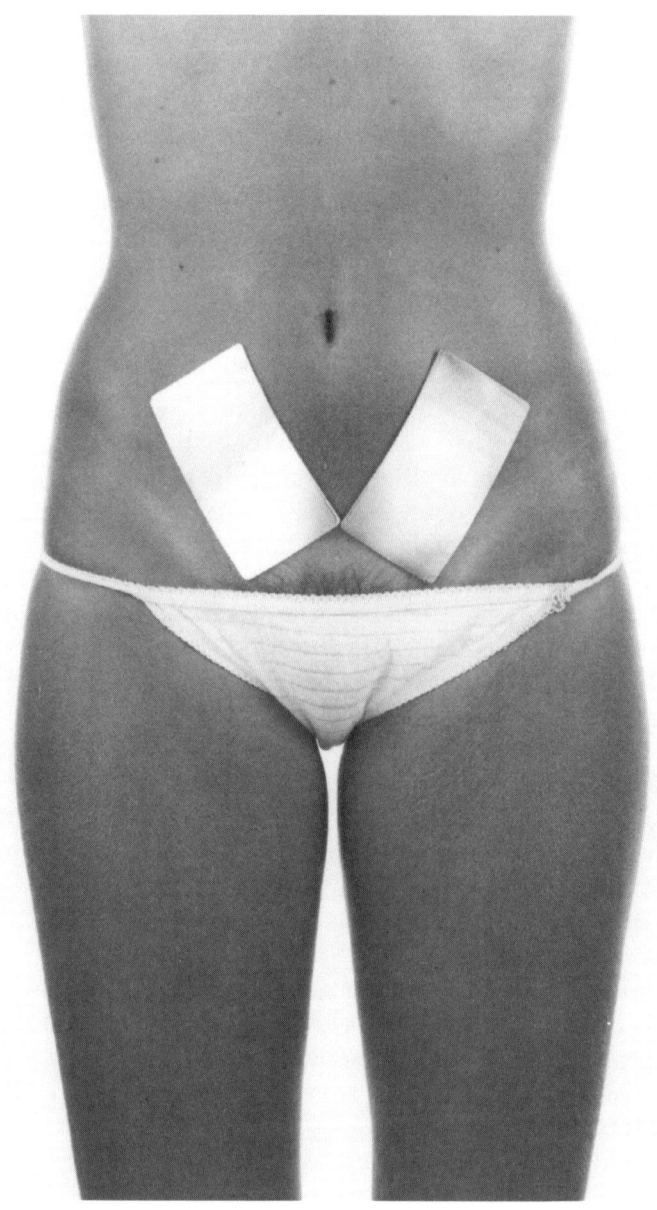

Abbildung 19

o Unterwäsche aus Naturfasern
o Selen-Tabletten (Symbiostad).

Homöopathie
Cantharis D 6 Echinacea D 2 und Solidago D 4 im dreitägigen Wechsel, jeweils 3mal 10 Tropfen oder 4mal 8 Globuli täglich.

Hinweise für den Arzt/Heilpraktiker

Akupunktur-Therapievorschlag
Le 8, M 27, M 28, B 26, B 28, B 37, B 49, B 52, B 58, N 3, G 26, G 29, Ohr-Punkte: 29, 51, 55, 92, 95.

Medikation – Auswahl
o Wobenzym N (Dragees)
o Echiherb Tropfen
o Neuraltherapie: Mischinjektion aus Procainum chloratum, 1 Prozent und Vitamin B_{12}, in das erste Foramen sacrale.
o Clamoxyl (Kapseln oder Tabletten)
o Noroxin (Tabletten).

Bronchialasthma bei Kindern

Zwischen einer Stirnhöhlenentzündung (Nasennebenhöhlenentzündung, Sinusitis) und einem Bronchialasthma im Kindesalter besteht eine enge Wechselbeziehung. Doch viele Lehrbücher schweigen sich hierzu aus. Eine Sinusitis kann ein Asthma unterhalten, ja sogar verstärken; eine adäquate Therapie der Sinusitis bessert auch die Lungensymptomatik!

In der internationalen Literatur und in den Standardlehrbüchern wurde das bronchiale Syndrom bislang sehr stiefmütterlich behandelt. Kurz gesagt, Kinder mit Sinusitis neigen verstärkt zur obstruktiven Bronchitis, Kinder mit

Bronchitis verstärkt zur Sinusitis! Beim »Asthmakind«, das eine Sinusitis entwickelt, haben Infekte für deren Entstehung große Bedeutung, denn in fast neunzig Prozent der Fälle ist kein Erreger nachweisbar. Im Vordergrund steht hier eine allergische Entzündung der Schleimhäute. Eine bakterielle Besiedelung erfolgt allenfalls sekundär.

Unter der sachgerechten Behandlung der Sinusitis kommt es etwa bei zwei von drei Asthmakindern zum Verschwinden von Husten und Giemen und zur Normalisierung der Lungenfunktion; eine Dauertherapie mit Bronchodilatatoren (zur Erweiterung verengter Bronchien und Bronchiolen) wird bei nahezu achtzig Prozent der Betroffenen überflüssig!

Die Therapie der Sinusitis eines asthmakranken Kindes soll folgende Maßnahmen umfassen: Elimination von Allergenen und Irritanzien. Natürlich muß im Falle einer bronchialen Überempfindlichkeit parallel zur Sinusitistherapie das Asthma bronchiale mitbehandelt werden.

Behandlungsbeispiel mit Magnettherapie

Methode 2, Abbildung 10, täglich etwa 15 Minuten durchführen. Nachts einen kleinen Dauermagneten (von etwa 0,01 Tesla = 100 Gauß Feldstärke) mit der Nordpolseite (+) zur Haut auf die Stirn applizieren. Tagsüber einen Dauermagneten (von etwa 0,025 Tesla = 250 Gauß Feldstärke) mit der Nordpolseite (+) zur Haut auf dem Brustbein (Sternum) tragen.

Ergänzende Maßnahmen

o Trinkkur mit magnetisiertem Wasser (Zweipolwasser)
o alle kalten Speisen und Getränke meiden
o aufsteigende Fußbäder
o Fußreflexzonenmassage.

Homöopathie

Luffa operculata D 6 oder, bei Hustenanfällen, Drosera D 6 (3mal täglich 8 Globuli).

Hinweise für den Arzt/Heilpraktiker

Medikation – Auswahl
o Gerner Mixtura Antiallergica cpl. (Pulver)
o Symbioflor 1 (Tropfen)
o Wobenzym N (Granulat)
o Spenglersan Kolloid K.

Bronchitis (akut)

Bei einer akuten Bronchitis sind bekanntlich die Bronchial-schleimhäute angeschwollen. Zugleich erfüllen deren Flimmerhärchen, die den internen Reinigungsprozeß durchführen, ihre Transporttätigkeit nur noch ungenügend. Der Staub in der Atemluft kann nicht mehr richtig abgehustet werden, und die geschädigten Atemwege verengen sich durch den Schleim, der die Lungenbläschen (Alveolen) verschließen kann.

Der akuten Bronchitis gehen häufig die Symptome eines Infekts der oberen Atemwege voraus: Erkältung, Krankheitsgefühl, Schnupfen, Schüttelfrost, Rücken- und Muskelschmerzen und ein rauher Hals. Prädisponierende und mitwirkende Faktoren sind: Luftverunreinigung, Umweltreizstoffe, Ozon, Schwefeldioxid, Rauch und dergleichen. Der Husten weist gewöhnlich auf den Beginn der Bronchitis hin. Anfangs ist der Husten trocken, aber nach einigen Stunden oder Tagen wird ein visköses Sputum (Auswurf) produziert. Obwohl in der Regel mild verlaufend, kann eine Bronchitis bei geschwächten Personen mit pulmonaler oder kardialer Belastung einen ernsthaften Verlauf nehmen. Das Auftreten einer Lungenentzündung (Pneumonie) stellt eine kritische Komplikation dar.

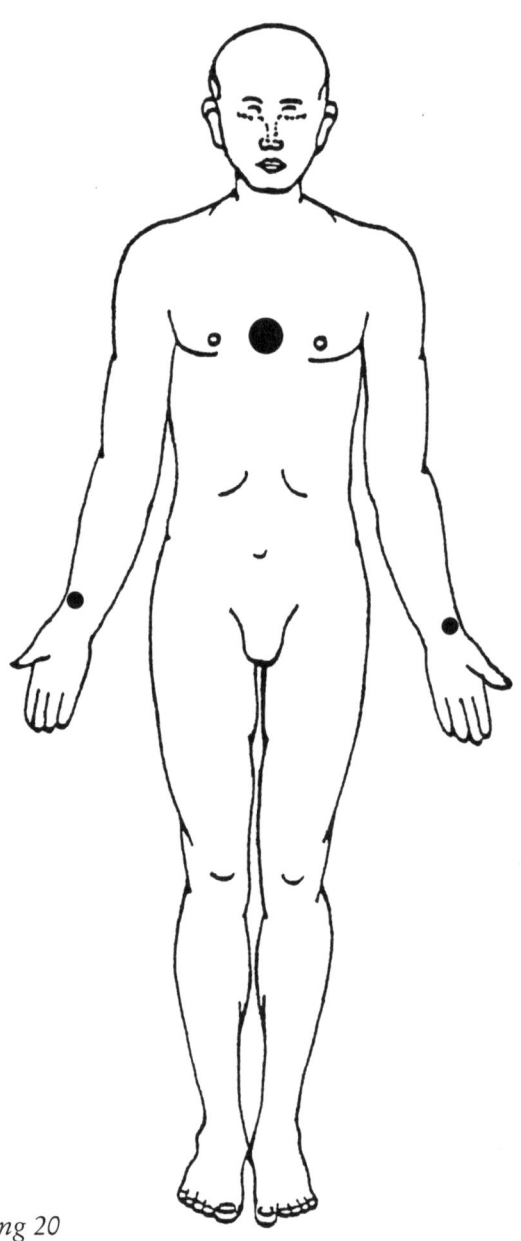

Abbildung 20

Behandlungsbeispiel mit Magnettherapie
o Abbildung 20.
Bei chronischer Bronchits Methode 2, Abbildung 10, 1mal täglich etwa 20 Minuten anwenden. Im akuten Stadium sofort einen Dauermagneten (von etwa 0,025 Tesla = 250 Gauß Feldstärke) mit der Nordpolseite (+) zur Haut auf das Brustbein (Sternum) applizieren. Dieses Behandlungsschema ist in Kombination sehr erfolgreich.

Zusätzlich können zwei Biomagnete etwas oberhalb der Handgelenkfalte (Lu 7) angebracht werden und drei weitere links und rechts neben der Brustwirbelsäule (B 11, B 12, B 13).

Ergänzende Maßnahmen
o Trinkkur mit heiß-warmem Zitronenwasser oder Vitamin C
o Husten- und Bronchialtee oder -sirup
o aufsteigende Fichtennadel- und Thymianbäder
o Vitamin C (Kapseln, 500 Milligramm, 3 Kapseln täglich)
o Vicks VapoRub Erkältungssalbe
o Pulmex-Salbe
o Bettruhe im akuten Stadium.

Homöopathie
Zu Beginn Aconitum D 30 (4mal 8 Globuli täglich), bei Fieber und Hitze Belladonna D 30 (4mal 8 Globuli täglich). Nur bei Husten Ipecacuanha D 4 (4mal 8 Globuli täglich). Bei chronischer Bronchitis: Guajacum D 4 (4mal 8 Globuli täglich).

Hinweise für den Arzt/Heilpraktiker

Akupunktur-Therapievorschlag
Lu 7, Di 18, M 15, MP 18, MP 20, Dü 11, B 11, B 12, B 13, N 4, N 27, KS 2, KG 19, Ohr-Punkte: 13, 29, 55, 98, 101, 102, 103.

Medikation – Auswahl
o Wobenzym N (Dragees)
o Echiherb Tropfen
o Spenglersan – Kolloid G
o Cerivikehl – Homöopathisches Arzneimittel (Tropfen, Injektionslösung)
o Petadolex-Kapseln
o Ecomucil-Granulat
o TMS 480 (Tabletten).

Brusttumor
(Mammakarzinom)

Von den Umweltbelastungen und Schadstoffen, die ich erwähnt habe, sind unter anderem etwa hundert als onkogene Substanzen bekannt, mindestens drei Dutzend befinden sich täglich in unserem Organismus. Durchschnittlich achtmal am Tag entartet irgendeine Zelle des Körpers zu einer Krebszelle! Mit einem optimierten Verteidigungsarsenal setzt sich aber der Körper zur Wehr, wobei attackierende Killerzellen (zum Beispiel T-Lymphozyten) die Minikrebszellen bekämpfen. Gerät dieses Gleichgewicht aus dem Lot, so beginnt die Zelle plötzlich eine Art Eigenleben zu entwickeln. Ein einzelner Genfehler reicht indes in der Regel noch nicht aus, gesunde Zellen zu Krebszellen werden zu lassen. Erst wenn mehrere genetische »Sicherungen durchbrennen«, kommt es zu der oft tödlichen Wucherung.

Das Mammakarzinom ist der häufigste bösartige Tumor der Frau und von allen Karzinomen des weiblichen Geschlechts, gemeinsam mit Lungenkrebs, für die höchste Mortalitätsrate bei Krebserkrankungen verantwortlich. Doch in der Regel sieht man bei Frauen unter dreißig einen Brustkrebs selten, nach der Menopause steigt die Inzidenz an, wobei sich langsam wachsende Knoten bemerkbar machen. In der Folge treten, bei veränderter Brustkontur, geringfügige Blutungen an der Brustwarze auf. Hauteinziehungen über dem Knoten, Verbackensein des Knotens mit dem umgebenden Gewebe, Ödem der Brusthaut mit Orangenhaut und vergrößerte axilläre oder supraklavikuläre Lymphknoten sind die absolut letzten Alarmzeichen für eine sofortige Therapie, wobei ich, aus meiner vieljährigen Erfahrung, der Magnettherapie einen hohen Heilwert einräume.

Behandlungsbeispiel mit Magnettherapie
o Abbildung 21.
Methode 2, Abbildung 10, 1mal täglich 15 bis 30 Minuten ausführen. Ebenso können bei einseitiger Tumorbildung streng lateral die Methoden 3 und 4, Abbildung 11 und 12, zur Anwendung kommen. Gleichzeitig wird ein Dauermagnet (von etwa 0,025 Tesla = 250 Gauß Feldstärke) mit der Nordpolseite (+) zur Haut über dem Tumor appliziert, wobei die Tumorstelle zuvor mit Hydrastis Salbe Steigerwald eingesalbt wurde. Über einem Stück Zellverband wird dann der Dauermagnet tagsüber getragen. Dazu Biomagnete entlang der Mittellinie des Körpers aufkleben – zwei unterhalb der Spitze des Brustbeinfortsatzes (KG 14, KG 15), den dritten in der Mitte vom Brustbein (KG 17), ebenso zwei auf die Akupunkturpunkte (M 36) zwei Fingerbreit seitlich außen unterhalb der Kniescheibe und zwei oberhalb der Handgelenkfalte (Lu 7) am Processus styloideus radii. Die letzten zwei Biomagnete werden unterhalb des Schlüsselbeinrandes (M 13) appliziert.

Ergänzende Maßnahmen
o Trinkkur mit magnetisiertem Wasser (Nordpolwasser (+)) oder Rote-Bete-Saft (Randensaft)
o Hydrastis Salbe
o Verdauung und Stuhlgang regulieren
o Biodiät, keine Fette, kein Schweinefleisch
o Haifischknorpelpulver verhindert die Kapillarenbildung

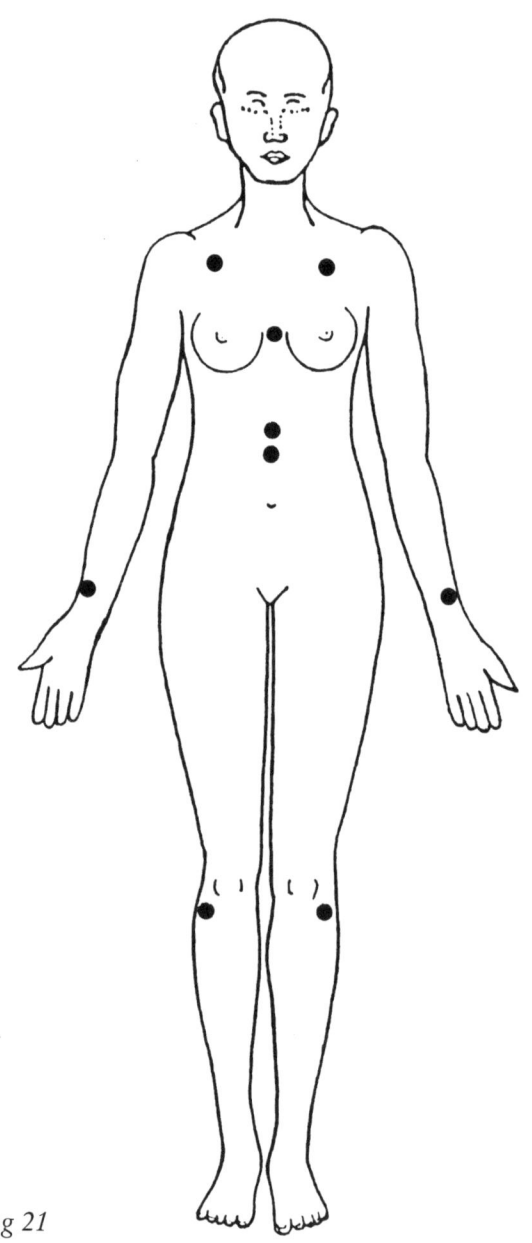

Abbildung 21

o Selen-Tabletten (200 Mikrogramm täglich)
o Zinkglukonat (Tabletten, 2mal 1 Tablette täglich)
o Vitamin C (Kapseln, 500 Milligramm, 3mal 1 Kapsel täglich)
o Betacarotene (Kapseln, 15 Milligramm, 3mal 1 Kapsel täglich)
o autogenes Training
o Meditation.

Homöopathie
Carbo animalis D 6, Hepar sulfuris D 12, Conium D 4, Thuja occidentalis D 4, Echinacea D 4, Vanadium metallicum D 10, im sechstägigen Wechsel einnehmen (4mal 8 Globuli). Am siebten Tag Sulfur D 30 (1mal 8 Globuli).

Hinweise für den Arzt/Heilpraktiker

Akupunktur-Therapievorschlag
Le 2, Lu 7, M 13, M 25, M 36, MP 2, MP 16, H 7, N 6, LG 23, KG 6, KG 14, KG 15, KG 17, Ohr-Punkte: 29, 51, 55, 83, 98, 100.

Medikation – Auswahl
o Wobe-Mugos E (Tabletten)
o Alymphon (Granulat)
o Thujactiv (Tropfen)
o Mutaflor (Kapseln)
o Sanasi (Pulver)
o Recancostat (Tabletten)
o Iscador (Injektionslösung)
o Vysorel (Injektionslösung)
o Wobe Mugos E + Lidocain-Lösung (Ampullenpaare)
o Horvi C 33 und Horvi C 300 (Ampullen)
o Tamoxifen Farmos (Tabletten).

Cluster-Kopfschmerz

Der Cluster-Kopfschmerz oder HORTON-Syndrom zählt zu
den schlimmsten Schmerzen überhaupt. Nacht für Nacht,
meist in den frühen Morgenstunden, reißt er die – überwiegend männlichen – Patienten aus dem Schlaf. Nahezu nie-
mandem gelingt es, während der Attacken im Bett zu bleiben.
Anders als bei einer Migräne, bei der der Betroffene den Kopf
möglichst ruhig hält, provoziert der Cluster-Kopfschmerz
extreme Bewegungsunruhe. Plötzlich und ohne jegliche Vor-
zeichen setzen die Kopfschmerzen ein. Schier unerträglich,
reißend, bohrend oder brennend und nur auf einer Seite lokalisiert. Einmal läuft der Patient vom Schmerz getrieben um-
her, einmal schaukelt er mit dem Oberkörper. Das Auge auf
der betroffenen Seite tränt, die halbe Nase läuft, ein Lid ist
angeschwollen. Bis zu 180 Minuten kann solch eine Cluster-
Attacke andauern und sich bis zu achtmal am Tag wiederholen! Leidet der Patient unter zwei oder mehr Attacken täglich, ist eine prophylaktische Therapie indiziert; dabei muß
allerdings zwischen dem episodischen Cluster-Kopfschmerz,
der durch symptomatische Phasen von einer Woche bis zu
Monaten gekennzeichnet ist, und der chronischen Form (die
Cluster-Periode dauert über ein Jahr, Remissionen weniger
als zwei Wochen) unterschieden werden.

Behandlungsbeispiel mit Magnettherapie
Einen Dauermagneten (von etwa 0,025 Tesla = 250 Gauß
Feldstärke) mit der Nordpolseite (+) zur Haut, nachts ober-
halb der Nasenwurzel (Sinus frontalis) applizieren.

Ergänzende Maßnahmen
o Trinkkur mit magnetisiertem Wasser (Zweipolwasser)
o Nackenmassagen
o Jogging
o Sauerstoffinhalationen.

Homöopathie
Spigelia D 4 und Arsenicum album D 6 im zweitägigen Wechsel über eine längere Periode einnehmen.

Hinweise für den Arzt/Heilpraktiker

Akupunktur-Therapievorschlag
Le 3, Di 4, Dü 3, B 4, 7, 8, 9, 10, N 1, LG 16, LG 20, KG 15, Ohr-Punkte: 29, 35, 51, 55.

Medikation – Auswahl
Um eine Cluster-Attacke zu kupieren, ist die Inhalation von Sauerstoff Mittel der ersten Wahl. Ohne Nebenwirkungen fürchten zu müssen, atmet der Patient über eine Gesichtsmaske bis zu 15 Minuten lang 100prozentigen Sauerstoff (7 Liter pro Minute) ein.
o Lithiumcarbonat
o Supplevit Magnum (Magnesium und Vitamin E, Kapseln)
o Kavaform N (Kapseln)
o intranasale Applikation von 4prozentiger Lidocain-Lösung (ist ein Lokalanästhetikum)
o Ergotamin Medihaler.

Couvade-Syndrom

Das Couvade-Syndrom hat seinen Namen vom französischen »couver«, zu deutsch »brüten«. Beim Couvade-Syndrom handelt es sich um ein psychogenes Krankheitsbild beim Übergang zur Vaterschaft, das weit häufiger vorkommt, als man es sich vorstellt. Wer ahnt auch, daß die Schwangerschaft der Ehefrau sich dahinter verbirgt, wenn ein junger Mann über Zahn-, Leib- oder Kopfschmerzen klagt? So werden dann unnötige Arzneien rezeptiert und kostspielige diagnostische Maßnahmen eingeleitet, die natürlich ergebnislos bleiben.

Beim Couvade-Syndrom kommt es zu nervösen Beschwerden im Bauchraum, von Gastritis bis zur Kolik, von Erbrechen bis zu Diarrhöe. Appetitmangel oder Heißhunger lösen einander ab. Viele Symptome, wie Nasenbluten, Juckreiz, Wadenkrämpfe, Tremor, Hautausschläge bis zur Erstmanifestation eines Asthmas, treten auf. Außerdem zeigen Couvade-Väter meist auch psychische Auffälligkeiten, insbesondere Angst, Depressionen, Konzentrations-, Schlaf- und Vitalstörungen. Manche neigen zu extremer Hypochondrie (eingebildeter Krankheit), zu Panikattacken, werden von Zwangsimpulsen umhergetrieben oder von wahnhaften Depressionen heimgesucht.

Wer ist gefährdet? Ein Couvade-Syndrom kommt vorwiegend bei jüngeren Vätern mit unselbständiger und hypochondrischer Persönlichkeitsstruktur vor. Mögliche psychosoziale Stressoren sind unter anderem Kompetenzdefizite: die Angst, der Rolle des Familienvaters nicht gewachsen zu sein.

Doch Männer mit Couvade-Syndrom haben meist gute Aussicht auf Heilung. Ziel einer Behandlung ist es, den Vätern ihre Symptome als Ausdruck der emotionalen Beteiligung an der Geburt ihres Kindes zu verdeutlichen.

Behandlungsbeispiel mit Magnettherapie
Magnetfolie tagsüber auf den Plexus solaris applizieren.

Ergänzende Maßnahmen
o Trinkkur mit magnetisiertem Wasser (Zweipolwasser)
o autogenes Training
o Gesprächstherapie.

Homöopathie
Argentum nitricum D 12, Magnesium carbonicum D 6 und Kalium phosphoricum D 6 (4mal 8 Globuli täglich), im dreitägigen Wechsel.

Hinweise für den Arzt/Heilpraktiker

Akupunktur-Therapievorschlag
Le 2, M 20, M 21, M 23, N 16, N 17, N 18, G 24, LG 23,
KG 6, KG 10, Ohr-Punkte: 29, 51, 87, 100.

Medikation – Auswahl
o Supplevit Magnum (Magnesium und Vitamin E, Kapseln)
o Valverde-Entspannungsdragees
o Kavaform N (Kapseln)
o Zinkglukonat (Tabletten, 8,5 Milligramm).

Crohn-Krankheit siehe
Entzündliche Darmkrankheit

Depressionen

Als wesentliche funktionelle Ursache von Depressionen werden heute Störungen im neuroendokrinen System vermutet. Man hat festgestellt, daß bei sechzig bis achtzig Prozent stationär behandelter depressiver Patienten die limbisch-hypothalamisch-hypophysäre Nebennierenrindenachse (LHPA) gestört ist. Dieses Regelsystem mit seinen Schlüsselhormonen CRH (Kortikotropin freisetzendes Hormon), ACTH (adrenokortikotropes Hormon) und Kortisol gilt als wichtigstes Rückkopplungssystem bei der Streßadaption. Ergebnisse moderner neuroendokriner Funktionstests sprechen dafür, daß bei depressiven Menschen aufgrund eines gestörten LHPA-Systems das Schlüsselhormon CRH vermehrt beeinträchtigt wird.

An die Möglichkeit einer Depression überhaupt zu denken, ist schon der halbe Weg zur richtigen Diagnose. Depressive Patienten klagen beim Arztbesuch meist nicht von sich aus über eine getrübte Stimmungslage, sondern äußern primär körperliche Beschwerden. Häufig werden sie dann mit Schmerzmitteln oder Benzodiazepinen und dergleichen versorgt, statt eine adäquate Diagnostik und Therapie der Depression zu erfahren. Die Folge ist: Etwa sechzig Prozent der Patienten mit nicht erkannter Depression suchen öfter als sechsmal im Jahr einen Arzt auf und werden sogar ins Krankenhaus eingewiesen, falls die Suche nach körperlichen Ursachen erfolglos bleibt. Erhärtet sich der Verdacht auf eine Depression, so muß möglichst zusammen mit den Angehörigen des Patienten eine Eigen- und Familienanamnese erhoben werden, um eventuelle auslösende Faktoren, die Symptomatik in der Vergangenheit, die Medikamenteneinnahme und so weiter zu eruieren. Auch organische Ursachen, wie Hirntumor, Parkinson-Krankheit und die Unterfunktion der Schilddrüse (Hypothyreose) müssen ausgeschlossen werden.

Behandlungsbeispiel mit Magnettherapie
Magnetfeld-Methode, Abbildung 13, 2mal täglich etwa 15 Minuten. Tagsüber einen Dauermagneten (von etwa 0,025 Tesla = 250 Gauß Feldstärke) mit der Südpolseite (–) zur Haut auf dem Brustbein (Sternum) tragen.

Ergänzende Maßnahmen
o Trinkkur mit magnetisiertem Wasser (Zweipolwasser) oder Milch (4 Deziliter)
o körperliche Aktivität und sportliche Betätigung wirken wie ein Tranquilizer
o aerobes Training, Jogging
o Lichttherapie, kurze Sonnenbäder.

Homöopathie
Acidum phosphoricum D 4, Ignatia D 30 und Kalium phosphoricum D 6 im dreitägigen Wechsel (2mal 8 Globuli täglich), und Natrium muriaticum D 200 (2mal 8 Globuli) am siebten Tag.

Hinweise für den Arzt/Heilpraktiker

Akupunktur-Therapievorschlag
Le 2, M 23, M 24, MP 1, Dü 5, Dü 7, LG 23, LG 26, KG 6,
Ohr-Punkte: 29, 51.

Medikation – Auswahl
o Esbericum
o Lithium
o Deroxat (1mal täglich 20 Milligramm morgens).

Durchblutungsstörungen

Ich habe die Lebensenergie als ein in stetigem Fluß befindliches »Panta rhei« – Alles fließt – definiert. Jede Unterbrechung oder Verschlechterung dieses flukturierenden und oszillierenden Fließgleichgewichts ist lebensfeindlich. Insofern hat die Diagnose »Durchblutungsstörung« eben nicht nur mit Enge und Weite zu tun, sondern auch mit der Eigenschaft dessen, das da fließt, und mit den Grundvoraussetzungen, die für Enge und Weite sowie für die Fließqualität sorgen.

Vieles, das den Namen »Durchblutungsstörung« trägt, ist längst über dieses Stadium hinaus und in eine übergreifende Durchblutungsstörung übergegangen. Jede Krankheit beginnt letztlich mit einer Störung der Durchflutung des Gewebes. Keine Krankheit kann geheilt werden, wenn nicht eine ausreichende Durchflutung des erkrankten Gewebes erreicht wird. Deshalb betreffen Durchblutungsstörungen nicht immer nur die Peripherie von Kopf, Händen und Füßen. Sie verweisen auf Energiestörungen lebenswichtiger Organe und bewirken in ihrem Verlauf schwere Schädigungen und degenerative Erscheinungen, die letztlich in sogenannte »chronische« Erkrankungen einmünden.

Betrachtet man das Angebot an »durchblutungsfördern-den« Maßnahmen oder Medikamenten, so entdeckt man sowohl im schulmedizinischen als auch im naturheilkundlichen Bereich die Vorstellung, daß Medikamente meist nach einem »Klempnerdenken« eingesetzt werden:»Was zu eng ist, muß erweitert werden.« Auch die psychische Grundbefindlichkeit wird viel zu selten in die Diagnose und Therapie miteinbezogen, ist doch Mangeldurchblutung nicht selten ein Ausdruck einer introvertierten Grundhaltung.

Behandlungsbeispiel mit Magnettherapie
Methode 1 (bei Claudicatio intermittens), Abbildung 9, oder Methode 2, Abbildung 10, 1mal täglich 20 Minuten ausführen. In Kombination mit der Technik des Durchflutens hat sich die Magnettherapie bewährt, indem man um ungenügend durchblutete Gelenke Biomagnete klebt oder auf schlecht durchflutete Körperteile (Segmente) Magnetfolien appliziert.

Ergänzende Maßnahmen
o Trinkkur mit magnetisiertem Wasser (Zweipolwasser)
o vierwöchiges Eiweißfasten
o Wassertreten (nach KNEIPP) oder Wechselgüsse
o Jogging, Bewegungstherapie, Atemtherapie
o Reflexzonenmassage.

Homöopathie
Arnica D 4, Ginkgo biloba D 2 und Secale cornutum D 4 (4mal 8 Globuli) im dreitägigen Wechsel.

Hinweise für den Arzt/Heilpraktiker

Akupunktur-Therapievorschlag
Le 2, Di 4, M 36, MP 16, H 9, N 7, 3E 9, LG 23, KG 6, Ohr-Punkte: 13, 22, 51, 100.

Medikation – Auswahl
o Valverde-Vitaldragees
o Wobenzym N (Dragees)
o in Kombination: Mucokehl – Homöopathisches Arzneimittel D 5 (Tabletten) und Nigersan – Homöopathisches
  Arzneimittel D 5 (Tabletten)

Entzündliche Darmkrankheit (Crohn-Krankheit)

Wenn ein Kind längere Zeit über Bauchschmerzen klagt und weder wachsen noch zunehmen mag, dann sollte man immer an eine Crohn-Krankheit denken! Nach wie vor vergehen im Schnitt zwei bis drei Jahre bis zur Diagnose dieser chronisch entzündlichen Darmerkrankung, und das, obwohl die »Warnsymptome« Bauchweh, Durchfall und Gewichtsverlust meist schon wesentlich früher bestehen.

Immer mehr Kinder und Jugendliche leiden unter dieser Erkrankung. Ein Anstieg der kindlichen Morbus-Crohn-Fälle ist schon ab dem vierten Lebensjahr zu verzeichnen. Diese Form der entzündlichen Darmerkrankung, die durch psychische Streßbelastungen ausgelöst wird, macht auch bei Kindern zunächst durch unspezifische Allgemeinsymptome auf sich aufmerksam. Dazu zählen, wie bei Erwachsenen, ein oft massiver Gewichtsverlust, bedingt durch Anorexie, chronische Bauchschmerzen und Diarrhöe. Bei Kindern sollte schon ein Gewichtsstillstand über längere Zeit den Verdacht auf die Crohn-Krankheit lenken. Viele Kinder bleiben auch im Wachstum zurück. Zusätzlich besteht häufig eine Eisenmangelanämie, die Blutsenkung ist leicht erhöht. Zwischen dreißig und vierzig Prozent der Kinder zeigen Veränderungen im Analbereich, wie Mariske (Analhautfalten), tiefere Fissuren oder ein chronisches Analekzem. Gerade weil derartige Zeichen auch bei vielen anderen Erkrankungen auftreten, wird ein beginnender Morbus Crohn häufig lange Zeit übersehen oder fälschlich als konstitutionelle Entwicklungsverzögerung eingeordnet.

Behandlungsbeispiel mit Magnettherapie
Mit der Nordpolseite (+) eines Dauermagneten (von etwa 0,025 Tesla = 250 Gauß Feldstärke) 2mal täglich die Bauchdecke kreisförmig behandeln. Die Anwendungsdauer beträgt etwa 15 Minuten. Tagsüber wird Magnetfolie auf den Plexus solaris appliziert.

Ergänzende Maßnahmen
o Trinkkur mit magnetisiertem Wasser (Nordpolwasser)
o abgekochtes Reiswasser trinken (2 Deziliter)
o basenreiche Ernährung.

Homöopathie
Echinacea D 2, Argentum nitricum D 12 und Ferrum phosphoricum D 12 im dreitägigen Wechsel (2mal 8 Globuli).

Hinweise für den Arzt/Heilpraktiker

Medikation – Auswahl
o Wobenzym N (Granulat)
o Symbioflor 2 (Tropfen)
o Latensin (Kapseln)
o Rebas D 4 (Kapseln)
o Mucokehl – Homöopathisches Arzneimittel D 3 (Suppositorien, morgens)
o Nigersan – Homöopathisches Arzneimittel D 3 (Suppositorien, abends).

Falten
siehe Gesichtsfalten

Fibrose
siehe Zystische Fibrose

Frigidität
siehe Störungen der sexuellen Liebes-
fähigkeit

Gallenbeschwerden
(Cholezystopathie)

Die meisten Menschen bleiben über lange Zeit, häufig ein Leben lang, ohne Gallenbeschwerden. Gallensteine können den
Ductus cysticus mit oder ohne Verschlußsymptomatik passieren. Ein vorübergehender Verschluß führt zu kolikartigen
Schmerzen, während ein anhaltender Verschluß meist eine
Gallenblasenentzündung (Cholezystitis) verursacht. Als besonders intensiv empfundener Schmerz im Bauchraum wird
die Gallenkolik gefürchtet, die durch Drucksteigerung in der
Gallenblase entsteht. Die Kolik, die durch Ärger und Aufre-
gung, ebenso durch üppige, fettreiche Speisen ausgelöst wird,
beginnt meist mit einem Völlegefühl, das im rechten Oberbauch eine Spannung hervorruft und einen krampfartigen
Schmerz verursacht, der von Übelkeit begleitet wird. Als Erste-Hilfe-Maßnahme hat sich die Magnettherapie bewährt.
Durch zusätzliche feuchtwarme Umschläge wird eine rasche
krampf- und schmerzlindernde Wirkung erzielt. Bei wiederholten Koliken ist eine röntgenologische Untersuchung auf
Gallensteine unbedingt erforderlich.

Behandlungsbeispiel mit Magnettherapie
o Abbildung 22.
Methode 3, Abbildung 11, einmal täglich etwa 30 Minuten
lang anwenden. Tagsüber unter dem rechten Rippenbogen
eine Magnetfolie tragen.
Die Anwendung hat sich auch bei Narbenschmerzen und
bei postoperativen Schmerzen am Narbengewebe hervorragend bewährt.
Bei kolikartigen Schmerzen kann man zwei Dauermagnete
(von etwa 0,025 Tesla = 250 Gauß Feldstärke) mit der Südpolseite (–) zur Haut ober- und unterhalb des Rippenbogens
applizieren, um so den Gallenabfluß zu fördern. Feuchtwarme Umschläge oder eine Wärmeflasche über der Magnetapplikation führen zudem zu einer raschen Krampflösung
und Linderung.

Ergänzende Maßnahmen
o Trinkkur mit magnetisiertem Wasser (Zweipolwasser)
o Leber- und Gallentee
o fettarme Ernährung, kein Schweinefleisch, kein blähendes
  Gemüse
o Schwedenbitter mit Kampfer (4mal täglich 30 Tropfen)
  eine halbe Stunde vor dem Essen.
o Reduktionsdiät
o Ärger und psychischen Streß abbauen beziehungsweise
  meiden
o Gesprächstherapie bei seelischen Problemen.

Homöopathie
Krampflösend Colocynthis D 4 und Magnesium phosphori-
cum D 6 im zweitägigen Wechsel (4mal 8 Globuli). Bei chro-
nischer Erkrankung: Pulsatilla D 6, Carduus marianus D 3,
Flor de Piedra D 6, Chamomilla D 4, Chelidonium D 3 und
Lycopodium D 12 im sechstägigen Wechsel (3mal 8 Globuli).
Danach einen Tag pausieren und die Kur in diesem Rhyth-
mus fortsetzen.

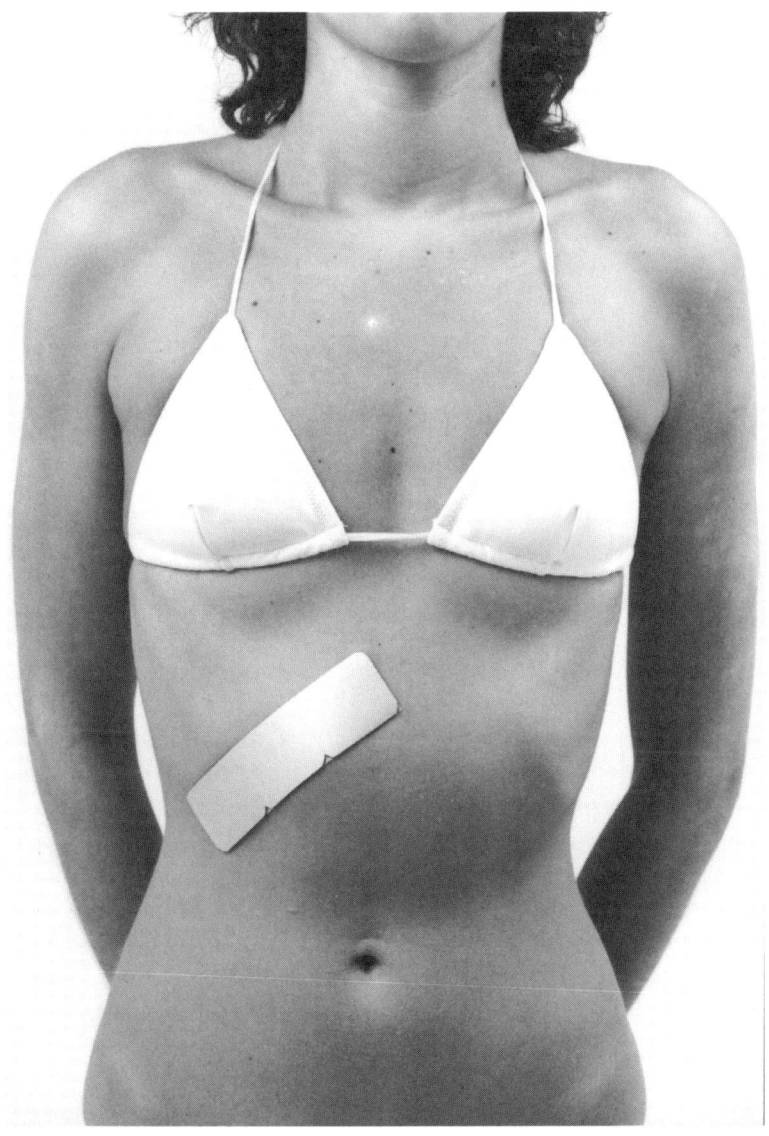

Abbildung 22

Hinweise für den Arzt/Heilpraktiker

Akupunktur-Therapievorschlag
Le 13, Di 9, M 21, M 23, M 36, G 34, KG 15, Ohr-Punkte: 29, 51, 55, 89, 91, 96, 97.

Medikation – Auswahl
o Cholhepan N (Dragees)
o Gillazym plus (Tabletten)
o Buscopan (Dragees, Suppositorien oder Ampullen)
o Ursochol (Tabletten)
o Sanasi (Granulat)
o Neuraltherapie: Mischinjektion aus Procainum chloratum, 1 Prozent, und Papaverin, 4 Prozent.

Gehirnstörungen

Durch Unfälle erleiden jedes Jahr mehrere tausend Menschen eine Hirnverletzung. In vielen Fällen handelt es sich um Kinder, um junge Menschen, die in ihren Möglichkeiten eingeschränkt bleiben, wenn nicht rechtzeitig eine Magnettherapie erfolgt. Alle brauchen von der ersten Minute des Geschehens an fachgerechte Hilfe, um Schädigungen zu mildern, Fähigkeiten zu erhalten oder wiederzugewinnen. Eine organische Funktionsstörung des Gehirns ist entweder herdförmig oder global-diffus verteilt. Die meisten fokalen, also von einem infektiösen Krankheitsherd ausgehenden Störungen sind durch strukturelle Veränderungen, wie raumfordernde Prozesse, Traumen, Mißbildungen oder Narbenbildungen verursacht. Die Hirnrinde enthält verhältnismäßig kleine primäre sensorische und motorische Areale. Diese Regionen empfangen direkte Informationen von peripheren Rezeptoren beziehungsweise übertragen motorische Signale. Die übrigen Anteile der Hirnrinde bestehen aus Regionen des Assoziationskortex und aus Zonen des limbischen Systems. Gemeinsam integrieren sie Sinneswahrnehmungen mit Instinktverhalten und erworbenen Gedächtnisinhalten, um so Denken und Lernen sowie deren Ausdrucksformen zu schaffen.

Die Frontallappen beeinflussen zwei prinzipielle Verhaltensfunktionen: erlerntes motorisches Verhalten sowie Planen und Gestalten von Ausdrucksverhalten. Personen mit umfangreichen Ausfällen an der Basis des Frontallappens sind apathisch, achten nicht auf Reize, sind gleichgültig gegenüber den Folgen ihrer Handlungen und manchmal inkontinent.

Die Scheitellappen integrieren somatosensible Informationen, damit Form, Struktur und Gewicht von Gegenständen erkannt und erinnert werden können. Die linke dominante Hemisphäre ermöglicht das Mathematikverständnis und verknüpft Rechenfunktionen eng mit der Spracherkennung und dem Erinnerungsvermögen für Worte. Größere Ausfälle im unteren Bereich des Scheitellappens der dominanten Hemisphäre gehen üblicherweise mit einer Einschränkung oder dem Verlust der Sprachfunktion (Aphasie) einher.

Der nichtdominante rechte Scheitellappen enthält die Hauptmechanismen, welche die dreidimensionale Selbsterkennung und die Orientierung im äußeren Raum ermöglichen. Bereits geringe Schädigungen dieser Zone können zur Unfähigkeit, zweckgerichtet zu handeln (zur Apraxie), führen und gelegentlich Störungen der Rechts-links-Orientierung sowie Schreibstörungen verursachen.

Visuelles Erkennungsvermögen, auditorische Wahrnehmung, Gedächtnis und Emotionen hängen in kritischer Weise von den Strukturen des Temporallappens ab. Verletzungen des Temporallappens beeinträchtigen die Sprachbildung erheblich. Patienten mit Krampfherden in den emotional orientierten Zonen des Temporallappens zeigen gewöhnlich anfallsweise unkontrollierbare Gefühlsausbrüche, verbunden mit Störungen im Bereich autonomvegetativer, kognitiver oder emotionaler Funktionen.

Im Gegensatz zu den Unfallschäden beruhen die meisten

cerebralen Funktionsstörungen auf metabolisch-biochemischen Veränderungen (etwa durch Alkoholismus, Drogenmißbrauch, Elektrosmog, Intoxikation), auf disseminierten (verstreuten) strukturellen Schäden (Alzheimer), auf diffusen Entzündungs- oder Gefäßprozessen oder auf Karzinomatosen. Dabei können fokal beginnende Krankheiten ähnliche Sekundärsymptome verursachen, wenn sie sich ausbreiten und die entsprechenden subkortikalen Mechanismen erfassen.

Behandlungsbeispiel mit Magnettherapie
o Abbildung 23.
Die abgebildeten Therapieareale zu behandeln, hat sich bei verschiedensten Krankheiten und cerebralen Störungen bewährt. Auf diese Zentren wirkt die Heilkraft des Magneten als fortleitender Energiestoß und -reiz, dadurch wird eine Aktivierung der einzelnen inaktiven Zentren ausgelöst.
Zur Anwendung kommt ein Dauermagnet (von etwa 0,025 Tesla = 250 Gauß Feldstärke), die linke Kopfhälfte wird mit der Nordpolseite (+) und die rechte Kopfhälfte mit der Südpolseite (–) behandelt. Bewährt haben sich ruhige, gleichförmige Kreisbewegungen mit dem Dauermagneten, pro Behandlung zirka 5 bis 15 Minuten lang, die je nach Reaktionslage täglich verkürzt oder wiederholt werden kann. Besonders bei streng einseitigen Beschwerdebildern, wie zum Beispiel bei einem Gehirnschlag, hat sich zusätzlich die Technik des Durchflutens (Methoden 3 und 4) bewährt, wie ich es auf Seite 93 beschrieben habe.
Bei einem Gehirntumor erfolgt die Behandlung nur mit der Nordpolseite (+) eines Dauermagneten auf dem Tumorareal, eine ärztliche Kontrolle ist dabei aber unerläßlich.

Ergänzende Maßnahmen
o Trinkkur mit magnetisiertem Wasser (Zweipolwasser) oder entsprechend der Lateralität (+) beziehungsweise (–)
o Nacken- und Schultermassagen
o Wassertreten (nach KNEIPP).

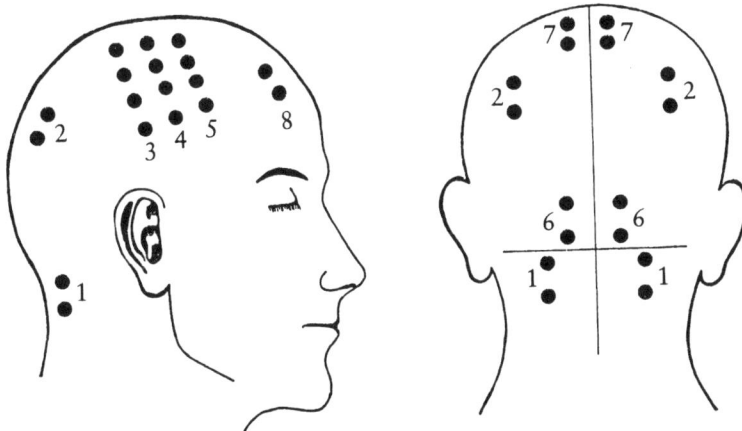

Abbildung 23

Therapieareale für Magnettherapie
1 bei Gleichgewichtsstörungen/Atemstörungen
2 bei Sprachstörungen/Erinnerungsvermögen
3 bei schmerzhaften Erkrankungen der Extremitäten
4 bei Lähmungskrankheiten
5 bei Tremor, Chorea (Veitstanz), Athetose (krampfartigen Bewegungen), Parkison-Syndrom, Apoplexia (Schlaganfall)
6 bei visuellen Störungen
7 bei sensorischen Störungen
8 bei Verhaltensstörungen

Homöopathie
Acidum phosphoricum D 12, Ginkgo biloba D 2, Zincum metallicum D 12, Kalium phosphoricum D 4 und Stannum D 12, im fünftägigen Wechsel (2mal täglich 4 Globuli), danach 2 Tage pausieren und die Einnahme in diesem Intervall fortsetzen. In Ergänzung 1mal monatlich Aurum C 200, 8 Globuli, am zweiten intervallfreien Tag, danach eine Woche pausieren und wieder von vorne beginnen.
    Bei Gehirntumor Thuja occidentalis D 4, Lachesis D 12,

Sulfur D 12, Kalium phosphoricum D 4 im viertägigen Wechsel (2mal 8 Globuli), am fünften Tag pausieren, am sechsten Tag Carbo vegetalis D 30 (2mal 8 Globuli), am siebten Tag pausieren und danach das Therapieschema wiederholen.

Hinweise für den Arzt/Heilpraktiker

Akupunktur-Therapievorschlag
Le 9, M 36, M 42, MP 6, H 5, Dü 7, Dü 16, B 5, B 10, B 31, B 38, N 9, KS 8, 3E 5, 3E 15, G 8, G 10, G 20, LG 13, LG 19, KG 15, Ohr-Punkte: 29, 35, 37, 51, 55.

Medikation – Auswahl
o Cogitan N (Tabletten)
o Cefavora (Tropfen)
o Ginkovit (Kapseln)
o Gluti-Agil mono (Dragees)
o Tonoglutal (Dragees)
o Zinkglukonat (Tabletten, 8,5 Milligramm)
o L-Glutathione (100 Milligramm pro Tag)
o Bio-Logos (Trinkampullen)
o Kavaform N (Kapseln)
o Petadolex-Kapseln
o Trental (Dragees)
Bei Gehirntumor
o Recancostat (Tabletten)
o Horvi C 33 und Horvi C 300 Injektion
o Iscador (Injektionslösung)
o Magnesiumorotat (Tabletten)
o Selen-Tabletten
o Oxitex (Kapseln)
o Gelum-Tropfen.

Gehörschwierigkeiten (Tinnitus)

Die Innenohr-Schwerhörigkeit ist in den meisten Fällen altersbedingt. Das Innenohr mit den feinen Nervenfasern des Hörnervs fällt durch eine »Verkalkung« einer degenerativen Schrumpfung anheim, die graduell verschieden ist. Je nachdem, wie sich die Gefäßverkalkung entwickelt hat, treten zugleich Gehörschwierigkeiten in unterschiedlicher Stärke auf. Das Nachlassen der Hörfähigkeit ist in der Regel doppelseitig und betrifft zuerst die hohen Töne. Hierbei handelt es sich um eine Schallempfindungs-Schwerhörigkeit, bei der sich zugleich ein lästiges Ohrensausen bemerkbar macht. Der Tinnitus kann rauschenden, summenden, klingenden, pfeifenden oder zischenden Klangcharakter haben oder auch aus komplexeren Geräuschen zusammengesetzt sein, die sich im zeitlichen Ablauf ändern. Ein Ohrgeräusch kann nahezu alle Erkrankungen als Symptom begleiten; hierzu zählen unter anderem Arteriosklerose, Otitis media (Mittelohrentzündung), Otosklerose, Tubenbelüftungsstörungen, Morbus Menière, Herz-Kreislauf-Erkrankungen, Nierenerkrankungen, cerebrale Durchblutungsstörungen, das HWS-Syndrom, Schleudertrauma, Schilddrüsenunterfunktion. Besonders bei Jugendlichen sind die Ohrgeräusche aufgrund übermäßig lauten Musikhörens (in Diskotheken, Pop-Konzerten und mit dem Walkman) weit verbreitet. Auch können ototoxische Substanzen, wie Schwermetalle, Alkohol, Nikotin, Stoffe in Drogen und Diuretika, das Gehör beeinträchtigen. Die Ohrgeräusche können vorübergehend auftreten, anhaltend oder pulsierend synchron mit dem Herzschlag sein. In der Regel geht der Tinnitus mit einem Hörverlust einher, wenn nicht rechtzeitig eine Magnettherapie erfolgt.

Behandlungsbeispiel mit Magnettherapie
o Abbildung 24.

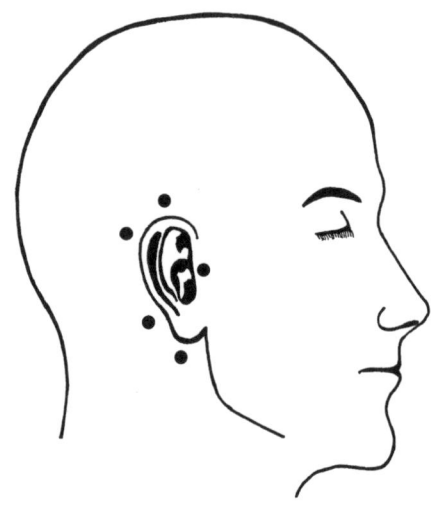

Abbildung 24

Vier Biomagnete werden hinter das Ohr geklebt, wobei der erste
Magnet direkt in der Mulde hinter dem Ohrläppchen (3E 17) befestigt wird. Der letzte Punkt (G 3) befindet sich an der Außenseite vor dem Gehöreingang, am oberen Rand des Arcus zygo-
maticus.

Medikation – Auswahl
o Supplevit Magnum (Magnesium und Vitamin E, Kapseln)
o Mucokehl – Homöopathisches Heilmittel D 5 (Tabletten)
o Nigersan – Homöopathisches Heilmittel D 5 (Tabletten)
o Stugeron forte (Kapseln)
o Sibelium (Kapseln)
o Neuraltherapie: Mischinjektion mit Procainum chloratum,
   1 Prozent, und Vitamin B$_{12}$, in den Processus mastoideus.

Ergänzende Maßnahmen
o Trinkkur mit magnetisiertem Wasser (Zweipolwasser)
o Hals- und Nackenmassagen

o kein Kaffee, Tee, Alkohol oder Nikotin, einen Monat lang
o Vitamin E (Kapseln, 400 I. E., 1 Kapsel täglich)
o Betacaroten (Kapseln, 15 Milligramm, 1 Kapsel täglich)
o Magnesiumorotat Tabletten »Burgerstein« (1 Tablette täglich)
o Selen-Tabletten (Symbiostad; 1 Tablette täglich)
o L-Glutathione (Kapseln, 100 Milligramm, 1 Kapsel täglich)
o Wirbelsäule mit tactu-nerval (Frischdrüsensalbe) einstreichen
o Sauerstoffinhalationen.

Homöopathie
China D 4 und Chininum sulfuricum D 4 3mal 8 Globuli im zweitägigen Wechsel, und 1mal monatlich Aurum metallicum C 10 000 8 Globuli.

Hinweise für den Arzt/Heilpraktiker

Akupunktur-Therapievorschlag
Di 5, M 2, Dü 5, Dü 16, Dü 19, B 23, KS 9, 3E 3, 3E 5, 3E 17, 3E 18, 3E 19, 3E 20, G 3, Ohr-Punkte: 9, 29, 51, 95.

Gesichtsfalten

Fältchen verleihen dem Antlitz Leben und Ausdruck; darum sollte sie niemand fürchten. Nur die tiefen Furchen und Gesichtsfalten, die KURT TUCHOLSKY die »Schützengräben des Lebens« nannte, müssen nicht sein. Es ist immer wieder verblüffend, daß die Magnettherapie auch bei der Gesichtsverjüngung – dem »face lifting« – sichtbare Erfolge erzielt, die früher nur den Schönheitschirurgen mit dem Skalpell möglich waren. Durch die tägliche Anwendung wird die Gesichtshautdurchblutung wesentlich verbessert. Die Furchen, Tränensäcke, Krähenfüße und Hautunreinheiten verschwinden nach und nach, und die Gesichtshaut erhält eine jugendliche Frische.

Behandlungsbeispiel mit Magnettherapie

Streichen Sie jeden Tag, nachdem Sie die Gesichtshaut gründlich gereinigt haben, mit der Südpolseite (–) eines Dauermagneten (von etwa 0,025 Tesla = 250 Gauß Feldstärke) von der Gesichtsmitte aus in Richtung Ohr, 15 Minuten lang, von der Stirnmitte zum Ohr abwärts, vom Kinn zum Ohr hinauf.

Ergänzende Maßnahmen

o Trinkkur mit magnetisierter Milch (4 Deziliter)
o Vitamin E (Kapseln, 400 I. E., 1 Kapsel täglich)
o Betacaroten (15 Milligramm, 1 Kapsel täglich)
o Sprechübungen: mehrmals täglich laut und langsam die Vokale a, i, o, u sprechen.

Homöopathie

o Hepar sulfuris D 6 (4mal 8 Globuli) täglich, und 1mal monatlich Sepia D 30 (8 Globuli).

Grüner Star (Glaukom)

Auftreten von heftigen, plötzlichen Schmerzen im Bereich eines Auges mit Sehstörungen und Erbrechen sichert den Befund eines Glaukoms. Eine sofortige ärztliche Behandlung beim Augenarzt ist in diesem Fall unbedingt angezeigt. Denn ein erhöhter Augendruck kann zu einer Sehnervenschädigung führen. Normalerweise liegt der Augeninnendruck bei etwa einem Viertel des Wertes, den er bei Glaukomkranken erreichen kann (der mittlere Normwert beträgt 2,0 bis 2,1 Kilopascal = 15 Millimeter Quecksilber). Diese Druckerhöhung entsteht durch eine Fehlregulation des vegetativen und zentralen Nervensystems – das Kammerwasser kann nur schwer abfließen. Die Magnettherapie vermag eine medikamentöse Behandlung zu unterstützen.

Behandlungsbeispiel mit Magnettherapie

Zwei leichte Dauermagnete (von etwa 0,015 Tesla = 150 Gauß Feldstärke) werden mit der Nordpolseite (+) auf die geschlossenen Augenlider gelegt, eventuell nur auf das erkrankte Auge. Die Behandlung sollte 3mal täglich 15 Minuten lang erfolgen (die augenärztliche Kontrolle ist notwendig).
Bewährt hat es sich auch, zusätzlich am Ende der Augenbrauen zwei Biomagnete zu applizieren. Deren alleinige Anwendung kann auch während des Schlafs erfolgen.

Ergänzende Maßnahmen

o Trinkkur mit magnetisiertem Wasser (Nordpolwasser)
o Augen mit Nordpolwasser waschen
o Nacken- und Schultermassagen
o autogenes Training
o Meditation
o eventuell Fastenkur.

Homöopathie

Im Anfall Aconitum D 30 (1mal 8 Globuli täglich), in der Folge Ruta D 6 (3mal 8 Globuli täglich). Für eine Langzeittherapie ist Cannabis D 4 (3mal 8 Globuli täglich) geeignet.

Hinweise für den Arzt/Heilpraktiker

Akupunktur-Therapievorschlag

L 3, Di 4, M 1, M 36, B 1, N 7, 3E 16, G 14, G 20, Ohr-Punkte: 8, 29, 51, 55, 83, 87, 95, 100.

Medikation – Auswahl

o Mucokehl – Homöopathisches Arzneimittel D 5 (Augentropfen)

o Mucokehl – Homöopathisches Arzneimittel D 4 (Kapseln)
o P. V. Carpine-Augentropfen
o Ripix-Augentropfen
o Timoptic-Augentropfen
o zur Substitution: Supplevit-Magnum (Magnesium und Vitamin E, Kapseln)
o Kavaform N (Kapseln).

Hämangiome siehe Kindliche Hämangiome

Hämorrhoiden

Bei einer Blutung im Mastdarmbereich sollte man immer an Hämorrhoiden denken, sofern andere, noch schwerwiegendere Möglichkeiten ausgeschlossen worden sind. Begünstigt durch eine sitzende Tätigkeit, ebenso durch eine einseitige, an tierischen Eiweißen zu reiche Kost und durch Verstopfungen entstehen knotenförmige Erweiterungen (Hämorrhoiden) der Blutgefäße des Mastdarms, die einen Juckreiz und ein Fremdkörpergefühl hervorrufen. Wegen ihrer erhöhten Entzündungsneigung können die Hämorrhoiden leicht bluten, teils innerhalb des Afters, teils außerhalb am Afterring. Dadurch wird die regelmäßige Stuhlentleerung erheblich erschwert. Symptome bei inneren Hämorrhoiden sind Schleimabgang und ein Gefühl der unvollständigen Entleerung, bei äußeren Hämorrhoiden die Schwierigkeit, die Analregion zu reinigen.

Behandlungsbeispiel mit Magnettherapie
o Abbildung 25.
Methode 1, Abbildung 9, 1mal täglich 15 Minuten durchführen. Tagsüber im Lumbosakralbereich eine Magnetfolie

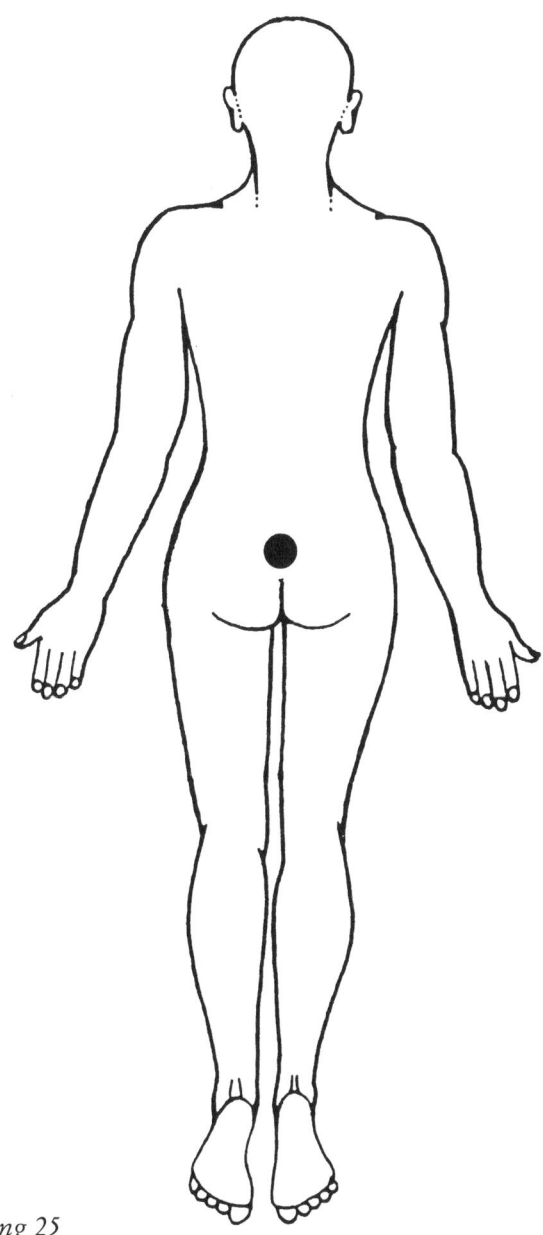

Abbildung 25

tragen oder im akuten Fall einen Dauermagneten (von etwa
0,025 Tesla = 250 Gauß Feldstärke) mit der Nordpolseite (+)
zur Haut applizieren. Da die Magnetkraft auf den Liquor
cerebrospinalis (Hirn-Rückenmarks-Flüssigkeit) einwirkt,
kann diese Anwendung einen Energieschub auslösen und zu
einer leichten motorischen Unruhe oder zu einer gesteigerten
Aktivität führen. In diesem Fall sollte die Anwendung des
Dauermagneten auf einige Stunden beschränkt werden, um
ebenso Schlafstörungen zu vermeiden.

Ergänzende Maßnahmen
o Trinkkur mit magnetisiertem Wasser (Nordpolwasser)
o Rückengymnastik (Rückenschaukel)
o Reduktionsdiät
o bei Hämorrhoidalblutungen empfehle ich die Kräuter-
   mischung: Hirtentäschel, 30 Gramm, Schafgarbe, 20 Gramm,
   Zinnkraut, 20 Gramm, Vogelknöterich, 10 Gramm, Brenn-
   nesselwurzeln, 10 Gramm, und Löwenzahnwurzeln,
   10 Gramm; hiervon 2 gehäufte Teelöffel auf eine Tasse
   Wasser ganz kurz ankochen, 15 Minuten ziehen lassen,
   3 Tassen täglich, mit Bienenhonig gesüßt, trinken
o gleichzeitig fördern Sitzbäder mit Extrakten aus Eichen-
   rinde, Zinnkraut, Roßkastanie oder Kamille den Heilungsprozeß; diese sollten vor dem Schlafengehen genommen
   werden
o längere Spaziergänge im täglichen Stundenplan nicht vergessen.

Homöopathie
Acidum nitricum D 6, Aesculus D 4 und Hamamelis D 3 im
dreitägigen Wechsel (4mal 8 Globuli) einnehmen. Bei Männern zusätzlich 1mal monatlich Nux vomica C 10 000 (1mal
8 Globuli). Bei abdominaler Plethora bei Frauen zusätzlich
1mal monatlich Pulsatilla C 10 000 (1mal 8 Globuli).

Hinweise für den Arzt/Heilpraktiker

Akupunktur-Therapievorschlag
Le 13, B 24, B 31, B 35, B 56, LG 1, LG 6, LG 20, KG 1,
Ohr-Punkte: 29, 38, 40, 55, 91.

Medikation – Auswahl
o Aescorin N Salbe
o Aestileen (Salbe, Suppositorien)
o Haemolan (Salbe, Suppositorien)
o Hämolind (Tabletten)
o Haemocortin-Salbe
o Neuraltherapie: Mischinjektion von Procainum chloratum,
  1 Prozent und Aesculus D 4 (Ampulle), in das erste Foramen sacrale.

Herzrhythmusstörungen (Arrhythmie)

Nach den ernüchternden Ergebnissen der Vergangenheit besteht kein Zweifel, daß zahlreiche Patienten durch eine kaum
gerechtfertigte antiarrhythmische Behandlung zu Schaden gekommen sind. Viele klinisch gebräuchlichen Antiarrhythmika
können die Herzrhythmusstörungen, zu deren Therapie sie
eingesetzt werden, verstärken. Unter Umständen können sie
sogar lebensbedrohliche Arrhythmien hervorrufen. Bekannt
sind diese Nebenwirkungen als »proarrhythmische Effekte«.
Nahezu sämtliche Formen von Herzrhythmusstörungen
können auch beim Gesunden vorkommen und müssen dann
nicht unbedingt mit einem Betablocker behandelt werden.
Bevor man also zu Antiarrhythmika greift, heißt es nach
zusätzlichen Risikofaktoren zu fahnden, zu denen beispielsweise eine eingeschränkte linksventrikuläre Funktion, eine
zusätzlich bestehende organische Herzerkrankung wie die

koronare Herzkrankheit (KHK), eine erweiterte Herzmuskelschwäche oder ein überstandener Herzinfarkt (Myokardinfarkt) zählen. In jedem Fall sollte der Arzt auch auf Störungen des Elektrolythaushalts achten und diese gegebenenfalls beseitigen. Dies gilt für alle Patienten mit Herzrhythmusstörungen – ob diese antiarrhythmisch behandelt werden oder nicht – und besonders für den Patienten mit frischem Infarkt.

Läßt sich der Kaliumspiegel durch die alleinige Gabe von Kalium nicht in den Normbereich anheben, so kann durch eine zusätzliche Magnesiumgabe die Normalisierung erfolgen. Magnesium wird heute bei den verschiedensten Krankheiten gegeben, häufig bei psychovegetativen Syndromen. Daß Magnesium aber auch bei dem akuten Myokardinfarkt mit großem Erfolg eingesetzt werden kann, dürfte nicht allgemein bekannt sein. Des weiteren könnte Magnesium in Verbindung mit Vitamin E die Infarktgröße durch eine Blockade des Kalziumeinstroms in die Herzmuskelzelle und durch einen aggregationshemmenden Effekt auf die Thrombozyten begrenzen. Nicht zuletzt verfügten Magnesium und Coenzym Q 10 über antiarrhythmische Eigenschaften.

Behandlungsbeispiel mit Magnettherapie
Methode 4, Abbildung 12 anwenden.
Auch hat sich die Magnettherapie bewährt, indem man auf die Mitte des Brustbeins (Sternums) tagsüber einen Dauermagneten (von etwa 0,025 Tesla = 250 Gauß Feldstärke) mit der Südpolseite (–) zur Haut appliziert oder eine Magnetfolie verwendet.

Ergänzende Maßnahmen
o Trinkkur mit magnetisiertem Wasser (Zweipolwasser)
o autogenes Training.

Homöopathie
Crataegus D 2, Cactus D 3, Veratrum album D 3 und Kalium carbonicum D 6, im viertägigen Wechsel (4mal 8 Globuli).

Hinweise für den Arzt/Heilpraktiker

Akupunktur-Therapievorschlag
M 36, H 7, H 8, B 15, KS 6, Ohr-Punkt: 100.

Medikation - Auswahl
o Supplevit Magnum (Magnesium und Vitamin E, Kapseln)
o Coenzym Q 10 (Kapseln)
o Plus Kalium retard (Tabletten).

Herz- und Kreislaufschwäche

Gerade das Herz, die Veränderungen am Herzen, das Erscheinungsbild der Krankheitssymptome, ausgelöst durch Herz- oder Kreislauferkrankungen, sind für jeden geschulten Beobachter hippokratischer Prägung von primärem Interesse. Überlege man sich doch, daß ohne eine optimale Funktion des Herzens überhaupt keine optimale Funktion eines anderen Organs möglich ist. In dem Moment, in dem die geringste Störung am Herzen auftritt, manifestieren sich bereits Störungen an anderen Organen. Von nahezu jedem Krankheitsgeschehen aus kann man den Bogen schließen, um wieder zum Herzen zurückzukommen, zu diesem wunderbaren Organ.

Welche Maschine leistet so Gewaltiges wie das Herz? Stößt es doch mit jedem Herzschlag durch die Aorta (Hauptschlagader) etwa 60 bis 80 Kubikzentimeter Blut aus, wobei in einer Minute rund vier Liter Blut im Blutkreislauf bewegt werden. Es wäre ein Rechenexempel: die Arbeit des Herzens in einer Stunde, in einem Tag, in einem Monat, in einem Jahr – in einem Leben. Daß dieser menschliche »Antriebsmotor« in seiner Kraft im Laufe eines langen Lebens nachläßt, an Vitalität verliert, ist verständlich, wenn man sich das mathematische Beispiel bewußt vor Augen führt. Eine Herzinsuffizienz, wie sie im hohen Alter oder bei Personen mit schwacher Konsti-

tution häufig in Erscheinung tritt, entsteht folglich aus dem
Zusammenspiel von Herz, Kreislauf, Körpermuskulatur, Atmung und Psyche.

Zu den Hauptsymptomen zählen Mattigkeit, Völlegefühl
im Hals und im Bauch, geschwollene Knöchel und in fortgeschrittenen Stadien Bauchwassersucht (Aszites), bei einge-
schränkter Leber- und Nierenfunktion. Ein häufiges Syndrom, das viele verschiedene Ursachen haben kann, und dessen Manifestation eine entscheidende Störung widerspiegelt,
ist die Verminderung der myokardinalen Kontraktilität, so
daß die Herzkraft bezogen auf die Bedürfnisse des Körpers
nicht mehr ausreicht, in der Physis eine lebenerhaltende
Tätigkeit zu leisten.

Behandlungsbeispiel mit Magnettherapie
Abbildung 26.
Magnetfeld-Methode, Abbildung 13, 1mal täglich 15 Minuten
anwenden oder im Liegen Methode 2, Abbildung 10, ausführen. Tagsüber einen Dauermagneten (von etwa 0,025 Tesla
= 250 Gauß Feldstärke) mit der Südpolseite (–) zur Haut auf
dem Brustbein tragen und zwei Biomagnete an der distalen
Handgelenkfalte (H 7).

Ergänzende Maßnahmen
o Trinkkur mit magnetisiertem Wasser (Zweipolwasser) oder
  Milch (4 Deziliter)
o Teemischung: morgens als Aufguß 2 Teelöffel Weißdornblüten auf 1 Tasse heißes Wasser, 10 Minuten ziehen lassen,
  dazu 5 Tropfen unverdünnte Arnikatinktur schluckweise
  warm trinken
o am Nachmittag: Schafgarbe und Weißdornblüten zu gleichen Teilen mischen, davon 2 Teelöffel auf 1 Tasse Wasser
  als Aufguß, mit Bienenhonig süßen
o ebenfalls kann man auch nachmittags dem Tee 3 Tropfen
  unverdünnte Arnikatinktur hinzufügen, wenn man die
  Wirkung verstärken möchte

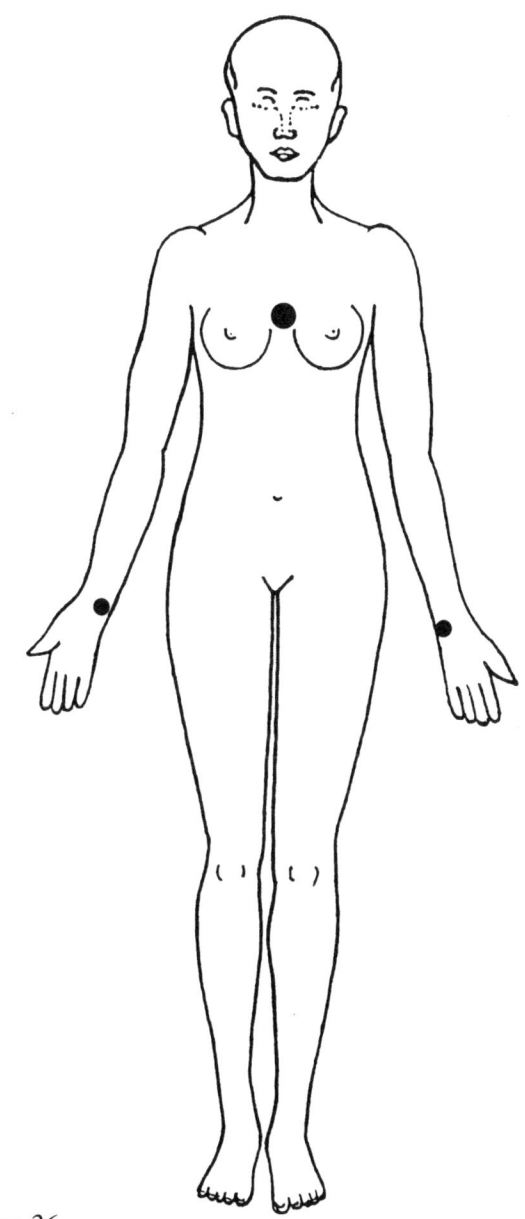

Abbildung 26

o vermehrte Aufnahme von Nahrungsstoffen mit hohem
  Kaliumgehalt (Bananen, Orangen)
o salzlose Diät
o bei Wetterwechsel Ruhephasen einlegen.

Homöopathie
Crataegus D 2 und Kalium carbonicum D 3 im zweitägigen
Wechsel (4mal 8 Globuli täglich).
Ist das Herz erregt, der Puls schwach und tritt Angst auf:
Naja tripudians D 8 (4mal 10 Tropfen täglich). Bei sichtbarem
Herzklopfen, stechendem Schmerz an der Herzspitze, mit
Ausstrahlung in den linken Arm: Spigelia D 3, (4mal 8 Glo-
buli täglich).

Hinweise für den Arzt/Heilpraktiker

Akupunktur-Therapievorschlag
Le 3, M 36, H 1, H 7, H 9, B 20, KS 4, KG 6, Ohr-Punkte: 29,
95, 97, 99, 100.

Medikation – Auswahl
o Spenglersan Kolloid A
o Supplevit Magnum (Magnesium und Vitamin E; Kapseln)
o Habstal-Cor N (flüssige Verdünnung zum Einnehmen)
o Strophactiv (Tropfen)
o Lacoerdin (Dragees)
o Digoxin Sandoz (Tabletten)
o Lanoxin (Tabletten, Ampullen)
o Lanitop (Tabletten, Ampullen)
o Dyrenium (Kapseln, Diuretikum).

Hinterhauptkopfschmerzen

Viele Herd- und Systemerkrankungen können einen Hinterhauptkopfschmerz auslösen. Doch in der Regel sind es Ver-

spannungen der Hals-, Schulter- und Nackenmuskulatur, die durch eine gestörte Blutzirkulation Hinterhauptkopfschmerzen verursachen. Ebenso können diese krampfhaften Beschwerden durch altersbedingte Abnutzungen der Bandscheiben (HWS-Syndrom) entstehen und zudem Schwindelanfälle und Konzentrationsstörungen provozieren. Auch wenn man am Zustand der degenerativen HWS-Abnutzung keine großen Veränderungen erzielen kann, so lassen sich die Durchblutungsstörungen und die Myogelosen (Muskelverhärtungen), die den Hinterhauptkopfschmerz hervorrufen, erfolgreich mit der Magnettherapie behandeln.

Behandlungsbeispiel mit Magnettherapie
o Abbildung 27.
Zwei Biomagnete neben der Halswirbelsäule (Atlas) in der Vertiefung beim Haaransatz (B 10) applizieren. Die nächsten zwei in der Vertikale zwischen dem unteren Halswirbel (Dü 15) und dem ersten Brustwirbel. An dieser Stelle hat sich auch eine Magnetfolien-Applikation bewährt.

Ergänzende Maßnahmen
o Trinkkur mit magnetisiertem Wasser (Südpolwasser)
o Gymnastik: Schulterrollen, Schulter anheben und fallenlassen; Hände auf dem Hinterkopf falten, und den Kopf an die Brust drücken
o Nackenmassage
o Supplevit Magnum (Magnesium und Vitamin E, Kapseln).

Homöopathie
Gelsemium D 6, Cimicifuga D 4 und Kalium phosphoricum D 12 im dreitägigen Wechsel (4mal 8 Globuli täglich). Bei Schwindel zuerst Cocculus D 6 (4mal 8 Globuli täglich), bis der Schwindel nachläßt. Danach mit Gelsemium D 6 die Anwendung fortsetzen.

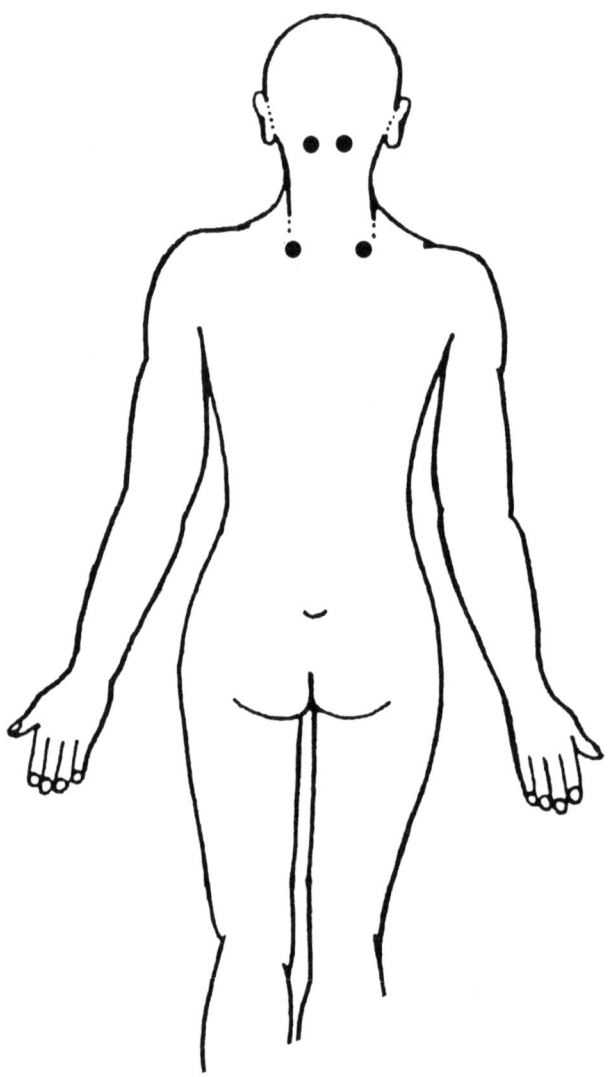

Abbildung 27

Hinweise für den Arzt/Heilpraktiker

Akupunktur-Therapievorschlag
Lu 7, Di 4, B 8, B 10, 3E 15, G 21, LG 12, LG 13, Ohr-Punkte: 29, 37, 51, 55.

Medikation – Auswahl
o Valverde-Schmerzdragees
o Petadolex-Kapseln
o Aspirin plus C (Brausetabletten)
o Togal ASS 400 (Tabletten)
o Muskel Trancopal (Tabletten)
o Neuraltherapie: Mischinjektion aus Procainum chloratum, 1 Prozent, und Acidum formicicum D 4 (Ampulle), in hyperalgetische Punkte.

Hoher Blutdruck (Hypertonie)

Zur Ätiologie der Hypertonie möchte ich aus ganzheitsmedizinischer Sicht auf die Forschungsergebnisse der Professoren G. ENDERLEIN und L. WENDT verweisen. Danach kann an der Hypertonie eine vorwiegend ernährungsbedingte Viskositäts- erhöhung (Zähflüssigkeit) des Blutes wesentlich beteiligt sein, desgleichen ebenso ernährungsbedingte Veränderungen der Gefäßinnenwände. Hierbei sind nicht nur das Cholesterin (LDL) und die Triglyzeride von Bedeutung, sondern auch eine krankhafte Eiweißspeicherung an den Basalmembranen der Kapillaren als Folge einer Fehlernährung. Nicht selten ist das tierische Eiweiß Hauptfaktor beim Entstehen einer Hyper-tonie. Von einem erhöhten Blutdruck spricht man erst dann, wenn die Werte ständig hoch sind und auch nach längeren Ruhepausen so bleiben. Blutdruckwerte bei 21,3/12,7 Kilopascal (= 160/95 Millimeter Quecksilber)

werden als Grenzwerte, bei Werten darüber wird der Blutdruck als hoher Blutdruck bezeichnet.
   Neunzig Prozent aller Hypertoniker leiden an der primären
(essentiellen) Hypertonie. Äußere Faktoren, wie Bewegungs-
armut, Überernährung, Umweltgifte, Alkohol, Rauchen,
Streß, Hormonfehlsteuerungen und dergleichen, fördern und
erschweren die Krankheit. Nur etwa zehn Prozent der Hypertoniker leiden an der sekundären oder symptomatischen
Hypertonie. Bei diesen Patienten ist der hohe Blutdruck
lediglich das Symptom einer anderen Primärerkrankung. So
kann zum Beispiel bei der »renalen« Hypertonie die Ursache
der Blutdruckerhöhung eine Schrumpfniere oder eine Stenose
(Verengung) der Nierenarterien sein. Von den Nierenkrank-
heiten weiß man, daß viele Formen mit einer Erhöhung des
Blutdrucks einhergehen. Daneben kennt man auch Formen
der Hypertonie, die durch seelisch ausgelöste Verkrampfungen, Angst und Streßbelastungen hervorgerufen werden.
   Die durch Bluthochdruck verursachten Krankheiten
zählen zu den häufigsten Todesursachen in Europa. Schlag-
anfälle im Gehirn oder anderen Organen können die Folge
permanent erhöhten Blutdrucks sein. Auch das Herz wird
durch die ständige Überforderung so geschwächt, daß dies
letztlich zur Herzinsuffizienz führen kann. Nicht zu vergessen sind auch die unter Hypertonie auftretenden arterio-
sklerotischen Gefäßveränderungen.

Behandlungsbeispiel mit Magnettherapie
Methode 2, Abbildung 10, 1mal täglich 10 Minuten ausführen. Zusätzlich eine Handbreit unterhalb des rechten Oh-
res auf die Hauptschlagader einen Dauermagneten (von etwa
0,025 Tesla = 250 Gauß Feldstärke) mit der Nordpolseite (+)
zur Haut applizieren, eventuell mit einem blauen Seidentuch
befestigen.
Die Behandlung erfordert eine lange Zeit, auch wenn die Magnetanwendung schon in den ersten Tagen den Blutdruck
reduziert.

Ergänzende Maßnahmen

o Trinkkur mit magnetisiertem Wasser (Zweipolwasser)
o Misteltee: für die Teezubereitung hat sich der Mistel-Kalt-
wasserauszug bewährt; hierfür nimmt man 4 gehäufte Teelöffel der Droge (Stipites Visci cum foliis) auf 2,5 Deziliter
Wasser (Zweipolwasser), läßt dies eventuell über Nacht
stehen und trinkt davon morgens und abends je 1 Tasse,
eventuell mit Bienenhonig gesüßt
o salzarme Diät, und tierische Fette meiden
o Reduktion von Übergewicht
o Verstopfung regulieren
o Rauchen einstellen
o Überdenken der Lebensführung
o Melissenbäder
o autogenes Training
o empfehlenswert sind regelmäßige Blutdruck- und Chole-
sterinkontrollen.

Homöopathie

Bei rotem Gesicht Aurum metallicum D 12, bei blassem Gesicht Plumbum metallicum D 12 (4mal 8 Globuli täglich). Bei
Hochdruckkrisen (Puls hart, klopfend) zusätzlich 1mal
wöchentlich Aconitum D 30.

Hinweise für den Arzt/Heilpraktiker

Akupunktur-Therapievorschlag

Le 3, Di 11, M 36, MP 2, MP 6, G 20, KG 12, Ohr-Punkte: 29, 51, 59.

Medikation – Auswahl

o Spenglersan Kolloid A
o Phönix Aurum (Tropfen)
o Supplevit Magnum (Magnesium und Vitamin E, Kapseln)
o Reniten (Tabletten).

Eigenblutinjektionen
1. Woche: montags und freitags je 2,0 Milliliter Eigenblut
(EB) mit 1 Milliliter Mucokehl – Homöopathisches Arzneimittel D 5 intramuskulär
2. Woche: wie 1. Woche
3. Woche: montags und freitags je 3,0 Milliliter EB mit 1 Milliliter Mucokehl – Homöopathisches Arzneimittel D 5 intramuskulär
ab 4. Woche: 1mal wöchentlich 1 Eigenblutinjektion mit
5,0 Milliliter EB mit 1 Milliliter Mucokehl – Homöopathisches Arzneimittel D 5 intramuskulär.

Hüftgelenkbeschwerden (Koxalgie)

Im Gegensatz zu der entzündlichen Gelenkerkrankung, der
Arthritis, ist die Arthrose eine Folge jahrelangen Leidens, wobei mechanische Belastungen, wie schwere körperliche Arbeit
oder Übergewicht, Stoffwechselstörungen, Hormonstörungen
und die üblichen Alterungsprozesse im Knorpelgewebe, als
Hauptursache in Frage kommen. Tritt nun zusätzlich eine verminderte energetische Durchflutung und Durchwärmung im
Hüftgelenk auf, so wird dadurch eine wesentliche Vorbedin-
gung für die Hüftgelenkarthrose geschaffen.

Als Hauptursachen für die Schädigung des Gelenkknorpels
gelten Achsenabweichungen, Formfehler des Gelenks, Gelenkentzündung, Stoffwechselstörungen, Traumafolgen sowie
Nährstoff-Ungleichgewichte. Neueste Untersuchungen zeigen, daß bei der Koxarthrose und idiopathischen Hüftkopf-
nekrose die Konzentrationen von Magnesium und Kupfer im
Gewebe signifikant unter dem Normwert liegen. Demgegenüber konnten erhöhte Werte der unerwünschten Elemente Cadmium, Nickel und Blei im Biopsiematerial gefunden werden.

Behandlungsbeispiel mit Magnettherapie
o Abbildung 28.
Methode 1, Abbildung 9, täglich etwa 15 Minuten durchführen. Zudem tagsüber Magnetfolie auf das Hüftgelenk und am Kreuz applizieren.
Ebenso hat es sich bewährt, einen Dauermagneten (von etwa 0,025 Tesla = 250 Gauß Feldstärke) mit dem Südpol (–) zur Haut über dem Hüftgelenk zu tragen und einen zweiten mit der Nordpolseite (+) am Kreuz. Diese erfolgreiche Anwendung sollte über längere Zeit fortgesetzt werden, auch wenn kein Schmerz mehr auftritt, damit sich das Knorpelgewebe im Hüftgelenk regeneriert.

Ergänzende Maßnahmen
o Trinkkur mit magnetisiertem Wasser (Zweipolwasser) oder Milch (4 Deziliter)
o Kur mit Vitamin E (Kapseln, 60 Milligramm, 1 Kapsel täglich)
o Kur mit Betacaroten (Kapseln, 15 Milligramm, 1 Kapsel täglich)
o medizinische Gelatine
o Bindegewebsmassage
o Bäderkur, Sonnenbäder.

Homöopathie
Kalium carbonicum D 4 oder bei Frauen Cimicifuga D 6. Bei rheumatischen Beschwerden Guajacum D 4 (4mal 8 Globuli).

Hinweise für den Arzt/Heilpraktiker

Akupunktur-Therapievorschlag
B 22, B 25, B 31, GB 30, GB 31, GB 32, GB 33, Ohr-Punkte: 38, 50, 52, 55.

Medikation – Auswahl
o Supplevit Magnum (Magnesium und Vitamin E, Kapseln)

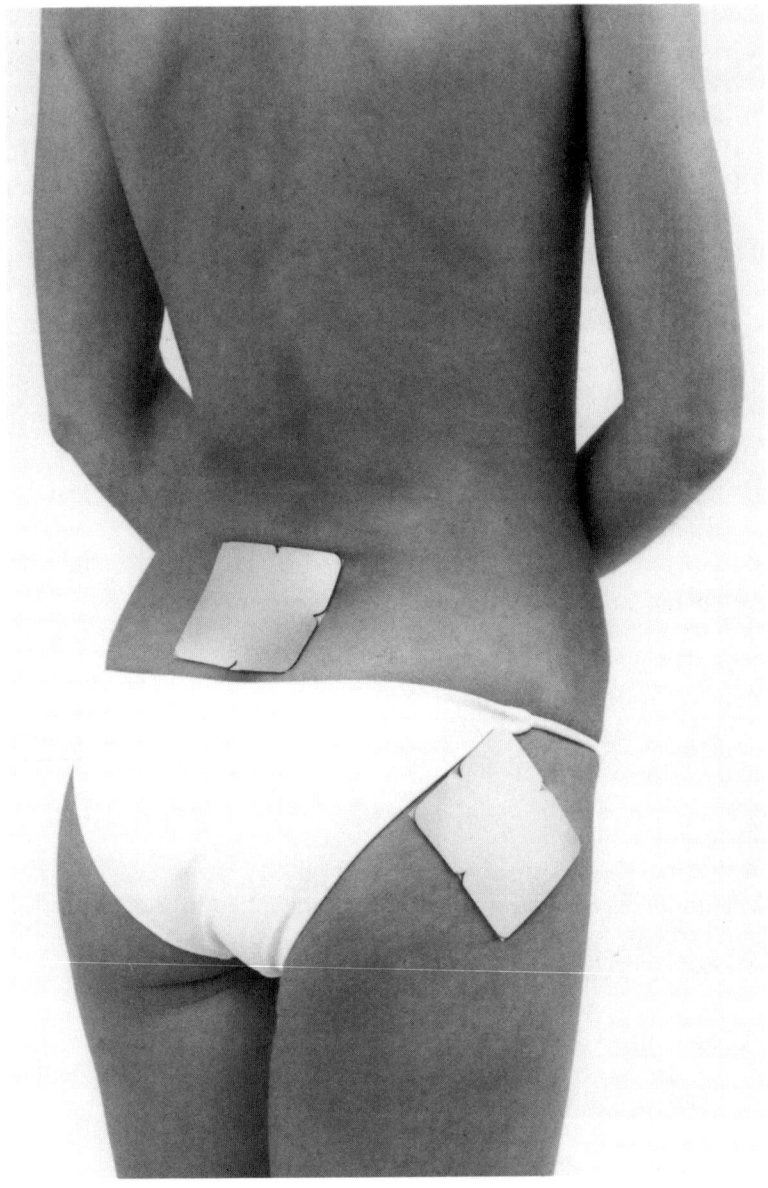

Abbildung 28

o Muskel Trancopal cum codeino (Suppositorien)
o Neuraltherapie: Injektion paravertebral (LWS) und in das erste Foramen sacrale. Mischinjektion aus Vitamin B_{12}, Procainum chloratum, 1 Prozent, und Cuprum D 8.

Impotenz siehe Störungen der sexuellen Liebesfähigkeit

Infektionen im Hals-Nasen-Ohren-Bereich

Halsschmerzen sind meist Ausdruck einer milden Infektion der Mandeln. Sie äußern sich durch eine entzündliche Schwellung des sogenannten »lymphatischen Rachenrings.« Doch seit einiger Zeit taucht bei Rachenentzündungen immer wieder ein ungewöhnlicher Erreger auf, das Arcanobacterium haemolyticum. Das »geheimnisvolle, hämolytische Bakterium« ist in einigen Fällen aller Pharyngitiden für die Entzündung verantwortlich. Das grampositive, pleomorphe Stäbchen ist nur wenig empfindlich gegenüber Betalactam-Antibiotika, spricht hingegen besser auf Makrolide an (diese sind in den sogenannten »Makrolid-Antibiotika« enthalten). Im allgemeinen beherrschen Pneumokokken und Haemophilus das bakterielle Infektionsgeschehen, sieht man einmal von der Pharyngitis (Rachenschleimhautentzündung) ab. Bei Kindern unter fünf Jahren steht der Haemophilus influenzae als Erreger der Otitis media im Vordergrund, bei älteren Kindern überwiegt dagegen Streptococcus pneumoniae.

Pneumokokken und Haemophilus stecken auch hinter den meisten Nasennebenhöhlen-Entzündungen. Jede zwanzigste Sinusitis maxillaris im Erwachsenenalter beruht auf einer Infektion mit beiden Erregern gleichzeitig. Doch das Mittel der Wahl, das Penizillin, ist bereits in dreißig Prozent aller Fälle

wirkungslos. Deshalb sollte beim Auftreten der ersten Beschwerden nebst der Medikation eine sofortige Magnettherapie erfolgen.

Behandlungsbeispiel mit Magnettherapie
o Abbildung 29.
Zwei Dauermagneten (von etwa 0,025 Tesla = 250 Gauß
Feldstärke) mit der Nordpolseite (+) zur Haut applizieren
oder mittels eines blauen Seidentuchs befestigen. Diese wirksame Anwendung sollte mehrmals am Tag, jeweils eine Stunde lang, erfolgen und wiederholt werden.

Ergänzende Maßnahmen
o Trinkkur mit magnetisiertem Wasser (Nordpolwasser)
o Mundspülung und Gurgeln mit Kamillosan oder Emser-
  salz
o Angina MCC (Lutschtabletten)
o Mebucaine (Lutschtabletten)
o Selen-Tabletten (Kapseln, 50 Mikrogramm, 2mal 1 Tablette
  täglich)
o Vitamin E (Kapseln, 400 I. E., 1mal 1 Kapsel täglich)
o Vitamin C (Kapseln, 500 Milligramm, 1 Kapsel täglich)
o Ester C (Lutschtabletten).

Homöopathie
Zu Beginn Apis D 3, (4mal 8 Globuli täglich) im Anschluß
nach Abklingen der hitzigen Beschwerden Mercurius solubilis Hahnemanni D 12, später Hepar sulfuris D 12 (4mal
8 Globuli täglich).

Hinweise für den Arzt/Heilpraktiker

Akupunktur-Therapievorschlag
Lu 5, Lu 8, Lu 10, Lu 11, Dü 19, B 10, N 2, KS 6, KG 20,
3E 17, G 2, Ohr-Punkte: 12, 29, 34, 55.

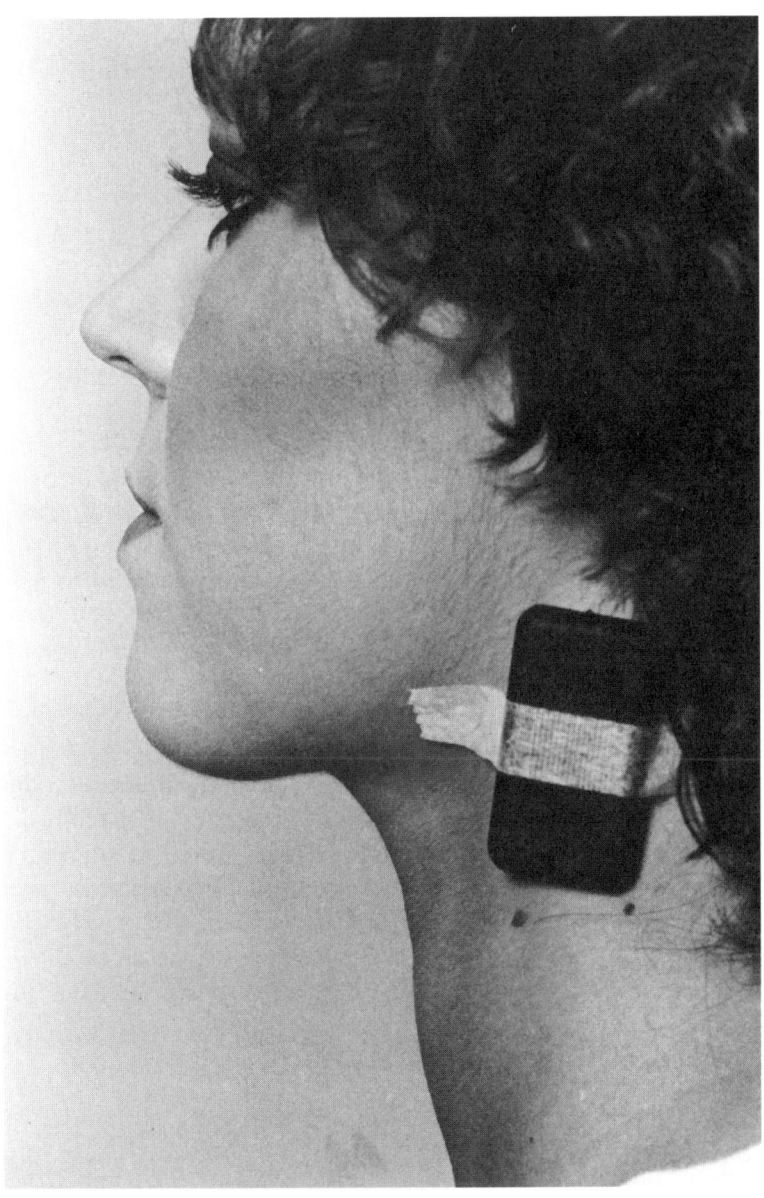

Abbildung 29

Medikation – Auswahl
o Wobenzym N (Dragees)
o Spenglersan Kolloid G
o Ecomucyl-Granulat
o Amoximex (Tabletten, Sirup)
o Rovamycine 500 (Tabletten).

Ischias
(Ischialgie)

Einseitige Beinschmerzen, die mitunter rasch, vielfach auch erst nach unangenehmen Wärmeempfindungen als ziehend und brennend empfunden werden, deuten auf eine Reizung (Ischialgie) des Nervus ischiadicus hin. So heißt der kleine, fingerdicke Nervenstrang, der unsere Beine innerviert. Jede einseitige Überlastung der Lendenwirbelsäule, ebenso auch eine Unterkühlung oder eine starke Verspannung der Rückenmuskulatur, kann einen akuten Ischias hervorrufen.

Bei einer chronischen Ischialgie können auch die peripheren Nervenwurzeln durch einen Diskusprolaps (Bandscheibenvorfall) oder außerhalb des Rückenmarks im Becken oder Gesäß komprimiert werden. In schwereren Fällen kann die Kompression durch einen Tumor oder durch Irregularitäten der Knochen, wie Spondylolisthesis (Wirbelgleiten) oder Osteoarthritis (Knochen- und Gelenkentzündung) erfolgen. Das Vorhandensein derartiger Prozesse wird durch das Auffinden sensorischer oder motorischer Ausfälle bestätigt.

Behandlungsbeispiel mit Magnettherapie
o Abbildung 30.
Bei chronischer Ischialgie Methode 1, Abbildung 9, täglich etwa 20 Minuten ausführen. Im akuten Stadium sofort 8 Biomagnete links und rechts von der Lendenwirbelsäule (B 22, 23, 24, 25) aufkleben, einen weiteren in der Mitte unterhalb

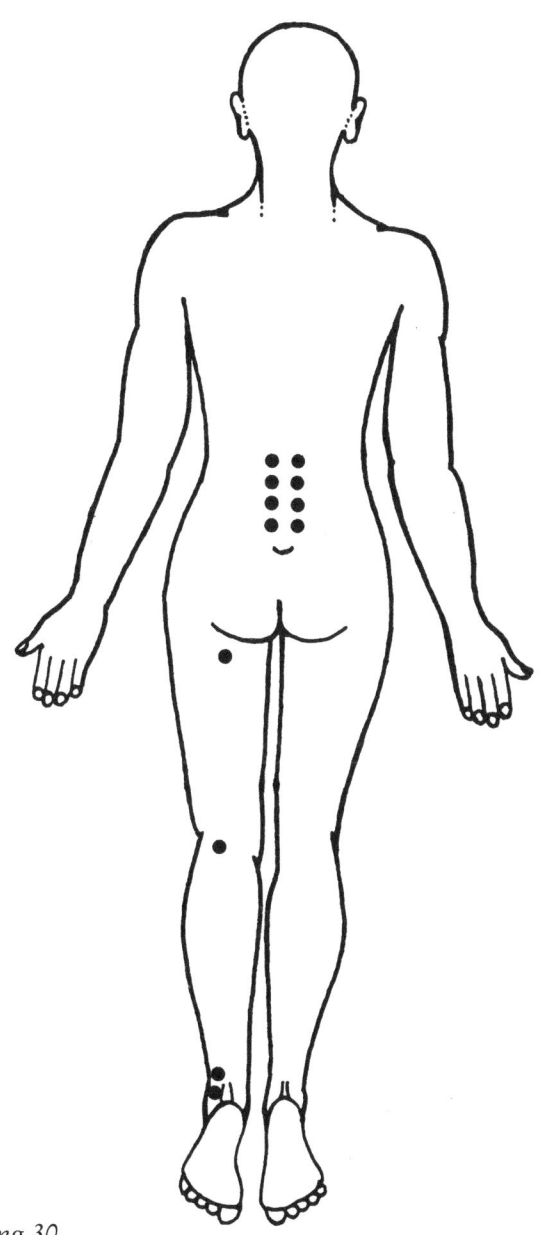

Abbildung 30

der Gesäßfalte (B 50), den nächsten in der Mitte des Knie-
gelenks (B 54) und zwei nebeneinander an der Außenseite
zwischen Fußknöchel und Achillessehne (B 60). Die Magnete
werden mindestens 5 Tage auf diesen Punkten belassen.
Nach einer zweitägigen Pause wird die Anwendung bei Bedarf wiederholt.

Ergänzende Maßnahmen
o Trinkkur mit magnetisiertem Wasser (Zweipolwasser)
o säurearme Ernährung
o Rückengymnastik (Rückenschaukel)
o Magnesiumorotat Tabletten »Burgerstein« (2 Tabletten täglich)
o Vitamin E (Kapseln, 400 I. E., 2 Kapseln täglich)
o Wirbelsäule, Becken und das Bein mit poliomyelan (Frischdrüsensalbe) einreiben
o Heublumenbäder.

Homöopathie
Gnaphalium polycephalum D 4 und Colocynthis D 6, 2mal
8 Globuli im zweitägigen Wechsel, bei Bedarf 1mal wöchentlich Rhus toxicodendron D 30, danach einen Tag pausieren
und das Behandlungsschema eventuell wiederholen.

Hinweise für den Arzt/Heilpraktiker

Akupunktur-Therapievorschlag
B 22, B 23, B 24, B 25, B 31, B 47, B 50, B 54, B 60, Ohr-
Punkte: 29, 38, 40, 51, 52, 55.

Medikation – Auswahl
o Petadolex-Kapseln
o Supplevit Magnum (Magnesium und Vitamin E, Kapseln)
o Ponstan (Suppositorien)
o Neuraltherapie: Mischinjektion von Procainum chloratum,
  1 Prozent, Vitamin B$_{12}$, in das erste Foramen sacrale.

Kindliche Hämangiome

Hämangiome sind die häufigsten gutartigen Tumoren im Kindesalter. Sie entstehen meist während der ersten Wochen nach der Geburt, in zwei Dritteln der Fälle treten sie im Kopf- und Anogenitalbereich auf. Ein Angiom im Gesicht ist als kosmetischer Notfall, eines im Anogenitalbereich als pflegerischer Notfall zu betrachten und unverzüglich zu behandeln. Vor allem im Gesicht neigen die Gefäßtumoren zum Wachstum und führen dann zu massiven, meist irreversiblen Entstellungen. Die Wachstumstendenz ist absolut unvorhersehbar. Zwar kommt es in den meisten Fällen im Laufe von Jahren zur spontanen Rückbildung, doch bleiben Narben in der Größe der maximalen Hämangiomausdehnung zurück. Zwanzig Prozent der Gefäßtumoren zeigen überhaupt keine, dreißig Prozent eine nur unvollständige Regression.

Behandlungsbeispiel mit Magnettherapie
Auf das Angiom oder auf die Narbe einen Dauermagneten (von etwa 0,025 Tesla = 250 Gauß Feldstärke) mit der Nordpolseite (+) zur Haut applizieren.

Homöopathie
Ferrum phosphoricum D 6 (2mal täglich 4 Globuli) oder Calcium fluoratum D 6.

Hinweise für den Arzt/Heilpraktiker

o Kryotherapie oder
o Nd-YAG-Lasertherapie; die Applikation erfogt perkutan unter Eiswürfelkühlung der Haut.

Kopfschmerzen
(Cephalgia)

Die vom Gefäßsystem des Kopfes verursachten oder vermittelten Kopfschmerzen können ganz harmloser Natur sein, aber auch Ausdruck einer sich anbahnenden Erkrankung im Körper. Bei länger bestehenden Kopfschmerzen sollten Sie auf jeden Fall der Ursache nachgehen. Hierbei ist immer eine ärztliche Untersuchung erforderlich. Kopfschmerzen können durch Reizung, Zug oder Druck schmerzempfindlicher Strukturen im Kopfbereich zustande kommen. Dies sind zum Beispiel das gesamte, den Schädel bedeckende Gewebe, die fünften, neunten und zehnten Hirnnerven und die oberen Zervikalnerven. Auch Dilatation und Kontraktion der Blutgefäßnerven verursachen Kopfschmerzen.

Kopfschmerzen, die von Hirntumoren oder anderen intrakraniellen Läsionen herrühren, neigen dazu, stundenweise stark wechselnd zu bestehen und können durch sich ändernde Körperhaltung verstärkt oder gemildert werden. Der Schmerz kann zunächst in der Gegend des Tumors lokalisiert sein, führt aber aufgrund des intrakraniellen Druckanstiegs später zu einem generalisierten Kopfschmerz.

In den meisten Fällen handelt es sich jedoch nur um eine zeitweilige Unpäßlichkeit. Kopfhautverspannungen, Wetterwechsel (Föhn), Überanstrengung der Augen, Elektrosmog, geopathische Belastungen, Sauerstoffmangel, Übermüdung, alkoholische Getränke, psychische Störungen, Streßbelastungen und so fort sind die häufigsten Ursachen. Sie rufen den sogenannten »vasomotorischen Kopfschmerz« durch nervöse Reizung der Kopfgefäßnerven hervor.

Behandlungsbeispiel mit Magnettherapie
o Abbildung 31.
Bei beginnenden Kopfschmerzen sollte man sofort einen Biomagneten oberhalb der Nasenwurzel applizieren, am soge-

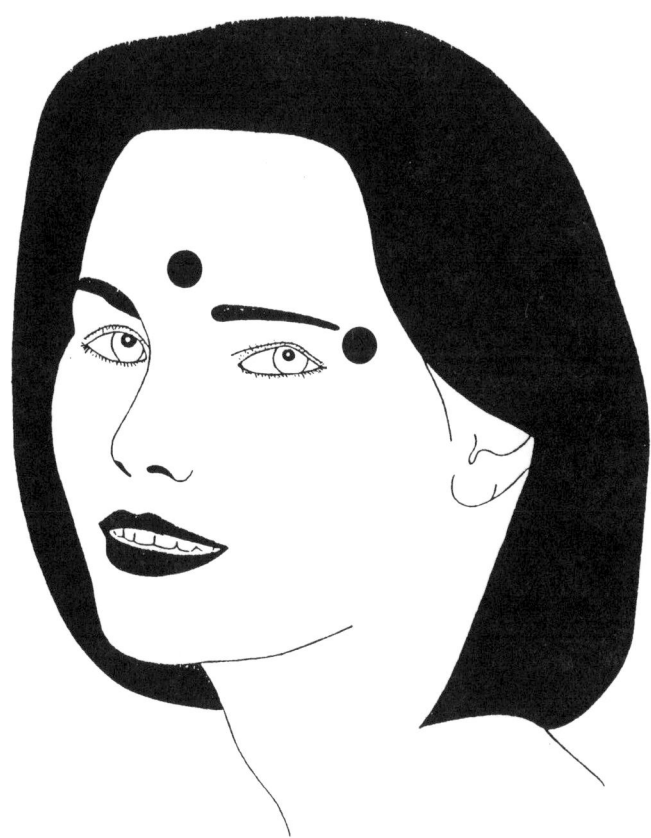

Abbildung 31

nannten »dritten Auge« (LG 23), und zwei weitere jeweils am lateralen Rand des Augenbrauenendes (3E 21). Die nächsten Lokalisationspunkte befinden sich zwei Fingerbreit hinter dem Handwurzelgelenk (Lu 7) auf der Daumenseite und auf dem Handrücken (Di 4) zwischen Daumen und Zeigefinger an beiden Händen.

Bei chronischen Kopfschmerzen ist es empfehlenswert, die

Methode 1, Abbildung 9, anzuwenden (etwa 15 Minuten) und mit einem Dauermagneten (von etwa 0,025 Tesla = 250 Gauß Feldstärke) mit der Nordpolseite (+) zur Haut die linke Stirn- und Kopfhälfte kreisförmig zu behandeln, mit der Südpolseite (–) die rechte Seite.

Ergänzende Maßnahmen
o Trinkkur mit magnetisiertem Wasser (Südpolwasser)
o während der schmerzfreien Tage: Schulter-, Nacken- und Kopfmassagen
o Melissenbäder
o Sauerstoffinhalationen
o autogenes Training
o Yoga

Homöopathie
Belladonna D 6 (4mal täglich 8 Globuli), bei Föhn und Benommenheit Gelsemium D 4 (4mal 8 Globuli täglich), bei Schwindel und Druckgefühl Cocculus D 4 (4mal 8 Globuli täglich). Im Klimakterium mit Depressionen Cimicifuga D 4 (4mal 8 Globuli täglich).

Hinweise für den Arzt/Heilpraktiker

Akupunktur-Therapievorschlag
Lu 7, Di 4, M 1, M 8, Dü 1, B 2, B 3, B 4, B 6, B 8, B 9, B 10, Ni 27, 3E 21, G 7, G 8, LG 23, Ohr-Punkte: 29, 33, 35, 51, 55.

Medikation – Auswahl
o Valverde-Schmerzdragees
o Aspirin plus C (Brausetabletten)
o Panadol C (Brausetabletten)
o Petadolex-Kapseln
o Bellergal (Dragees)
o Togal ASS 400 (Tabletten)

o Tonopan Tabletten (Suppositorien)
o Saridon neu (Tabletten)
o als Substitution pro Tag 1 Kapsel Supplevit Magnum (Magnesium und Vitamin E)
o Neuraltherapie: Mischinjektion aus Procainum chloratum, 1 Prozent, Acidum formicicum D 4 (Ampullen, in hyperalgetische Punkte.

Kopfschmerzen siehe auch Cluster-Kopfschmerz, Hinterhauptschmerzen, Stirnkopfschmerzen

Kreislaufschwäche siehe Herz- und Kreislaufschwäche

Kreuzschmerzen (LWS-Syndrom)

Das Reißen im Kreuz, wer kennt es nicht? Die Hauptübeltäter in Sachen Rückenschmerzen sind eine schlechte Haltung und entzündliche oder degenerative Wirbelsäulenveränderungen. Grundsätzlich gilt es bei Kreuzschmerzen immer, vor jeder Therapie sehr sorgfältig nach der Ursache zu fahnden. Akute Schmerzen sollte man möglichst bald durchbrechen, damit chronische erst gar nicht entstehen können. Die häufigen Schmerzen auf dem Boden von degenerativen Wirbelsäulenprozessen sind oft mit muskulären Verspannungen, Irritationen kleiner Wirbelgelenke und gereizten Nervenwurzeln gekoppelt.

In der Regel handelt es sich beim LWS-Syndrom meist nicht um eine ernsthafte Erkrankung, sondern die Pysche spielt hierbei eine verhängnisvolle Rolle. Ebenso lösen muskuläre Verspannungen (Myogelosen) unerträgliche Schmerzen an der Wirbelsäule aus. Diese Verspannungen werden durch Haltungsfehler, sitzende Tätigkeit und durch Depressionen verstärkt. Besonders bei Frauen ist das Kreuz stark belastet. Einerseits muß die Wirbelsäule bei der Frau die gleiche Fertigkeit gewährleisten wie beim Mann, andererseits aber muß sie elastischer sein, um das Gebären zu ermöglichen. Nicht selten äußern sich die Kreuzschmerzen innerhalb einer handbreiten Zone in der oberen Hälfte des Kreuzbeins. Wird der Schmerz jedoch als tiefsitzend und diffus empfunden, das heißt aus dem Unterleib wahrgenommen, so kann eine Erkrankung der Gebärmutter oder der Eierstöcke vorliegen. In diesem Fall ist eine ärztliche Untersuchung erforderlich.

Behandlungsbeispiel mit Magnettherapie
o Abbildung 32.
Methode 1, Abbildung 9, 1mal täglich etwa 15 Minuten anwenden. Tagsüber im Kreuzbereich eine Magnetfolie tragen oder einen Dauermagneten (von etwa 0,025 Tesla = 250 Gauß Feldstärke) mit der Nordpolseite (+) zur Wirbelsäule.

Ergänzende Maßnahmen
o Trinkkur mit magnetisiertem Wasser (Zweipolwasser) oder Milch
o Rückengymnastik (Rückenschaukel)
o Yoga
o Lumbosakralbereich mit poliomyelan (Frischdrüsensalbe) einreiben
o Rosmarinbäder.

Homöopathie
Gnaphalium D 2 und Kalium carbonicum D 6, im zweitägigen Wechsel (3mal 8 Globuli täglich), bei Frauen gynäkologisch bedingter Kreuzschmerz: Sepia D 6 (4mal 8 Globuli täglich).

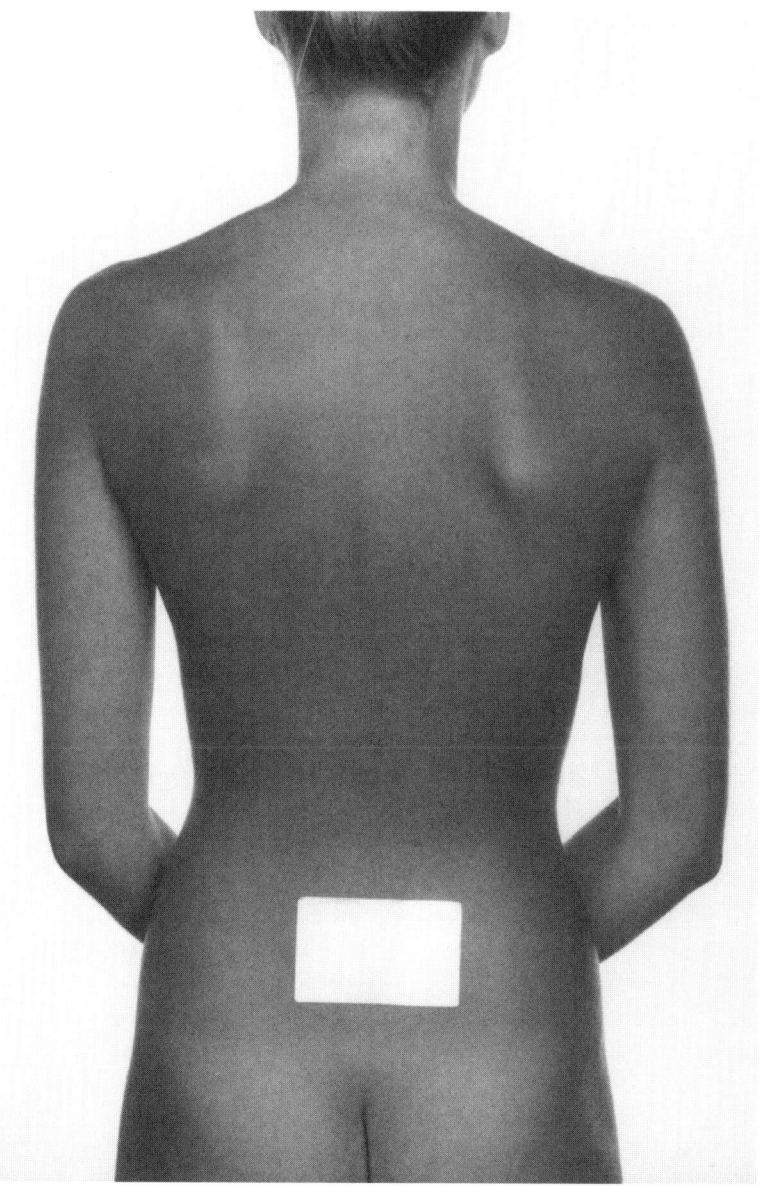

Abbildung 32

Hinweise für den Arzt/Heilpraktiker

Akupunktur-Therapievorschlag
B 45, B 46, B 47, B 50, Ohr-Punkte: 29, 38, 40, 54, 52, 55.

Medikation – Auswahl
o Supplevit Magnum (Magnesium und Vitamin E, Kapseln)
o Ponstan (Suppositorien)
o Neuraltherapie: Mischinjektion aus Procainum chloratum,
  1 Prozent, Vitamin B_{12}, paravertebral und in das erste
  Foramen sacrale.

Magenbeschwerden
(Akute Gastritis)

Die meisten Magenbeschwerden sind nervöser Natur
und/oder seelisch bedingt. Ärger, Kummer oder beruflicher
Streß können buchstäblich »auf den Magen schlagen« und
krampfartige Beschwerden in der Magengegend auslösen.
Der diffuse Druckschmerz wird meist von Blähungen, Appe-
titlosigkeit, Übelkeit und Durchfällen begleitet und klingt
nach Stunden bis Tagen wieder ab.
    Vielfach tritt eine akute Gastritis in der Folge von über-
mäßigem Alkohol-, Nikotin- und Kaffeegenuß auf und wird
durch schlechte und säurehaltige Ernährung begünstigt. Zudem wird der Stoffwechsel beeinträchtigt, weil es dem Körper an Verdauungsenzymen mangelt, die eine geordnete Verdauung fördern.

Behandlungsbeispiel mit Magnettherapie
o Abbildung 33.
Auf den Plexus solaris eine Magnetfolie applizieren, die
tagsüber dort verbleibt.

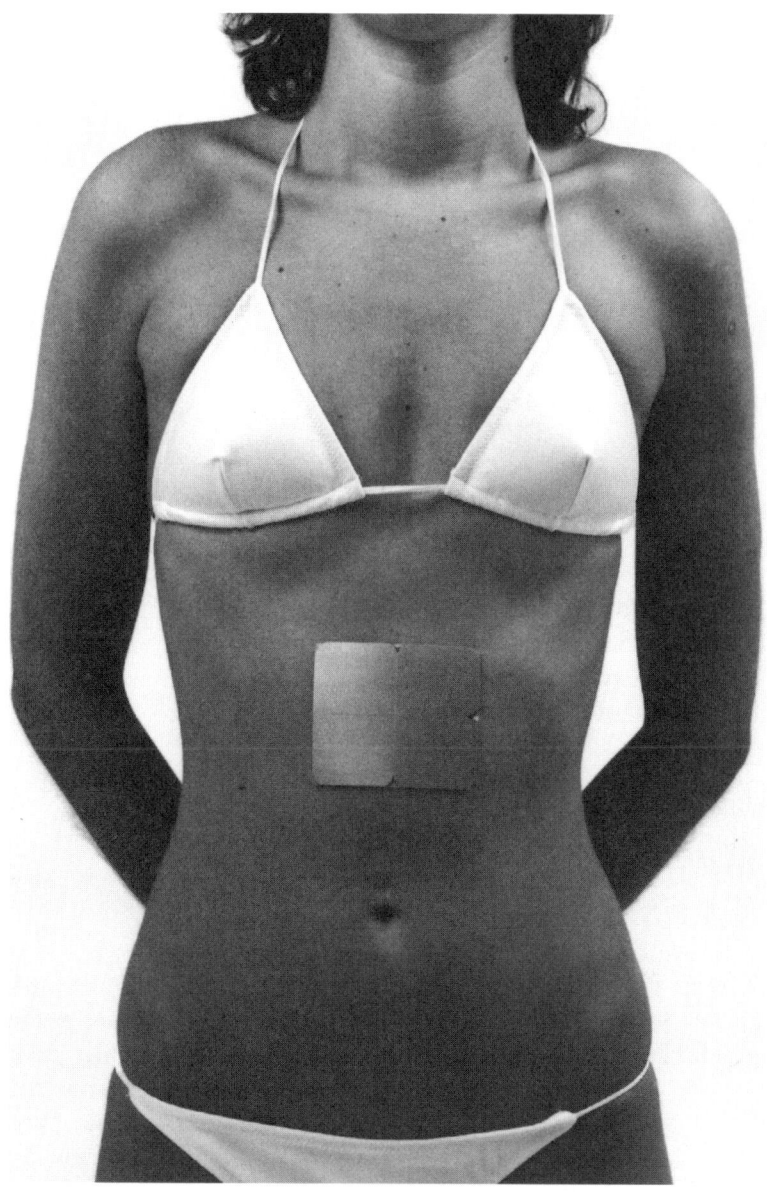

Abbildung 33

Ergänzende Maßnahmen
o Trinkkur mit magnetisiertem Wasser (Nordpolwasser)
o Schwedenbitter ohne Kampfer, 30 Tropfen vor dem Essen
o basenreiche Ernährung.

Homöopathie
Antimonium crudum D 12 und Asa foetida D 4, 4mal 8 Globuli im zweitägigen Wechsel. Bei chronischer Gastritis dazu: 1mal monatlich Nux vomic C 200 (8 Globuli).

Hinweise für den Arzt/Heilpraktiker

Akupunktur-Therapie
M 20, M 23, M 36, B 22, B 45, N 16, KG 10, Ohr-Punkte: 29, 87, 51, 55.

Medikation – Auswahl
o Gastrol S (Tropfen)
o Gillazym plus (Tabletten)
o Pankrotanon (Dragees)
o Rennie (Tabletten).

Männliche Unfruchtbarkeit (Sterilität)

Unsere Gesellschaft weist immer mehr kinderlose Paare auf. Bisher wurde diese Beobachtung durch die sich verändernde gesellschaftliche Struktur erklärt. Männliche Unfruchtbarkeit scheint nach dem neuesten Stand der Forschung auch eine Folge der wachsenden Umweltverschmutzung zu sein. Vor allem sogenannte »Umweltöstrogene«, die ähnlich wirken wie die weiblichen Hormone (Östrogene), sammeln sich in Pflanzen und Tierkörpern an, wandern über die Nahrungs-

kette in die Lebensmittel und überschwemmen unseren Kör-
per. Auch Östrogene, die Frauen weltweit mit der Antibaby-
pille oder mit Präparaten für die Wechseljahre einnehmen, gelangen via Urin wieder in die Umwelt. Weitere belastende
Substanzen sind viele Pestizide, Zusätze in Waschmitteln,
Kosmetika, Plastikweichmachern und so weiter. Als gefährli-
che Fruchtbarkeitskiller gelten ebenso Metalle, wie Blei und
Quecksilber, desgleichen chlorierte Kohlenwasserstoffe und
Bakterien im Sperma. Zudem ist das Scheidensekret von
Frauen in manchen Fällen so stark mit Umweltgiften belastet,
daß die Chancen, ein Kind zu zeugen, sehr beschränkt blei-
ben. Als negativ auf die Zeugungskraft können sich der
Mißbrauch von Nikotin, Alkohol, Koffein, Drogen, hohe
Streßbelastung im Privatleben und am Arbeitsplatz auswirken; aber auch Defizite in der partnerschaftlichen Sexualität
vermögen dazu beizutragen.

Läßt sich die männliche Unfruchtbarkeit auf solche Belastungen zurückführen, so hat sich das nachfolgende Therapieschema bewährt.

Behandlungsbeispiel mit Magnettherapie
o Abbildung 34.
Methode 1, Abbildung 9, 1mal täglich etwa 15 bis 30 Minuten
lang ausführen. Tagsüber im Kreuzbereich eine Magnetfolie
tragen. Zudem zwei Biomagnete untereinander auf die Akupunkturpunkte KG 4, KG 5, unterhalb des Bauchnabels,
applizieren und zwei weitere in die Leiste (N 11). Auf der
linken und rechten Oberschenkelinnenseite befinden sich
die nächsten Energiepunkte (Clie-be), auf welche die letzten
Biomagnete appliziert werden. Anwendung oft wiederholen.

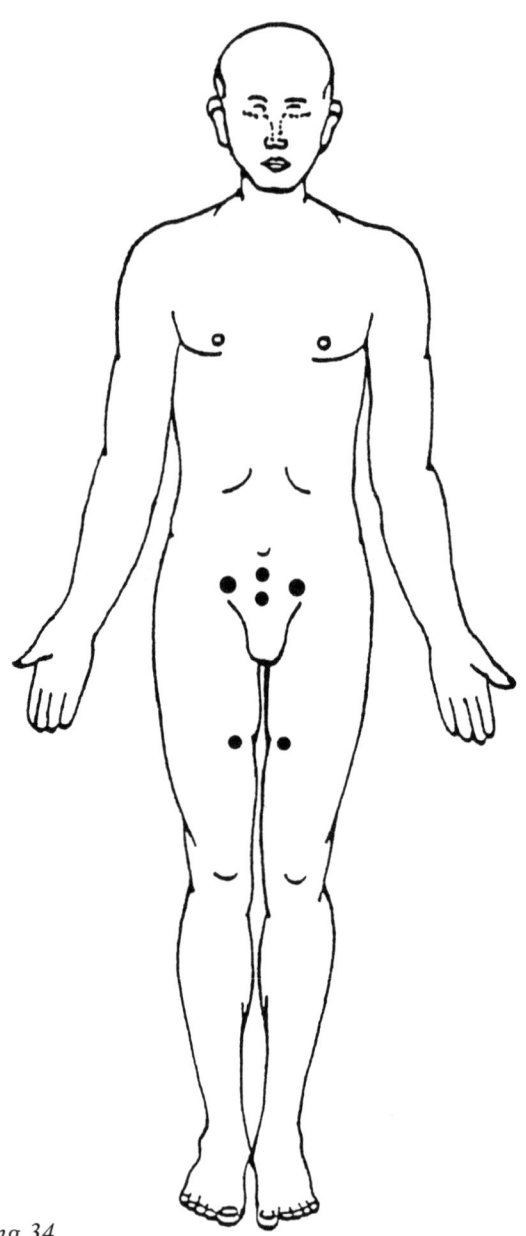

Abbildung 34

Ergänzende Maßnahmen
o Trinkkur mit magnetisiertem Wasser (Südpolwasser)
o Ginseng-Kur (Ginsaton)
o Vitamin E (Kapseln, 400 I. E., 1 Kapsel täglich)
o L-Glutathione (Kapseln, 100 Milligramm, 1mal 1 Kapsel täglich)
o Selen-Tabletten (Symbiostad).

Homöopathie
Einmal monatlich Lycopodium C 10 000 (8 Globuli), Acidum phosphoricum D 6 und Kalium phosphoricum D 12 im zweitägigen Wechsel (4mal 8 Globuli täglich) einnehmen.

Hinweise für den Arzt/Heilpraktiker

Akupunktur-Therapievorschlag
Le 2, MP 6, B 23, B 31, B 35, B 47, N 11, LG 2, LG 3, LG 4, KG 2, KG 4, KG 5, Ohr-Punkte: 13, 22, 32, 51, 55, 79, 100.

Medikation – Auswahl
o Andriol (Kapseln)
o Supplevit Magnum (Magnesium und Vitamin E, Kapseln)
o Zinkglukonat (Tabletten, 8,5 Milligramm).

MCS-Syndrom
(»Multiple chemical sensitivity«-
Syndrom)

Leiden Sie schon über längere Zeit unter diffusen Glieder-schmerzen, einer extremen Müdigkeit? Sie fühlen sich auch kraftlos, innerlich verspüren Sie zudem ein Gefühl von Ver-nichtung, und gehen Ihnen die Haare aus? Dann verweisen diese Symptome auf das multiple chemische Syndrom, das bei

anhaltender Vergiftung neurotoxische Schäden hervorruft.
Die Gefahr, diese Krankheit zu erhalten, lauert überall, vielleicht auch bei Ihnen zu Hause, wenn Sie ein Insektenspray benutzen oder wenn Sie in einem Warenhaus, Lagerhaus, Treibhaus und auf dem Hygienesektor arbeiten, wo Insektizide in Innenräumen vermehrt zur Anwendung kommen.

Als Insektenvertilgungsmittel schon den alten Ägyptern bekannt, wurden früher die getrockneten Blütenköpfchen einer Chrysanthemum-Art (Pulvis Florum chrysanthemi) aufbereitet und sind für kaltblütige und wechselwarme Tiere, wie Insekten, Milben oder Würmer, stark giftig (ein Muskel- und Nervengift). Die Anfangswirkung setzt rasch, das heißt innerhalb weniger Minuten, ein. Aufgrund hoher Herstellungskosten und geringer Haltbarkeit werden diese Mittel meistens durch ihre synthetischen Analoga ersetzt, die eine noch stärkere Toxizität besitzen. Die künstlich hergestellten insektiziden Substanzen, die Pyrethroide, sind chemisch stabiler als die natürlichen und können über die Haut- und Atemwege irreversible Erkrankungen an den peripheren Nerven hervorrufen.

Oft wird die Ursache dieser Krankheit nicht erkannt, und nur die Symptome werden mit Beruhigungsmitteln und ähnlichem behandelt.

Behandlungsbeispiel mit Magnettherapie
Magnetfeld-Methode, Abbildung 13, 2mal täglich etwa 15 Minuten anwenden. Tagsüber einen Dauermagneten (von etwa 0,025 Tesla = 250 Gauß Feldstärke) mit der Südpolseite (−) zur Haut auf dem Brustbein (Sternum) tragen.

Ergänzende Maßnahmen
o Toxine streng meiden
o Trinkkur mit magnetisiertem Wasser (Zweipolwasser), besser magnetisierter Milch, 10 Deziliter pro Tag im zweitägigen Wechsel
o Vitamin C (Kapseln, 500 Milligramm, 3 Kapseln täglich mit magnetisiertem Wasser)

o Vitamin E (Kapseln, 400 I. E., 2 Kapseln täglich mit magnetisierter Milch)
o Selen-Tabletten (Symbiostad; 1 Tablette täglich).

Homöopathie
Carbo animalis D 12 im zweitägigen Wechsel mit Kalium phosphoricum D 6 (4mal 8 Globuli). Jede Woche einmal Sulfur D 30, 1mal im Monat 8 Globuli Chrysanthemum parthenicum C 10 000.

Hinweise für den Arzt/Heilpraktiker

Akupunktur-Therapie
Le 2, M 36, H 7, N 6, LG 23, KG 6, KG 14, KG 15, KG 17, Ohr-Punkte: 29, 51, 95, 97, 100.

Medikation – Auswahl
o Legalon (Kapseln)
o Supplevit Magnum (Magnesium und Vitamin E, Kapseln)
o Zinkglukonat (Tabletten, 8,5 Milligramm).

Migräne (Hemikranie)

Vorbei sind die Zeiten, in denen die Migräne gern als Marotte bessergestellter Damen abgetan wurde. Inzwischen kommt man Schritt für Schritt dahinter, wie und warum die Krankheit plötzlich eintritt. Die bekannten Triggerfaktoren treffen dabei offenbar nicht nur auf eine übermäßige kortikale Aktivierung, sondern auch auf eine Reizverarbeitungsstörung. Diese verhindert die bei Gesunden übliche Habituation: die Gewöhnung oder Verminderung der Reaktion auf wiederholte Stimulierung, durch die der Organismus lernt, überflüssige Reize zu ignorieren.

Durch die dauernd erhöhte Sensibilität wird der Reizein-
strom nicht genügend gefiltert. Wird der Streß übermächtig,
kommt es zu einer noradrenergen Entladung.
Ein Migränefall, der Erbrechen auslöst, ist immer das Ende
einer Reaktionskette. Typisch ist der stechende, halbseitige
Kopfschmerz. Die Ursachen sind vielfältiger Natur und
führen in der Folge zu einer Fehlsteuerung des Hirnkreis-
laufs. So können zum Beispiel Streßsituationen, psychische
Belastungen, Verstopfung, Schlafmangel, Alkoholgenuß, Verspannungen und Verkrampfungen, um nur wenige Triggerfaktoren zu nennen, einen Anfall auslösen. Meistens summie-
ren sich mehrere Belastungen, wie Föhnbeginn, bestehende
Verstopfung und bevorstehende Menstruation und so weiter.
Wenn sich erste Anzeichen zeigen, sollte eine Magnettherapie
unmittelbar erfolgen.

Behandlungsbeispiel mit Magnettherapie
o Abbildung 35.
Sobald anfallsartig Schmerz auftritt, auf der Schmerzseite einen Biomagneten im ersten Drittel oberhalb der Augenbraue
(B 1) applizieren und einen weiteren am lateralen Rand, am
Ende der Augenbraue (3E 21). Der dritte Biomagnet wird am
vorderen Haaransatz, im Stirn- und Schläfenwinkel (M 1),
appliziert. Die nächsten Lokalisationspunkte befinden sich
zwei Fingerbreit hinter dem Handwurzelgelenk (Lu 7) auf
der Daumenseite und auf dem Handrücken (Di 4) zwischen
Daumen und Zeigefinger. Diese erfolgreiche Anwendung
wird streng einseitig ausgeführt (auf der Schmerzseite) und
sollte in der Ruhepause erfolgen, wobei alle Störungen zu
vermeiden sind.
Für eine längere Behandlung ist es empfehlenswert, die
Methode 1, Abbildung 9, anzuwenden (ungefähr 15 Minuten)
und die betroffene Schläfenseite mit einem Dauermagneten
(von etwa 0,025 Tesla = 250 Gauß Feldstärke) mit der Nordpolseite (+) zur Haut kreisförmig zu behandeln.

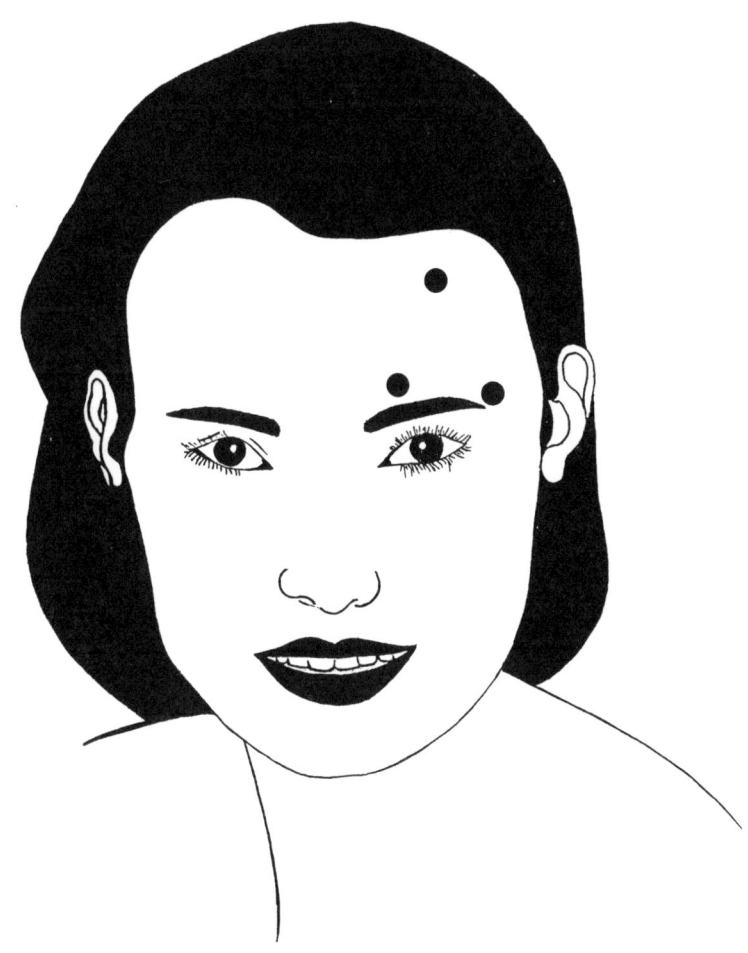

Abbildung 35

Ergänzende Maßnahmen
o Trinkkur mit magnetisiertem Wasser (Südpolwasser (–))

o während der schmerzfreien Tage: Schulter-, Nacken- und Kopfmassagen
o Melissenbäder
o autogenes Training
o Yoga
o Meditation
o Nahrungsmittel, wie Orangen, Tomaten, Eier, Pilze, Schweine- und Rindfleisch, Kaffee, schwarzen Tee, Milch und Schokolade, meiden.

Homöopathie
Iris versicolor D 12 (4mal 8 Globuli) bei Sonntagsmigräne. Während der Woche: Gelsemium D 6 oder Cyclamen D 4. In vielen therapieresistenten Fällen hat sich auch Chrysanthemum parthenicum ex herba siccata D 2 (3mal täglich 25 Tropfen) bewährt.

Hinweise für den Arzt/Heilpraktiker

Akupunktur-Therapievorschlag
Lu 7, Di 4, M 1, 3E 21, G 4, G 37, LG 20, Ohr-Punkte: 29, 33, 35, 51, 55.

Medikation – Auswahl
o Cafergot N (Kapseln oder Suppositorien)
o Imigran (Ampullen, im Anfall)
o Nemagran (Tropfen)
o Neuraltherapie: Mischinjektion aus Vitamin B_{12} und Procainum chloratum, 1 Prozent, in hyperalgetische Punkte sowie in das erste Foramen sacrale und den Processus mastoideus
o als Substitution pro Tag 1 Kapsel Supplevit Magnum (Magnesium und Vitamin E).

Muskelschmerzen (Myodynie)

Muskelschmerzen (Myodynie), die durch einen Muskelkater oder durch eine Verhärtung der Muskulatur auftreten, weisen auf eine lokale Stoffwechselstörung hin. Während andere Stoffe, die diesem Prozeß entgegenwirken, nicht ausreichend zur Verfügung stehen oder durch Gewebeblockaden verhindert werden, bereiten die Stoffwechselschlacken Schmerzen. Bei rheumatischen Prozessen können sie auch Gewebeschäden verursachen.

Behandlungsbeispiel mit Magnettherapie
o Abbildung 36.
Die Anzahl der Magnetfolienapplikationen richtet sich nach der Schmerzzone. Auf kleinere Verhärtungen Biomagnete kleben.

Ergänzende Maßnahmen
o Trinkkur mit magnetisiertem Wasser (Zweipolwasser)
o Massagen
o Schwefelbäder.

Homöopathie
Bryonia D 12 oder Guajacum D 4.

Hinweise für den Arzt/Heilpraktiker

Akupunktur-Therapie
Locus dolendi, Ohr-Punkte: 29, 34, 55.

Medikation – Auswahl
o Supplevit Magnum (Magnesium und Vitamin E, Kapseln)
o Neuraltherapie: Mischinjektion aus Natrium chloratum, 0,9 Prozent, und Procainum chloratum, 1 Prozent.

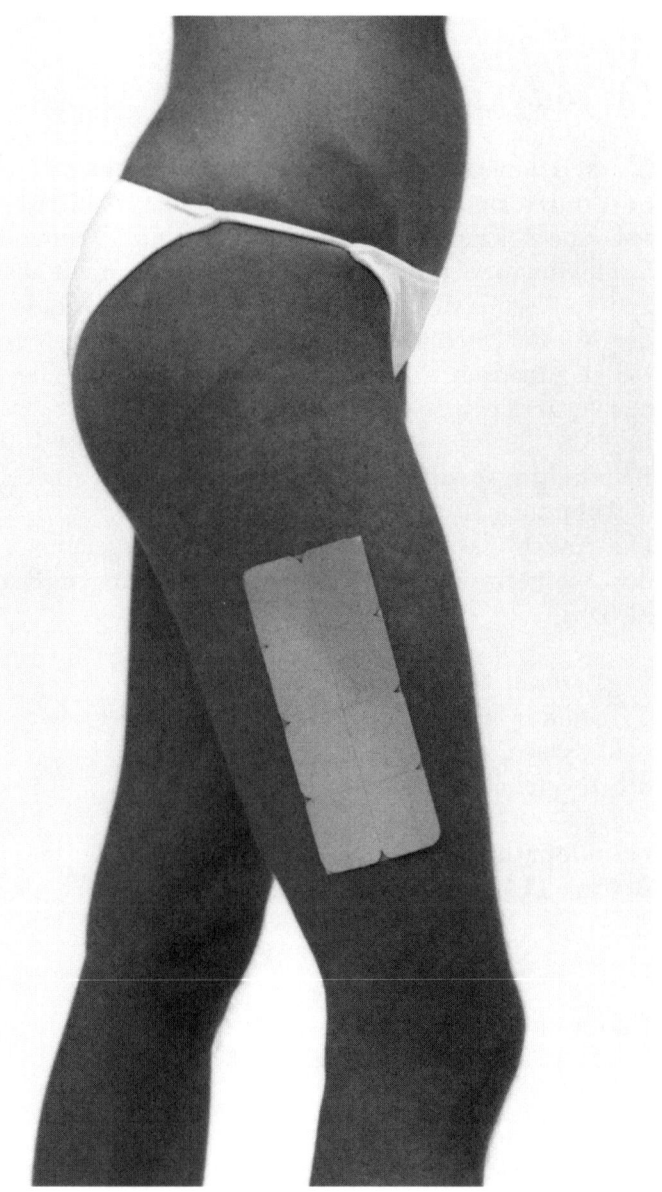

Abbildung 36

Muskelschmerzen
siehe auch Bindegewebeschmerzen

Muskelschwund
(Muskelatrophie)

Ein Muskelschwund fällt durch einen verminderten Muskelumfang und durch eine Leistungsverminderung der Muskelaktivität auf. Bei großen oder tiefliegenden Muskeln wird dies erst in fortgeschrittenen Stadien augenfällig. Die häufigsten abnormen Bewegungen sind unter der Haut sichtbare, kurze, feine unregelmäßige Muskelzuckungen (Faszikulationen) jeweils verschiedener Muskelfasergruppen. Die Muskelzuckungen weisen gewöhnlich auf eine Erkrankung der peripheren motorischen Nerven hin und äußern sich besonders in den Wadenmuskeln älterer Menschen.

Die Muskelkraft nimmt ab bei erschöpfenden Krankheiten, bei Herd- und Systemerkrankungen des Rückenmarks, bei Läsionen der motorischen Nerven, bei Nichtgebrauch, bei mangelhafter oder einseitiger Ernährung oder aufgrund einer Störung der Nervenversorgung im Muskelgewebe. Zudem können Umwelttoxine, auch Metalle, wie Blei und Quecksilber, Muskel- und Nervengifte (Pyrethroide), Nitrodämpfe und so weiter myogene und neurogene Schwächen hervorrufen und eine Muskelatrophie fördern.

Behandlungsbeispiel mit Magnettherapie
o Abbildung 37.
Magnetfeld-Methode, Abbildung 13, 1mal täglich 30 Minuten lang anwenden. Zudem auf die geschwächten Muskeln mehrere Biomagnete oder Magnetfolien kleben. Im Kreuzbereich tagsüber einen Dauermagneten (von etwa 0,025 Tesla = 250 Gauß Feldstärke) mit der Südpolseite (-) zur Haut applizieren.

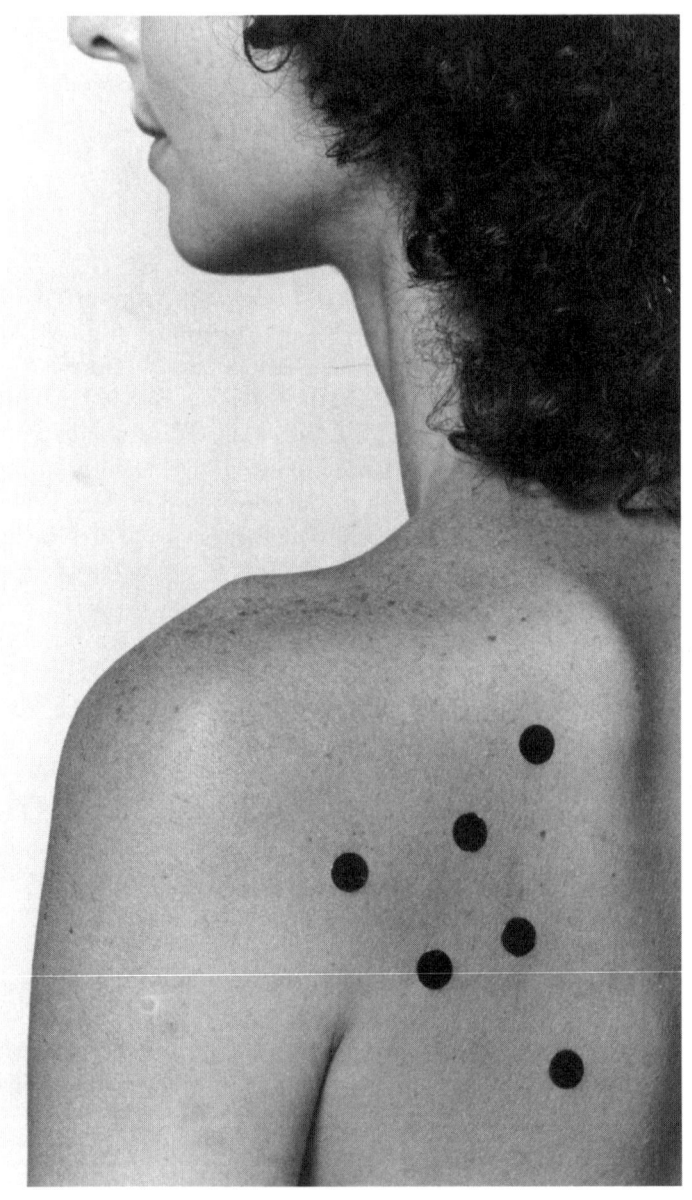

Abbildung 37

Ergänzende Maßnahmen

o Trinkkur mit magnetisiertem Wasser (Südpolwasser) oder Milch (4 Deziliter)
o eiweißreiche, anabole Ernährung
o Vitamin E (Kapseln, 400 I. E., 1 Kapsel täglich)
o Magnesiumorotat Tabletten »Burgerstein« (1 Tablette täglich)
o Selen-Tabletten (Symbiostad; 1 Tablette täglich)
o Multivitamin-Mineral-Tabletten CELA »Burgerstein« (1 Tablette täglich)
o Rückengymnastik (Rückenschaukel)
o Rosmarinbäder
o Wirbelsäule mit tactu-nerval (Frischdrüsensalbe) einsalben.

Homöopathie

Plumbum metallicum D 6 und Causticum D 4, 2mal 8 Globuli im zweitägigen Wechsel, und eventuell 1mal monatlich Medorrhinum D 200.

Hinweise für den Arzt/Heilpraktiker

Akupunktur-Therapievorschlag

B 31, B 47, LG 7, LG 8, LG 9, LG 11, LG 13, Ohr-Punkte: 29, 51, 54, 55, 83, 95, 97.

Medikation – Auswahl

o Egmovit Tabletten
o Eiweißpulver Fresenius
o Vitasprint B_{12} (Trinkfläschchen Kapseln)
o Bio-Logos (Trinkampullen)
o Oxytex (Kapseln)
o Vivivit Q 10 (Kapseln)
o Neuraltherapie: Medivitan N, Injektion in das erste Foramen sacrale.

Nacken- und Schulterschmerzen

Muskelverkrampfungen der Hals- und Nackenmuskulatur zählen zu den häufigsten Ursachen für Hinterhauptkopfschmerzen und Schlaflosigkeit. Viele Sekretärinnen klagen über diese Symptome, die sich bei konzentrierter Arbeit am Computer, an der Schreibmaschine, kurz, bei vielen Büroarbeiten durch ein schmerzhaftes Ziehen und Reißen in der Hals-Nacken- und Schulterregion bemerkbar machen. Auch eine einseitige Belastung der Wirbelsäule, schlechte Sitzgewohnheiten, psychische Belastungen oder das einseitige Tragen von Lasten, geopathische Reizzonen und pathogene elektromagnetische Felder rufen diese Verkrampfungen hervor. Die Schmerzen strahlen vielfach bis in den Rücken- und Kopfbereich aus und können Schwindelgefühle, Konzentrationsschwäche, auch Herz- und Kreislaufstörungen verursachen.

Behandlungsbeispiel mit Magnettherapie
o Abbildung 38.
Magnetfolie unterhalb der Halswirbelsäule applizieren oder auf druckdolente Schmerzstellen Biomagnete kleben und mindestens fünf Tage dort belassen. In Kombination mit Methode 2, Abbildung 10, 1mal täglich 15 Minuten, hat sich diese Anwendung hervorragend bewährt.

Ergänzende Maßnahmen
o Trinkkur mit magnetisiertem Wasser (Südpolwasser)
o Nacken- und Schultermassagen
o Gymnastik: Schulterrollen, Schulter anheben und fallen lassen; Hände auf dem Hinterkopf falten, und den Kopf an die Brust drücken
o Supplevit Magnum (Magnesium und Vitamin E, Kapseln).

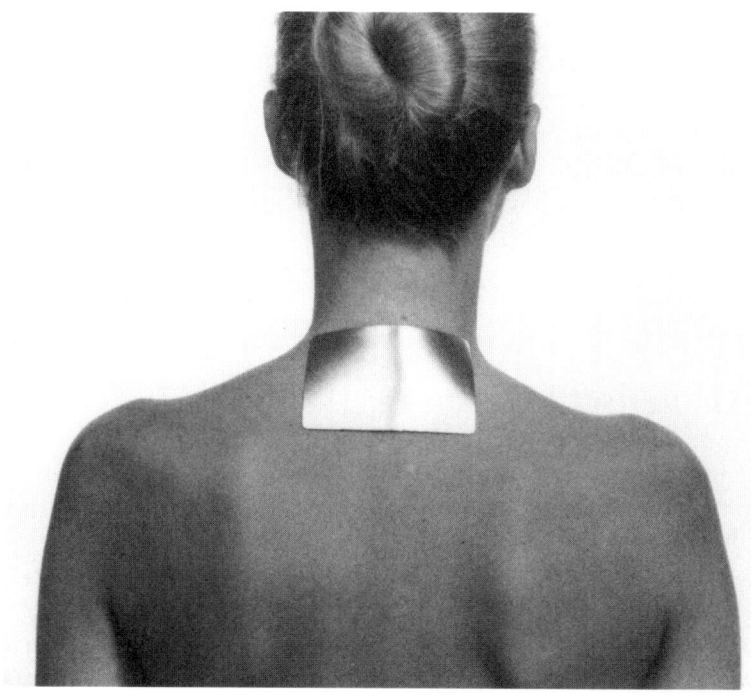

Abbildung 38

Homöopathie
Magnesium phosphoricum D 6, Cuprum metallicum D 6, im zweitägigen Wechsel (4mal 8 Globuli) und abends vor dem Schlaf: Passiflora incarnata D 2 (1mal 8 Globuli). Zur Verhütung der Krampfbereitschaft: Cuprum metallicum D 20 (1mal monatlich 8 Globuli).

Hinweise für den Arzt/Heilpraktiker:

Akupunktur-Therapievorschlag
Lu 7, Di 4, Dü 10, Dü 11, Dü 13, Dü 15, B 8, B 10, 3E 15, G 21, LG 12, LG 13, Ohr-Punkte: 29, 37, 51, 55.

Medikation – Auswahl
o Valverde-Entspannungsdragees
o Petadolex-Kapseln
o Muskel Trancopal (Tabletten)
o Neuraltherapie: Mischinjektion aus Procainum chloratum, 1 Prozent, und Vitamin B_{12} (Vitarubin), in hyperalgetische Punkte sowie in das erste Foramen sacrale und den Processus mastoideus.

Narbenschmerzen

Jede größere Narbe, zum Beispiel eine Operationsnarbe, kann zu einem energetischen Störfeld werden und somit als Blockade auf die bioenergetischen Abläufe in unserem Körper einwirken. Diese Fehlleitungen werden vom Narbengewebe, das nicht mehr genügend leitfähig ist, zum Rückenmark und von da aus zum Thalamus im Zwischenhirn weitergeleitet und als Schmerz registriert. Darüber hinaus schmerzen Narben in der Regel bei klimatischen Veränderungen, wie Föhnlagen und Schlechtwetterphasen, und rufen vielfach Organstörungen hervor. Um das Narbengewebe, in dem die bioelektrische Spannung zusammengebrochen ist, wieder aufzuladen, werden auf und entlang der Narbe Biomagnete appliziert.

Hervorragend hat sich die Magnettherapie bei der Nachbehandlung hypertropher Narben und Keloiden (harter, knolliger Geschwülste der Haut, oft im Anschluß an Narben) bewährt. Auch bei chronischen und akuten Entzündungen, die am Narbengewebe hervorgerufen werden, lassen sich in der Behandlung mit Magnetfolien gute Erfolge beobachten. Durch die Magnettherapie kann das Narbengewebe besser abheilen und zum Verschwinden gebracht werden, wobei auch Keloide verheilen. Die Magnetfolie verbleibt tagsüber auf der Narbe, nachts wird Narbencreme aufgetragen.

Ergänzende Maßnahmen
o Kelosoft-Narbencreme
o Bepanthen Roche (Salbe).

Homöopathie
Graphites D 6 und Silicea D 12 (4mal 8 Globuli täglich) im zweitägigen Wechsel einnehmen. Bei Hitzeempfindlichkeit Acidum fluoricum D 6 (4mal 8 Globuli täglich).

Nasenschleimhautentzündung (Allergische Rhinitis)

Bei allergischer Nasenschleimhautentzündung ist das Augenmerk nicht bloß auf die Linderung der Symptome zu richten – auch die möglichen Spätfolgen sind zu bedenken. Denn eine allergische Rhinitis ist eine foudroyante Entzündung. Nach fünf bis fünfzehn Jahren leiden 37 Prozent der Rhinitiker an Asthma bronchiale, wenn nicht frühzeitig eine Behandlung erfolgt. Eine ganze Reihe von Zellen ist bei der allergischen Rhinitis »aktiviert«: Die Makrophagen, die T-Lymphozyten und vor allem die eosinophilen Granulozyten. Rasch werden proinflammatorische Zytokine freigesetzt, und bei etwa 70 Prozent der von allergischer Rhinitis Betroffenen kommt es zur Einwanderung von eosinophilen Zellen aus den Kapillaren ins Gewebe, wodurch sich die Symptomatik verstärkt. Die symptomatische Therapie im akuten Schub und die präventive Behandlung (zum Beispiel Hyposensibilisierung) gehören dabei zusammen. Sonst droht ein »Etagenwechsel«, etwa das Übergreifen der Entzündung auf die Bronchien.

Behandlungsbeispiel mit Magnettherapie
Einen Dauermagneten (von etwa 0,025 Tesla = 250 Gauß Feldstärke) mit der Nordpolseite (+) zur Haut nachts ober-

halb der Nasenwurzel (Sinus frontalis) applizieren. Tagsüber einen Dauermagneten der gleichen Feldstärke mit der Südpolseite (–) auf dem Brustbein (Sternum) tragen. Bei beginnender Bronchitis auf dem Brustbein den Nordpol anwenden.

Ergänzende Maßnahmen
o Trinkkur mit magnetisiertem Wasser (Südpolwasser)
o Calcium-Sandoz forte (Brausetabletten)

Homöopathie
Luffa D 4, Kalium bichromicum D 4 im zweitägigen Wechsel (4mal 8 Globuli). Doch bei Fließschnupfen Sabadilla D 12 (2mal 8 Globuli).

Hinweise für den Arzt/Heilpraktiker

Akupunktur-Therapievorschlag
Lu 10, Di 4, Di 20, B 7, B 8, G 4, G 20, LG 22, LG 23, Ohr-Punkte: 22, 12, 55.

Medikation – Auswahl
o Gerner Mixtura Antiallergica cpl (Pulver)
o Serpalgin-Salbe Horvi
o Spenglersan Kolloid K
o Intalnasal (Pulver in Kapseln zum Einstäuben in die Nase)
o Hyposensibilisierung: Eigenblutinjektionen.

Nervenschwäche (Neurasthenie)

Das Nervensystem kann von Geburt an überempfindlich sein. In diesem Fall liegt eine konstitutionelle Nervenschwäche vor. Ebenso kann diese Schwäche auch erworben sein. Die hauptsächlichsten Erscheinungsformen der Neurasthenie treten durch körperliche, geistige und seelische Belastungen auf, nach schweren Erkrankungen, Intoxikationen und einer Fehlernährung. Im Vordergrund der seelischen Erkrankungen steht eine Nervenschwäche, die verschiedenartige Symptome hervorruft, wie eine abnorme geistige Ermüdbarkeit, die mit Zwangsvorstellungen (Neurosen), Schlaflosigkeit und krankhaften Empfindungen aller Art einhergeht. Die Neurasthenie wird durch unnatürliche Lebensweise, gestörte Erlebnis- beziehungsweise Konfliktsituationen, durch Nikotin, Alkohol-, Tabletten- und Drogenmißbrauch gefördert.

Behandlungsbeispiel mit Magnettherapie
o Abbildung 39.
Biomagnete entlang der Mittellinie des Körpers aufkleben – zwei unterhalb der Spitze des Brustbeinfortsatzes (KG 14, KG 15), den dritten in der Mitte des Brustbeins (KG 17). Ebenso zwei Magnete auf die Akupunkturpunkte (M 36) zwei Fingerbreit seitlich außen unterhalb der Kniescheibe und zwei an der distalen Handgelenkfalte (H 7).
   Zur Ergänzung: Magnetfeld-Methode, Abbildung 13, 1mal täglich etwa 15 Minuten.

Ergänzende Maßnahmen
o Trinkkur mit magnetisiertem Wasser (Zweipolwasser) oder
   Milch (4 Deziliter)
o Fichtennadelbäder
o intuitives Atmen
o autogenes Training
o Yoga
o Meditation.

Homöopathie
Acidum phosphoricum D 3 und Kalium phosphoricum D 6 im zweitägigen Wechsel einnehmen. Abends immer vor dem Schlafengehen: Zincum valerianicum D 12 (8 Globuli).

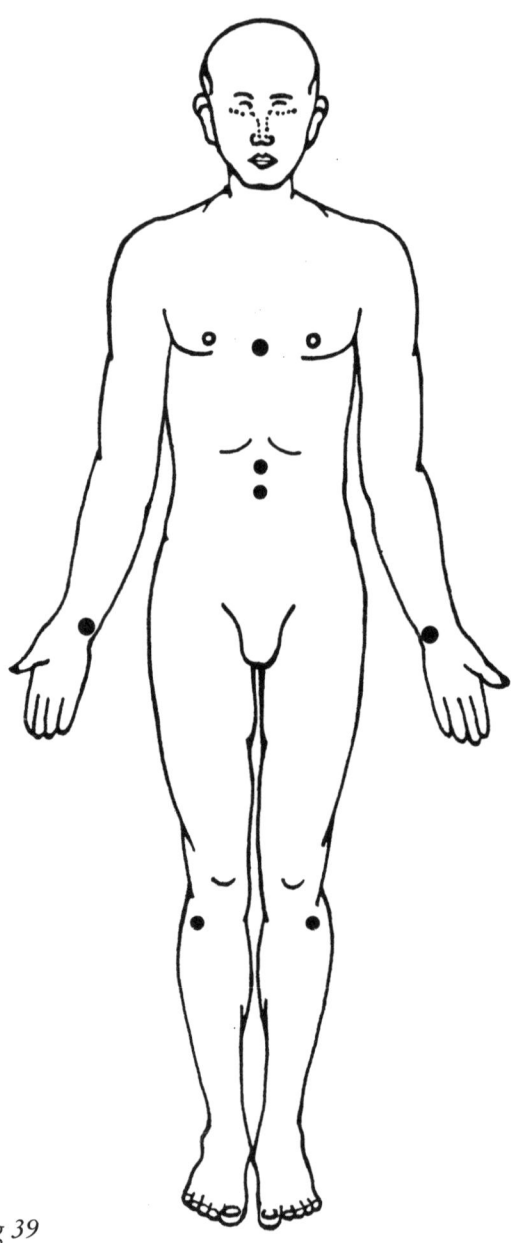

Abbildung 39

Hinweise für den Arzt/Heilpraktiker

Akupunktur-Therapievorschlag
Le 2, Di 4, M 36, H 7, N 6, LG 23, KG 14, KG 15, KG 17,
Ohr-Punkte: 29, 51, 100.

Medikation – Auswahl
o Supplevit Magnum (Magnesium und Vitamin E, Kapseln)
o Zinkglukonat (Tabletten, 8,5 Milligramm)
o Kavaform (Kapseln).

Nervöse Störungen
(Vegetative Dystonie)

Das sympathische und das parasympathische Nervensystem
üben normalerweise eine gegensätzliche Wirkung auf die von
ihnen gesteuerten Körperteile aus. Das Fließgleichgewicht der
Organfunktionen wird gewissermaßen durch das Gegenspiel
der beiden Systeme erreicht. Eine ausgeglichene Funktion
unserer Organe hängt vom Gleichgewicht dieser beiden Systeme ab. So beschleunigt der Sympathikus die Atmung und
den Herzschlag, erhöht den arteriellen Druck und hemmt
gleichzeitig die Bewegung und Drüsentätigkeit der Verdau-
ungsorgane. Der Parasympathikus hingegen begünstigt die
Verdauungsfunktion und die Entspannung der Organe. Er
verlangsamt Atmung und Pulsschlag, senkt den Blutdruck und
stimuliert die Bewegung und Absonderung der Eingeweide.
   Der Begriff »vegetative Dystonie« besagt, daß der Tonus,
der Spannungszustand und die Gleichgewichtslage des vegetativen Nervensystems, gestört ist. So zahlreich wie die
Symptome (Niedergeschlagenheit, schwitzende Hände, »Ein-
schnürung« der Kehle, Übersäuerung des Magens, Verstopfung, Appetitstörungen, Abnahme des Geschlechtstriebes,
Kreislaufbeschwerden, Mundtrockenheit, Schwindel, Atem-

not, Schlafstörungen und mehr sind auch die Ursachen. Ärger zu Hause, Streß am Arbeitsplatz, ständige Überlastungen oder Dauerkonflikte im zwischenmenschlichen Bereich rufen diese Regulationsstörungen hervor.

Behandlungsbeispiel mit Magnettherapie
o Abbildung 40.
Biomagnete entlang des Körpers aufkleben: zwei unterhalb der Spitze des Brustbeinfortsatzes (KG 14, KG 15), den dritten in der Mitte des Brustbeins (KG 17), ebenso zwei auf die Akupunkturpunkte (M 36) zwei Finger breit seitlich außen unterhalb der Kniescheibe und zwei an der distalen Handgelenkfalte (H 7). Nachts einen Biomagneten auf die Stirn applizieren, oberhalb der Nasenwurzel (LG 23).
Zur Ergänzung: Magnetfeld-Methode, Abbildung 13, 1mal täglich etwa 15 Minuten anwenden.

Ergänzende Maßnahmen
o Trinkkur mit magnetisiertem Wasser (Zweipolwasser) oder Milch (4 Deziliter)
o Lavendelblütenbäder
o intuitives Atmen
o autogenes Training
o Yoga
o Meditation.

Homöopathie
Kalium phosphoricum D 6 und Ambra D 4 im zweitägigen Wechsel einnehmen. Abends immer vor dem Schlafengehen: Zincum valerianicum D 12 (8 Globuli).

Hinweise für den Arzt/Heilpraktiker

Akupunktur-Therapievorschlag
Le 2, Di 4, M 36, H 7, N 6, LG 23, KG 14, KG 15, KG 17, Ohr-Punkte: 29, 51, 100.

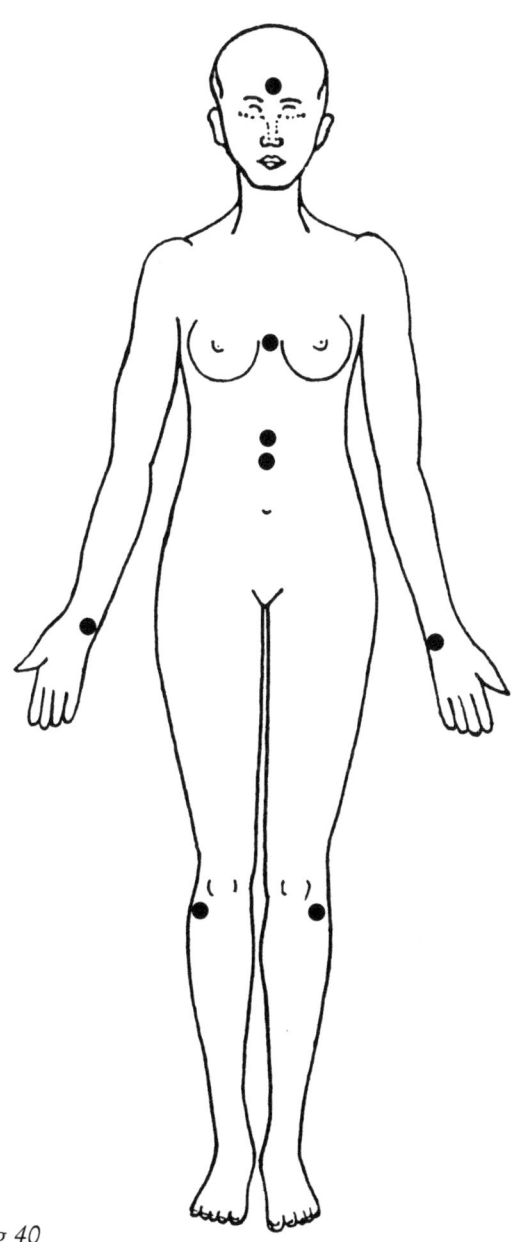

Abbildung 40

Medikation – Auswahl
o Supplevit Magnum (Magnesium und Vitamin E, Kapseln)
o Zinkglukonat (Tabletten, 8,5 Milligramm)
o Valverde-Entspannungsdragees.

Niedriger Blutdruck (Orthostatische Hypotonie)

Bei Personen, die über Benommenheit, Müdigkeit, Konzentrationsstörungen, Ohnmachtsgefühle oder verschwommenes Sehen klagen, sind diese Symptome ein Beweis für eine leichte oder mäßige Verminderung des zerebralen Blutflusses. Der niedrige Blutdruck tritt bei nervösen Kreislaufstörungen im Zusammenhang mit einem schwachen Nervensystem zutage – besonders bei starker seelischer, geistiger und körperlicher Erschöpfung, ebenso bei neurologischen Erkrankungen, die das autonome Nervensystem befallen. Erkrankungen, die mit orthostatischer Hypotonie einhergehen, sind unter anderem: die perniziöse Anämie, die diabetische Polyneuropathie, die alkoholische Neuropathie, das GUILLAIN-BARRÉ-Syndrom (postinfektiöse Polyneuropathie). Die periphere Gefäßinsuffizienz (insbesondere bei starken Krampfadern) kann ebenfalls zu einem Blutdruckabfall im Stehen führen. Eine ganze Reihe von Ursachen, von denen der Blutdruck nicht mehr mit den ursprünglichen homöostatischen Mechanismen kontrolliert wird, kann einen niedrigen Blutdruck hervorrufen. Auch durch Drogen- und Medikamentenmißbrauch, bei geopathischen Belastungen und vermindertem Magnetfeld (durch einen Faradayschen Käfig) ist ein Blutdruckabfall erkennbar. Besondere Stoffgruppen von Medikamenten, die bei nervösen und seelischen Leiden eingesetzt werden, weisen als wichtige Nebenwirkung einen Blutdruckabfall auf. Eine stärkere Abnahme der Durchblutung hat eine plötzliche Ohnmacht (Synkope) oder gar einen generalisierten Krampfanfall zur Folge.

Behandlungsbeispiel mit Magnettherapie

Magnetfeld-Methode, Abbildung 13, 1mal täglich 15 Minuten durchführen. Zudem zweimal am Tag je eine Viertelstunde lang die Südpolseite (–) eines Dauermagneten (von etwa 0,025 Tesla = 250 Gauß Feldstärke) zur Haut auf die Hauptschlagader eine Handbreit unter das rechte Ohr applizieren, eventuell mit einem roten Seidentuch befestigen.

Ergänzende Maßnahmen

o Trinkkur mit magnetisiertem Wasser (Zweipolwasser) oder Milch (4 Deziliter)
o Arnikatee: für die Teezubereitung nimmt man die in den Apotheken erhältliche Droge (Flores arnicae) als Aufguß – 1 Teelöffel Blüten auf 1 Tasse heißes Wasser, 10 Minuten ziehen lassen, schluckweise 2mal täglich warm trinken; es stellt sich die herzbelebende Wirkung ein, wenn der Tee mit 1 bis 2 Löffel Bienenhonig gesüßt wird.
o Kaltwassertreten (nach KNEIPP) oder Wechselgüsse
o Jogging.

Homöopathie

Crataegus D 2 und Kalium carbonicum D 3 im zweitägigen Wechsel (4mal 8 Globuli täglich). Bei Spannungsgefühl in der Herzgegend: Cactus D 6, (4mal 8 Globuli täglich).

Hinweise für den Arzt/Heilpraktiker

Akupunktur-Therapievorschlag

Le 3, M 36, H 9, B 20, KS 4, KG 6, Ohr-Punkte: 29, 95, 100.

Medikation – Auswahl

o Spenglersan Kolloid Om + K
o Effortil plus (Retardkapseln)
o Dihydergot plus (Tabletten).

Nierenbeckenentzündung (Pyelonephritis)

Bei akuten Infektionen des Harnwegtraktes lassen sich untere Harnweginfekte (Urethritis, Zystitis und Prostatitis) und obere Harnweginfekte (akute Pyelonephritis) unterscheiden. Sie können zusammen oder unabhängig voneinander auftreten. Beide Infektionen können asymptomatisch verlaufen. Obwohl viele verschiedene Mikroorganismen den Harntrakt infizieren können, sind die gramnegativen Bakterien die weitaus häufigsten Erreger. Bakterien der Art Escherichia coli verursachen ohne vorbestehende urologische Erkrankung etwa achtzig Prozent der akuten Infektionen.

Bei der Nierenbeckenentzündung entwickeln die Symptome sich meist schnell, innerhalb weniger Stunden oder eines Tages, und bestehen in Fieber, oftmals um 39,5 °C oder mehr, Schüttelfrost, Erbrechen, Durchfall, und ein dumpfer Druckschmerz macht sich im Rücken bemerkbar. Unter dem häufigen Drang zu urinieren wird ein getrübter Harn gelöst, welcher, stehengelassen, einen rötlichen, flockigen Bodensatz bildet. Bei schwerer Pyelonephritis sinkt das Fieber langsamer und kann auch bei richtig gewählter antibiotischer Therapie während mehrerer Tage persistieren.

Beim Auftreten der Erstsymptome sollte das nachfolgende Behandlungsschema zu einem guten Heilerfolg führen. Besonders bei der chronischen Nierenbeckenentzündung hat sich die Magnettherapie hervorragend bewährt.

Behandlungsbeispiel mit Magnettherapie
o Abbildung 41.
Methode 1, Abbildung 9, täglich etwa 20 Minuten anwenden.
In Ergänzung dazu tagsüber zwei Dauermagnete (von etwa 0,025 Tesla = 250 Gauß Feldstärke) mit der Nordpolseite (+) zur Haut neben dem zweiten Lendenwirbeldorn applizieren.
Nachdem die Infektion abgeklungen ist, wird die Magnet-

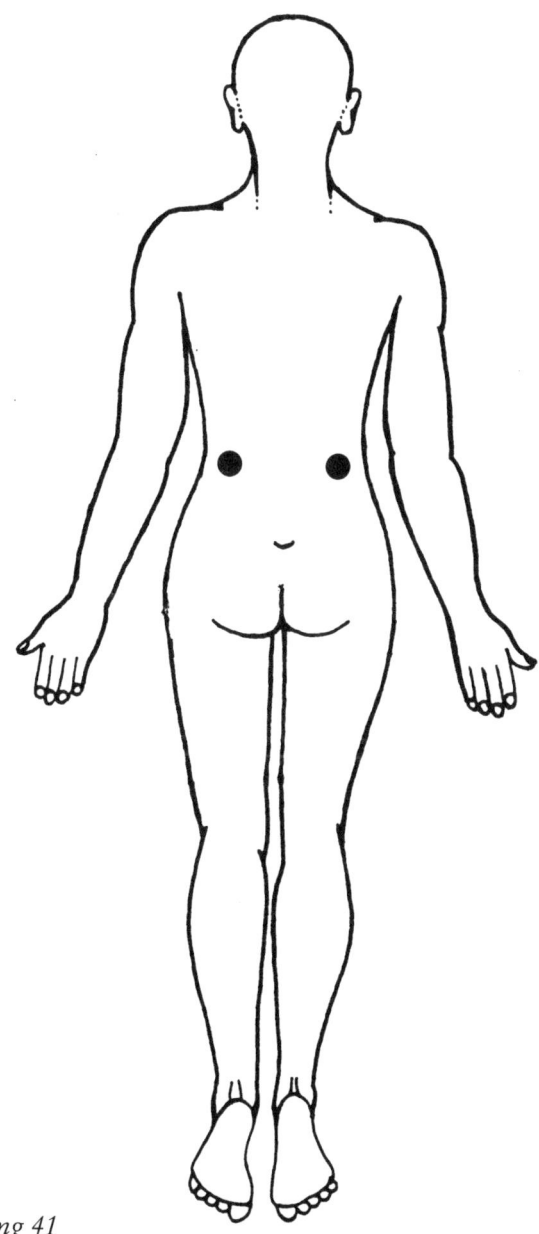

Abbildung 41

anwendung im Rücken mit der Südpolseite (–) des Dauermagneten fortgesetzt.

Ergänzende Maßnahmen
o Trinkkur mit magnetisiertem Wasser (Nordpolwasser)
o Nieren- und Blasentee
o aufsteigende Sitzbäder
o Selen-Tabletten (Symbiostad).

Homöopathie
Berberis vulgaris D 3, Echinacea D 2 und Solidago virgaurea D 4 im dreitägigen Wechsel, jeweils 3mal 15 Tropfen oder 4mal 8 Globuli täglich.

Hinweise für den Arzt/Heilpraktiker

Akupunktur-Therapievorschlag
M 28, B 22, B 23, B 31, B 58, N 7, 3E 9, Ohr-Punkte: 29, 51, 55, 92, 93, 95.

Medikation – Auswahl
o Wobenzym N (Dragees)
o Phönix Solidago (Tropfen)
o Solidagoren N (Tropfen)
o Spasmo-Urgenin N (Dragees)
o Noroxin (Tabletten)
o Neuraltherapie: Mischinjektion aus Procainum chloratum, 1 Prozent, und Acidum formicicum D 4 (Ampulle), in das erste Foramen sacrale.

Osteoporose

Wie können Frauen dem Gespenst der Osteoporose rechtzeitig vorbeugen? Gerade Osteoporosekranke leiden häufig unter unerträglichen Schmerzen. So weit sollte es nicht kommen. Mit einer adäquaten Schmerztherapie lassen sich die Schmerzen meist auf ein erträgliches Maß reduzieren. Die therapeutische Plage bei der Osteoporose bilden die chronischen Schmerzsyndrome. Sie lassen sich auf die zunehmende Demineralisierung des Knochens zurückführen und betreffen meist das Stammskelett. Durch eine Deformierung der Wirbelkörper ändert sich die Wirbelsäulenstatik. Es kommt zur schmerzhaften Fehlbelastung von Wirbelgelenken, Bandapparat und Muskulatur. Ein chronischer Druck auf Spinalnerven und eventuell auch auf das Rückenmark kann zusätzlich neurogene Schmerzen auslösen.

Die kausale Behandlung des Knochensubstanzverlustes steht hier ganz im Vordergrund. Gegen die Schmerzen richtet die Gabe von Kalzium oder Fluoriden allein meist nicht genug aus. Zudem läßt die knochenstabilisierende Wirkung dieser Substanzen meist längere Zeit auf sich warten, manchmal sogar Jahre.

Behandlungsbeispiel mit Magnettherapie
Biomagnete entlang der Brust- und Lendenwirbelsäule applizieren. Anwendungsdauer: 1 Woche, danach 2 Tage pausieren, anschließend in Intervallen fortsetzen.

Zur Ergänzung Methode 1, Abbildung 9, 1mal täglich 30 Minuten durchführen.

Ergänzende Maßnahmen
o Trinkkur mit magnetisierter Milch (Südpol)
o Wirbelsäule an behandlungsfreien Tagen mit tactu-nerval (Frischdrüsensalbe) einsalben
o Calcium Sandoz forte (Brausetabletten; 1mal täglich).

Homöopathie
Calcium fluoratum D 4, Calcium carbonicum Hahnemanni D 6 und Borax D 4 (3mal 2 Tabletten im dreitägigen Wechsel).

Hinweise für den Arzt/Heilpraktiker

Akupunktur-Therapievorschlag
LG 3, 4, 5, 6, 7, 8, 9, 10, 11, 12, 13, B 31, Ohr-Punkte: 52, 54, 55, 56.

Medikation – Auswahl
o Pidocal 500 (Pulver)
o Ossopan-Dragees
o Structum oder Structum 500 (Kapseln)
o Mischinjektion aus Borax-Injeel und Procainum chloratum, 1 Prozent; Quaddeln entlang der Dornfortsätze und im ersten Foramen sacrale.

Parkinson-Syndrom

Bis die Diagnose »Parkinson« gestellt wird, vergehen in der Regel mehrere Jahre. Bei Patienten ohne Tremor dauert es oft sogar noch länger. Das verwundert nicht, denn keines der vielfältigen Symptome ist wirklich pathognomonisch (für eine Krankheit charakteristisch). Typische Frühsymptome einer Parkinson-Krankheit, wie Leistungsknick, rezidivierende (wiederkehrende) Wirbelsäulenbeschwerden oder bei Männern ein Libidoverlust, lassen in der Allgemeinpraxis sicher noch nicht gleich an diese Krankheit denken. Denn sie kommen nur allzu häufig vor. Konkret wird der Verdacht vielleicht erst, wenn der Patient beim Gehen einen Arm weniger mitschwingt als den anderen und Ellbogen und Kniegelenke immer auffallend gebeugt hält.

Während die Diagnose beim Parkinsonkranken ohne Tremor, wie gesagt, meist Jahre dauert, wird die Krankheit bei Patienten mit Zittern schon relativ früh diagnostiziert. Der Nachteil ist, daß so manches Zittern fälschlich als Parkinson eingeordnet wird. Dabei ist die klinische Abgrenzung des

Tremors recht einfach: Der Parkinsonkranke hat einen Ruhe-tremor, der bei zielgerichteten Bewegungen, etwa ein Glas anzufassen, aufhört, aber beim Halten wiederkommen kann. Beim essentiellen Tremor besteht dagegen in Ruhe kaum oder gar kein Zittern, und bei einer beabsichtigten Bewegung verstärkt sich der Tremor massiv. Ähnliches gilt für den zerebellaren (vom Kleinhirn ausgehenden) Tremor, er hat kurz vor dem Bewegungsziel den größten Ausschlag.

Behandlungsbeispiel mit Magnettherapie
Methode 1, Abbildung 9, und Methode 2, Abbildung 10, im täglichen Wechsel, etwa 15 Minuten lang anwenden. Tagsüber eine Magnetfolie auf den Plexus solaris applizieren.

Ergänzende Maßnahmen
o Trinkkur mit magnetisiertem Wasser (Zweipolwasser) oder Milch (4 Deziliter)
o autogenes Training.

Homöopathie
Cocculus D 4, Phosphorus D 12 und Plumbum metallicum D 6 im dreitägigen Wechsel (2mal 8 Globuli täglich).

Hinweise für den Arzt/Heilpraktiker

Akupunktur-Therapievorschlag
Le 2, Di 4, Di 12, M 36, B 31, N 8, LG 23, KG 6, KG 11, Ohr-Punkte: 29, 37, 51, 58, 95, 100.

Medikation – Auswahl
o Zinkglukonat (Tabletten, 8,5 Milligramm)
o Supplevit Magnum (Magnesium und Vitamin E, Kapseln)
o Madopar (Kapseln)
o Sormodren (Tabletten)
o Akineton (Tabletten).

Rheuma

Heute weisen über fünfzig Prozent der Bevölkerung objektive Zeichen von Rheumatismus auf. Aufgrund der hohen Schadstoffbelastung der Umwelt und wegen vermehrter Nährstoff- und Enzymmangelzustände vermag das antioxidative Abwehrsystem unseres Körpers seiner Schutzfunktion nicht mehr nachzukommen, was zu Zellschädigungen und Rheumatismus führt. Neben erblichen Vorbelastungen, psychischen Spannungszuständen, Streß, einem kalten Arbeitsplatz, unterirdischen Wasseradern (Reizstreifen), Elektrosmog und dergleichen mehr wird ein Teil der akuten rheumatischen Erkrankungen durch Umweltgifte, Stoffwechselerkrankungen und durch eine Übersäuerung (metabolische Azidose) des Organismus ausgelöst.

Ebenso können zum Beispiel eine Streptokokkeninfektion oder Eiterherde, die sich häufig an den Mandeln, Zähnen, in der Kiefer- und Stirnhöhle befinden, rheumatische Erkrankungen hervorrufen.

Wesentlich für eine erfolgreiche Behandlung ist es, bestehende Streuherde vom Arzt beseitigen zu lassen, da sie pathologische Auswirkungen auf die Gelenke, Muskulatur und auch auf die Herzklappen haben. Eine akute interstitielle Klappenentzündung kann zur Zerstörung der Klappen und schließlich zu einer Herzerkrankung (Stenosis oder Insuffizienz) führen.

Die Behandlung von rheumatischen Erkrankungen mit den konservativen Methoden kann sowohl den Arzt als auch den Patienten oft nicht hundertprozentig befriedigen. Dies, obwohl die Antirheumatika zu den bestuntersuchten Pharmaka gehören.

Kortikosteroide zählen zu den Mitteln erster Wahl. Diese Pharmaka besitzen jedoch, gerade bei einer Anwendung während eines längeren Zeitraums, ein bemerkenswertes Nebenwirkungspotential.

Behandlungsbeispiel mit Magnettherapie
o Abbildung 42.
Bei Rheumaschmerzen im Schulterbereich kommen zur Anwendung: drei Dauermagnete von etwa 0,025 Tesla (= 250 Gauß) Feldstärke. Der erste Dauermagnet wird auf der Vorderseite mit dem Südpol (–) zur Haut appliziert, zwei weitere seitlich und hinten mit der Nordpolseite (+) zur Haut. Dadurch entsteht eine magnetische Durchflutung des Gelenks.
Diese erfolgreiche Anwendung läßt sich auf alle größeren Gelenke übertragen, die rheumatischen Prozessen unterworfen sind.
Ebenso kann man auch mehrere Biomagnete auf die Schmerzzone kleben, bis der Schmerz nachläßt. Wahlweise kann man dazu die Methode 2 (Abbildung 10) durchführen.

Ergänzende Maßnahmen
o Trinkkur mit magnetisiertem Wasser (Zweipolwasser)
o geopathische Reizzonen abschirmen
o säurebildende Nahrungsmittel meiden
o Heublumenbäder
o Rheumatee
o Schultergelenk mit Mohnöl einreiben
o Betacaroten (Kapseln, 15 Milligramm, 1 Kapsel täglich)
o Vitamin B_6 (Tabletten, 1 Tablette täglich)
o Vitamin C (Kapseln, 500 Milligramm, 1 Kapsel täglich)
o Vitamin E (Kapseln, 400 I. E., 1 Kapsel täglich)
o Zink-Tabletten (15 Milligramm, 1 Tablette täglich).

Homöopathie
Im Schub Bryonia D 3 oder Dulcamara D 4; im Anschluß: Colchicum D 4 (4mal 8 Globuli) oder Rhus toxicodendron D 30 (1mal 8 Globuli pro Woche).

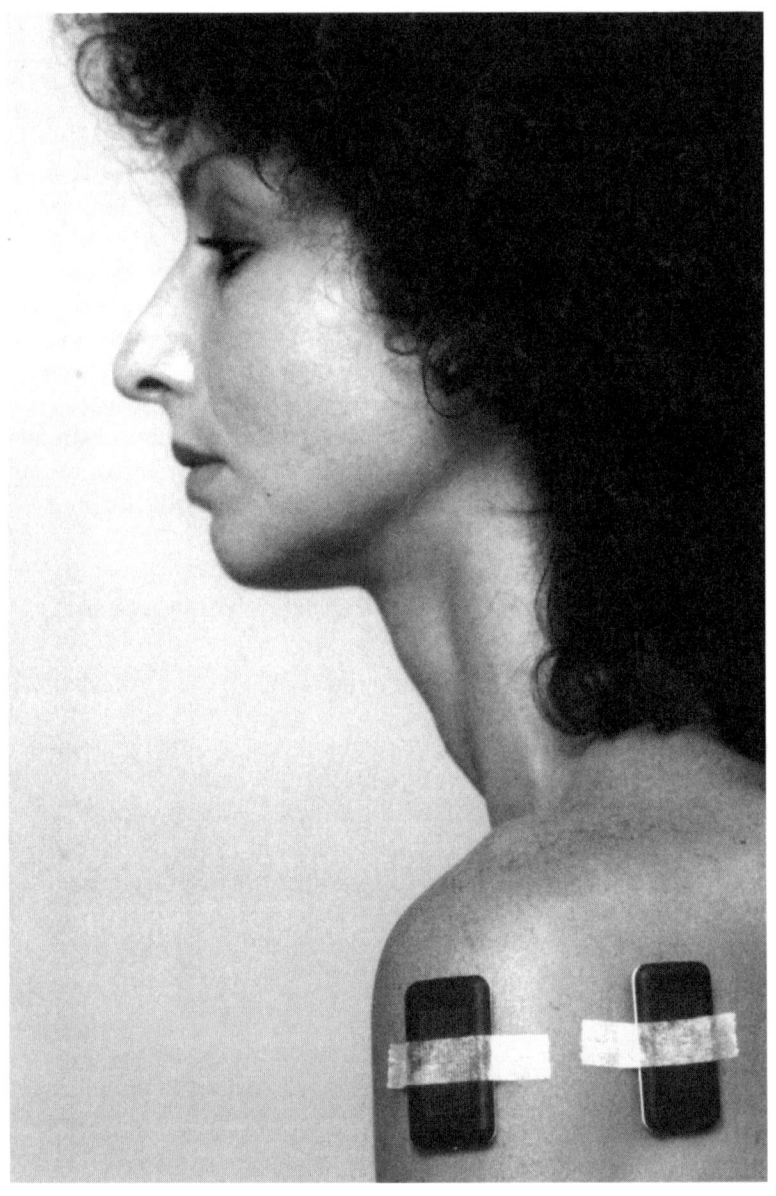

Abbildung 42

Hinweise für den Arzt/Heilpraktiker

Akupunktur-Therapie
Bei Schulterschmerzen: Lu 2, Di 2, Di 11, Dü 3, Dü 6, Dü 8,
Dü 12, Dü 13, Dü 15, B 11, B 39, 3E 3, G 21, Ohr-Punkte: 29,
55, 56.

Medikation – Auswahl
o Wobenzym N (Dragees)
o Supplevit Magnum (Magnesium und Vitamin E, Kapseln)
o Neuraltherapie: Mischinjektion aus Natrium chloratum,
   0,9 Prozent, und Procainum chloratum, 1 Prozent
o Voltaren retard (Retarddragees)
o Apranax (Filmtabletten, Suppositorien).

Schlaflosigkeit
(Agrypnie)

Die Gefahr lauert unsichtbar in unserem Schlafzimmer. Elektromagnetische Stromwechselfelder und geopathogene Reizzonen sind Schlafkiller und Krankmacher. Oft zeigt sich, daß ein gestörter Schlafplatz die Ursache dafür ist – der Mensch kann sich während der Ruhephase nicht mehr richtig erholen. Erschwertes Einschlafen, Durchschlafstörungen, nicht ausreichender Schlaf führen auf die Dauer zu Tagesmüdigkeit, Konzentrationsschwächen und Depressionen.

Zu achtzig Prozent liegt die Ursache im seelisch-geistigen Bereich. Streßfaktoren, gestörte zwischenmenschliche Beziehungen, Sorgen, Stoffwechselgifte und ähnliches sowie das »Nicht-abschalten-Können« beeinträchtigen die natürliche Schlafdauer. Bei älteren Menschen können Schlafstörungen auch Frühsymptome einer arteriellen, cerebrovaskulären (die Kopfgefäße betreffenden) oder kardiovaskulären (die Herzgefäße betreffenden) Durchblutungsstörung sein. In diesen letzteren Fällen ist eine ärztliche Untersuchung erforderlich, weil das nachfolgende Behandlungsbeispiel die Grundursache der Durchblutungsstörungen nicht erfaßt.

Behandlungsbeispiel mit Magnettherapie
o Abbildung 43.
Nachts Biomagnete auf die Stirnmitte (»drittes Auge«) applizieren. Je einen weiteren beim Haaransatz (3E 16) drei Fingerbreit hinter dem rechten und linken Ohrläppchen.

Ergänzende Maßnahmen
o Trinkkur mit magnetisiertem Wasser (Zweipolwasser) oder Milch (4 Deziliter)
o Reflexzonenmassage
o autogenes Training
o Meditation.

Homöopathie
Zincum valerianicum D 3 oder Kalium phosphoricum D 4 tagsüber (3mal 8 Globuli), und immer vor dem Schlafengehen Passiflora D 2 (1mal 8 Globuli).

Hinweis für den Arzt/Heilpraktiker

Akupunktur-Therapie
Le 2, MP 6, H 7, B 10, 3E 16, G 20, LG 23, KS 6, Ohr-Punkte: 29, 51, 55, 100.

Medikation – Auswahl
o Supplevit Magnum (Magnesium und Vitamin E, Kapseln)
o Zinkglukonat (Tabletten, 8,5 Milligramm)
o Kavaform N (Kapseln)
o Valverde-Entspannungsdragees
o Rohypnol (Tabletten).

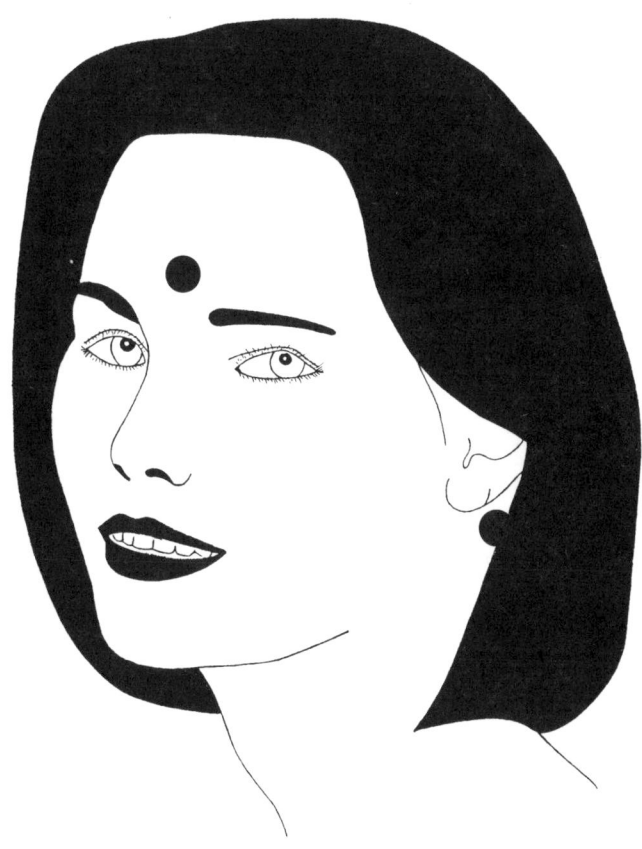

Abbildung 43

Schleudertrauma

Wer glaubt, ein Schleudertrauma der Halswirbelsäule sei im wesentlichen nur eine Verletzung der Halswirbelsäule (HWS-Syndrom), muß seine irrige Meinung schleunigst korrigieren. Experimentelle Untersuchungen zeigen, daß die stärksten Zerstörungskräfte beim Schleudertrauma nicht etwa im Hals, sondern vielmehr im Hirnstamm (durch Mikroläsionen) einwirken. Bereits kurz nach dem Unfall lassen sich neuropsychologische Hirnleistungsstörungen, wie verminderte motorische Reaktionsgeschwindigkeit, Aufmerksamkeit und Konzentrationsschwächen, nachweisen. Einige Tage nach dem Unfall klagen Patienten über Nackenschmerzen, Kopfschmerzen, Schwindel und über ausstrahlende Schmerzen in die Arme. Daß die Beschwerden erst nach einer Latenzzeit von 24 bis 72 Stunden auftreten, ist nach einem Schleudertrauma häufig zu beobachten. Die zerebralen Symptome Müdigkeit, Konzentrations- und Gedächtnisstörungen, Kopfschmerzen, Sehstörungen, Schlafstörungen und emotionale Labilität entwickeln sich in der Regel zu chronischen Beschwerden, wenn nicht frühzeitig eine Magnettherapie erfolgt.

Behandlungsbeispiel mit Magnettherapie
Methode 2, Abbildung 10, 1mal täglich etwa 15 Minuten einsetzen. Druckempfindliche Schmerzpunkte am Hals-, Nacken- und Schulterbereich feststellen, Biomagnete auf diese kleben und mindestens 5 Tage dort belassen.
Eventuell Anwendung in Intervallen wiederholen.

Ergänzende Maßnahmen
o Trinkkur mit magnetisiertem Wasser (Zweipolwasser) oder
  Milch (4 Deziliter)
o Lymphdrainage (HWS)
o Ruhephasen im Liegen
o Halsstütze tragen.

Homöopathie

Zuerst Arnica D 30 1mal 8 Globuli täglich, danach bei Schwindel Cocculus D 4 (4mal 8 Globuli). In der Folge Magnesium phosphoricum D 12 (3mal 8 Globuli täglich) und immer vor dem Schlafengehen Passiflora D 6, 8 Globuli.

Hinweise für den Arzt/Heilpraktiker

Akupunktur-Therapievorschlag
Di 4, B 10, 3E 15, 3E 16, G 21, LG 24, Ohr-Punkte: 29, 37, 51, 55.

Medikation – Auswahl
o Supplevit Magnum (Magnesium und Vitamin E, Kapseln)
o Structum oder Structum 500 (Kapseln)
o Apranax Tabletten (bei Schmerzen).

Schulterschmerzen
siehe Nacken- und Schulterschmerzen

Sehnenschmerzen
siehe Bindegewebeschmerzen

Sterilität
siehe Männliche Unfruchtbarkeit

Stirnkopfschmerzen

Eine Entzündung der Nasennebenhöhle (Sinusitis frontalis) verursacht Schmerzen im Bereich der Stirnhöhle und einen entsprechenden Stirnkopfschmerz. Die Sinusitis ethmoidalis ist durch Schmerzen hinter und zwischen den Augen und einen frontalen Kopfschmerz, der oft als »schädelspaltend« beschrieben wird, gekennzeichnet. Die akute Sinusitis wird durch Streptokokken, Pneumokokken, Haemophilus influenzae und Staphylokokken verursacht, denen meist ein akuter Virusinfekt der oberen Luftwege vorangeht. Doch in den meisten Fällen beruht der Stirnkopfschmerz, bei dem sich die Schmerzen exakt an der Stirn, oberhalb der Nasenwurzel, am sogenannten »dritten Auge«, lokalisieren lassen, auf einer Überanstrengung der Augen (zum Beispiel durch die Arbeit am Bildschirm). Auch kann der Stirnkopfschmerz unter anderem durch eine Verspannung der Stirnmuskulatur entstehen, bei geistiger Überarbeitung, durch Sauerstoffmangel, oder er wird durch pathogene elektromagnetische Felder hervorgerufen.

Behandlungsbeispiel mit Magnettherapie
o Abbildung 44.
Bei beginnenden Stirnkopfschmerzen sofort einen Biomagneten oberhalb der Nasenwurzel (LG 23) applizieren und zwei weitere am lateralen Rand, am Ende der Augenbraue (3E 21). Der dritte und vierte Biomagnet wird am vorderen Haaransatz, im Stirn- und Schläfenwinkel (M 1), appliziert. Bei chronischen Stirnkopfschmerzen ist es empfehlenswert, die Methode 2, Abbildung 10, anzuwenden (etwa 15 Minuten) und einen Dauermagneten (von etwa 0,025 Tesla = 250 Gauß Feldstärke) mit der Nordpolseite (+) zur Haut auf das sogenannte »dritte Auge« (LG 23) zu applizieren. Auch bei einer beginnenden Sinusitis kann man den Infektionsherd auf diese Weise rasch kupieren.

Ergänzende Maßnahmen
o Trinkkur mit magnetisiertem Wasser (Südpolwasser)
o während der schmerzfreien Tage: Schulter-, Nacken- und Kopfmassagen
o Kaltwassertreten (nach KNEIPP)

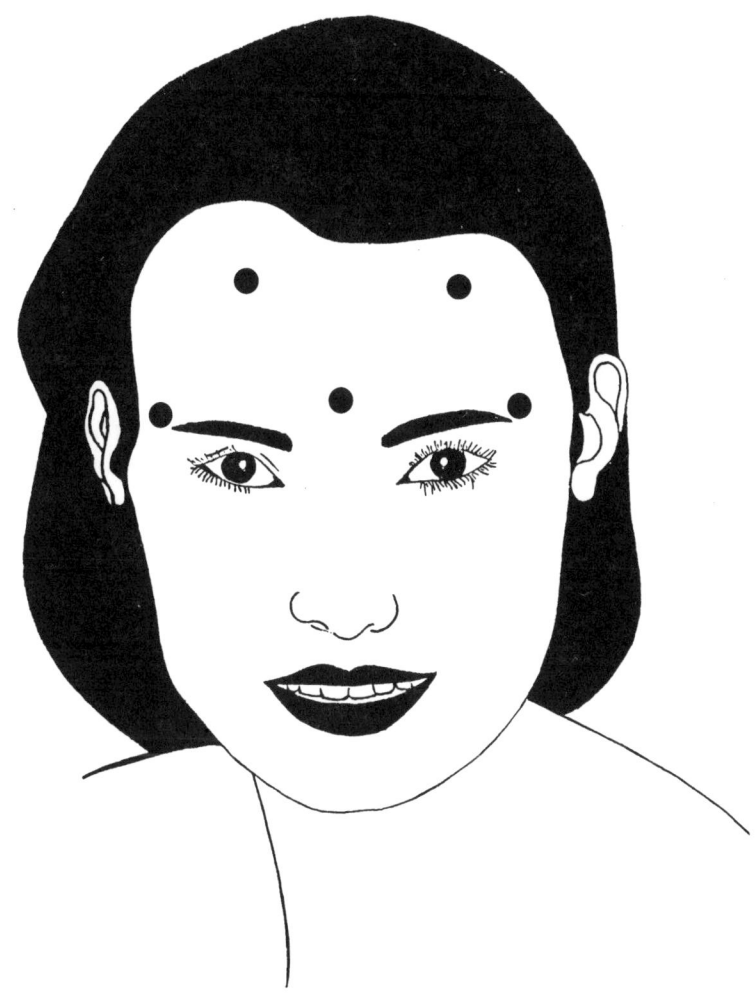

Abbildung 44

o Melissenbäder
o Sauerstoffinhalationen

o Zinkglukonat (Tabletten, 8,5 Milligramm, 1 Tablette täglich)
o Supplevit Magnum (Magnesium und Vitamin E, Kapseln)
o autogenes Training
o Yoga
o bei zwischenmenschlichen Belastungen eventuell Gesprächstherapie
o augenärztliche Kontrolle.

Homöopathie
Belladonna D 6, Kalium bichromicum D 4, Gelsemium D 4 und Kalium phosphoricum D 12 im viertägigen Wechsel (4mal 8 Globuli täglich).

Hinweise für den Arzt/Heilpraktiker

Akupunktur-Therapievorschlag
Le 2, Lu 7, Di 4, M 1, B 2, B 8, 3E 21, G 8, G 9, G 14, LG 23, Ohr-Punkte: 29, 33, 35, 51, 55.

Medikation – Auswahl
o Valverde-Schmerzdragees
o Aspirin plus C (Brausetabletten)
o Petadolex-Kapseln
o Amoximex (Tabletten/Sirup)
o Tonopan (Tabletten, Suppositorien)
o Saridon neu (Tabletten).

Störungen der sexuellen Liebesfähigkeit (Impotenz – Frigidität)

Zu den verborgenen und zugleich häufigsten psychosomatischen Beschwerden gehören die Störungen der sexuellen Liebesfähigkeit. Beim Mann spricht man von sexueller Impotenz, bei der Frau zumeist von Frigidität. Beide Formulierungen sind fragwürdig und bezeichnen keineswegs die Grundursache. In den allermeisten Fällen liegen seelische Ursachen zugrunde – nicht nur im enggefaßten sexuellen Bereich, sondern in der gesamten Lebenseinstellung. Seelische Blockaden, die tief im Unterbewußtsein verankert sind, bewirken Störungen im vegetativen Nervensystem, die dann wiederum durch auftretende Durchblutungsstörungen die Sexualschwäche auslösen. Hierbei entstehen Verspannungen und Verkrampfungen im Beckenbereich. Wenn eine wirkliche Besserung eintreten soll, muß zuerst eine Abklärung der persönlichen Verhältnisse, der näheren Umstände und – über das Sexuelle hinausgehend – der partnerschaftlichen Beziehung erfolgen. Gleichzeitig müssen die Verkrampfungen gelöst und die Nerven gestärkt werden. Dabei steht die Magnettherapie hilfreich zur Seite, indem sie dem Körper Energie zuführt und Verspannungen abbaut.

Behandlungsbeispiel mit Magnettherapie
o Abbildung 45
Methode 1, Abbildung 9, 1mal täglich etwa 15 bis 30 Minuten ausführen. Tagsüber im Kreuzbereich eine Magnetfolie tragen. Zudem zwei Biomagnete untereinander auf die Akupunkturpunkte KG 4 und KG 5, unterhalb des Bauchnabels, applizieren. Auf der linken und rechten Oberschenkelinnenseite befinden sich die nächsten Energiepunkte (Clie-be). Bei chronischen Störungen zunächst nachts auf die linke Seite der Fußsohle einen Dauermagneten (von etwa 0,025 Tesla = 250 Gauß Feldstärke) mit der Südpolseite (–) zur Haut be-

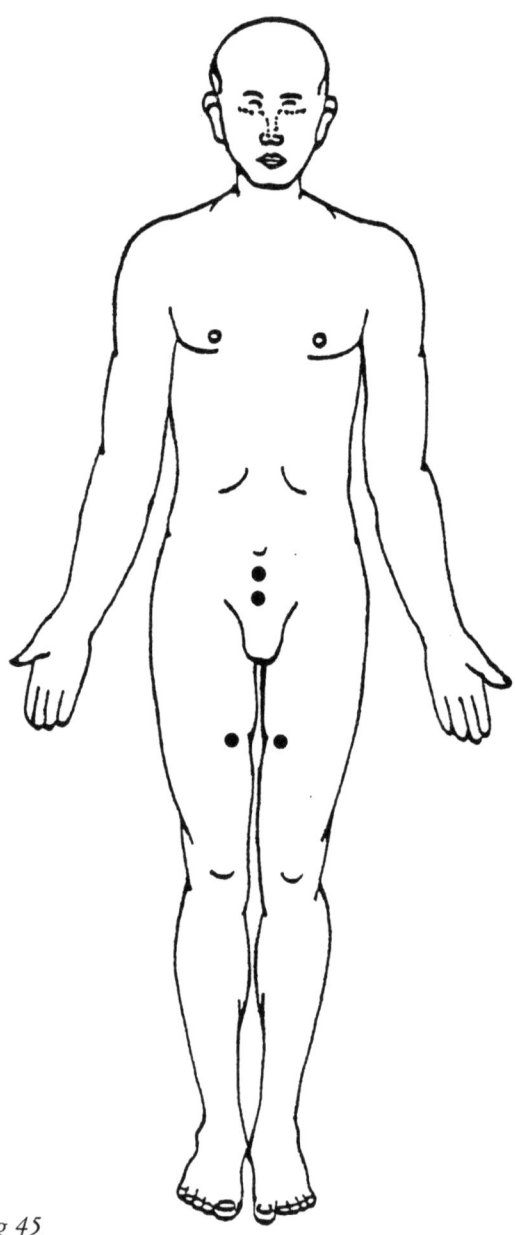

Abbildung 45

festigen und auf der rechten Fußsohle die Nordpolseite (+) verwenden.

Ergänzende Maßnahmen
o Trinkkur mit magnetisiertem Wasser (Südpolwasser) oder Milch (4 Deziliter)
o Ginseng-Kur (Ginsaton)
o Vitamin E (Kapseln, 147 Milligramm, 1mal 1 Kapsel täglich)
o L-Glutathione (Kapseln, 100 Milligramm, 1mal 1 Kapsel täglich)
o Gesprächstherapie.

Homöopathie
Damiana D 2 und Acidum phosphoricum D 6 im zweitägigen Wechsel einnehmen. Für den Mann 1mal monatlich Lycopodium D 30, für die Frau nach der Periode Sepia D 30 (8 Globuli).

Hinweise für den Arzt/Heilpraktiker

Akupunktur-Therapie
Le 2, MP 6, B 23, B 31, B 35, B 47, N 11, LG 2, LG 3, LG 4, KG 2, KG 4, KG 5, Sonderpunkt: Clie-be, Ohr-Punkte: 13, 22, 32, 51, 55, 79, 100.

Medikation – Auswahl
o Yohinbin »Spiegel« (Tabletten)
o Andriol (Kapseln)
o Supplevit Magnum (Magnesium und Vitamin E, Kapseln)
o Zinkglukonat (Tabletten, 8,5 Milligramm)
o Testes-Uvocal (Ampullen).

Tennisarmschmerzen (Epicondylitis)

Auch wer in seinem Leben nie einen Tennisschläger in der Hand hatte, kann einen Tennisarm bekommen. Einseitige Belastungen und Überbeanspruchung des Ellbogengelenks führen zu einer Epicondylitis. Die Ursache liegt am Knochenvorsprung im Ellbogenbereich, wo sich der Sehnenansatz für den Streckmuskel befindet. Beim Tennis häufig durch eine falsche Spieltechnik hervorgerufen, entstehen feine Risse an den Ansätzen der Muskelsehnen, diese Risse führen zu einer Entzündung. Im Idealfall sollte der Arm sofort ruhiggestellt werden.

Behandlungsbeispiel mit Magnettherapie
o Abbildung 46.
Um das schmerzende Gelenk mehrere Biomagnete kleben. Ebenso bewährt hat sich die Magnetfolien-Therapie, indem vor dem Ellbogengelenk die Magnetfolie appliziert wird.

Ergänzende Maßnahmen
o Tennisarmbandage
o Traumeel S (Salbe)
o Traumeel S (Tropfen)
o Wobenzym N (Dragees, 3mal 3 Dragees täglich).

Homöopathie
Arnica D 4 und Symphytum D 2, 4mal 8 Globuli im zweitägigen Wechsel.

Hinweise für den Arzt/Heilpraktiker

Siehe auch: Bindegewebeschmerzen

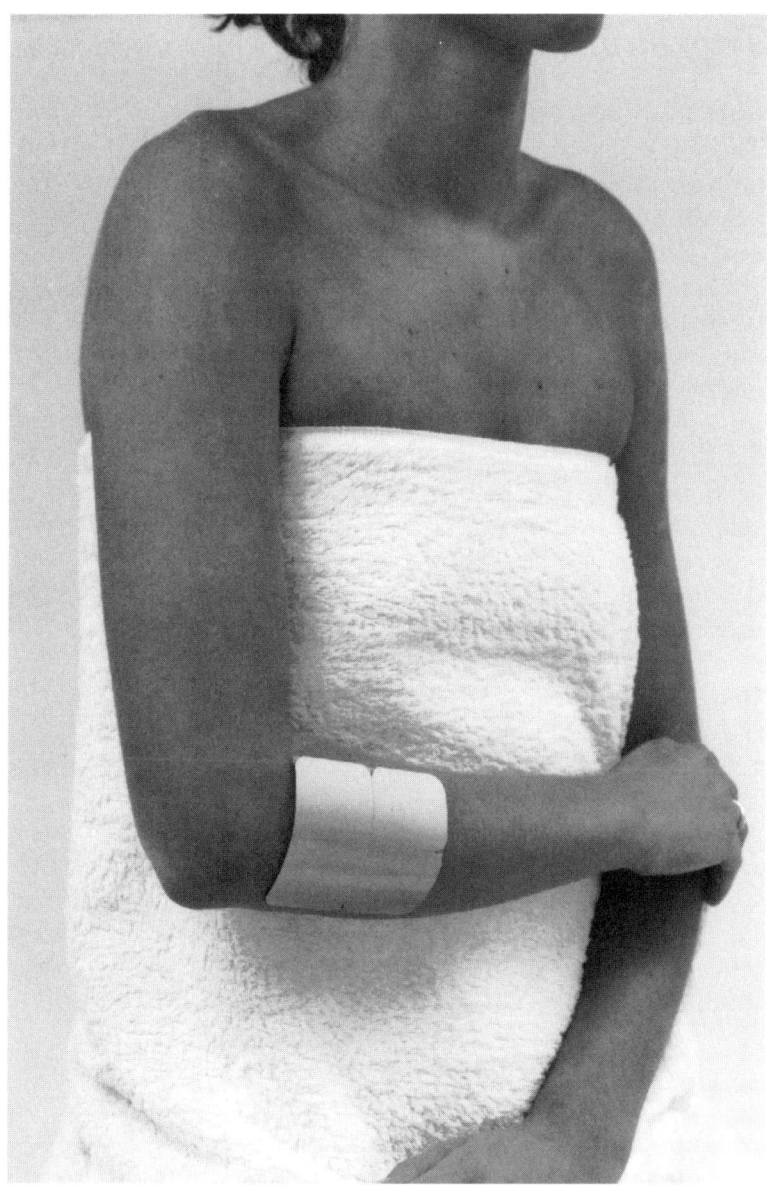

Abbildung 46

Trigeminusneuralgie

Jeder Kopfschmerz, auch die Migräne, ist gegenüber einer
Trigeminusneuralgie nur ein Vorspiel an Schmerzempfindung
im Kopfbereich. Personen, die an dieser Neuralgie leiden, geben oft zum Ausdruck, die Wände hochzugehen. Einseitige
qualvolle Gesichtsschmerzen beruhen meist auf einer neural-
gischen Erkrankung oder starken Reizungen des dreiteiligen
Gesichtsnervs, des Nervus trigeminus (V. Gehirnnerv), der
mit einem Teil Kopf und Gesicht mit Empfindungsnerven,
mit einem anderen Teil als Bewegungsnerv die Kaumuskula-
tur versorgt. Seelische Erregungen, wie Kummer und Ärger,
Erkältungskrankheiten, besonders starke Zugluft im Gesicht
oder eine Gastritis können eine Trigeminusneuralgie auslösen. Um die qualvollen Nervenschmerzen zu kupieren, sollte
eine rechtzeitige Magnetbehandlung erfolgen, darüber hinaus
das nachfolgende Behandlungsschema, um eine Heilung zu
erreichen.

Behandlungsbeispiel mit Magnettherapie
o Abbildung 47.
Schmerzhafte neuralgische Punkte im Gesicht ertasten und
Biomagnete aufkleben.
Man kann auch zwei Anwendungen kombinieren, indem
man mit der Nordpolseite (+) eines Dauermagneten (von etwa 0,025 Tesla = 250 Gauß Feldstärke) zur Haut mehrmals
am Tag die Gesichtshälfte strichförmig zum Ohr hin behandelt und nachts die kleinen Biomagnete auf die Schmerzpunkte appliziert.

Ergänzende Maßnahmen
o Trinkkur mit magnetisiertem Wasser (Zweipolwasser)
o Einreibungen mit Melissengeist
o Ruhephasen einlegen
o Tonopan (Suppositorien)

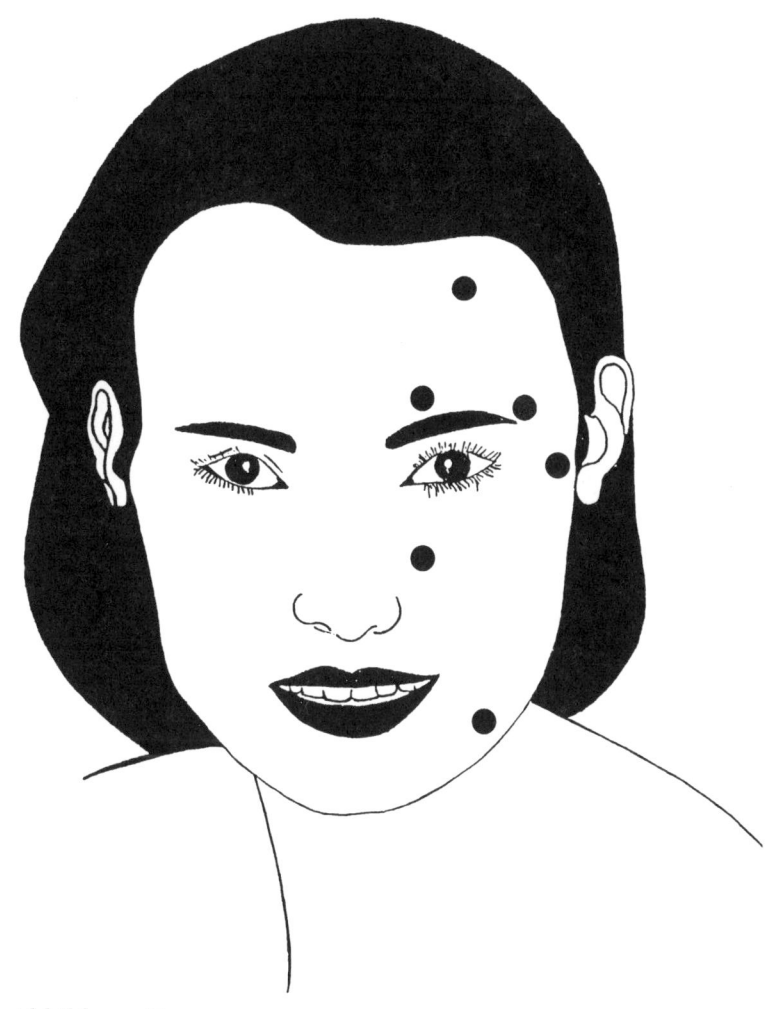

Abbildung 47

o Supplevit Magnum (Magnesium und Vitamin E, Kapseln)
o Neuro Calme (Vitamin B$_1$, B$_2$, B$_6$, B$_{12}$).

Homöopathie
Im Anfall, plötzlich, reißend: Aconitum D 30. Bei Wetterwechsel, akut: Gelsemium D 4. Immer nur linksseitig: Spigelia D 4 (4mal 8 Globuli täglich). Im Anschluß, bei abklingen-
den Schmerzen: Verbascum D 2 (4mal 8 Globuli täglich) bis
zur Schmerzfreiheit.

Hinweise für den Arzt/Heilpraktiker

Akupunktur-Therapievorschlag
Le 2, Lu 7, Di 4, M 2, M 3, M 4, M 8, B 2, B 8, 3E 21, G 8,
G 14, Ohr-Punkte: 11, 29, 33, 35, 51, 55.

Medikation – Auswahl
o Aspirin plus C (Brausetabletten)
o Petadolex-Kapseln
o Tramal (Suppositorien)
o Kafa (Pulver, Tabletten)
o Treuphadol (Tabs, Suppositorien)
o Retabolin forte (Tabletten)
o Neurorubin (Lactabletten)
o Neurobion (Injektionslösung)
o Neuraltherapie: Mischinjektion aus Procainum chloratum,
  1 Prozent, und Vitamin B_{12}, in hyperalgetische Punkte sowie in das erste Foramen sacrale und den Processus mastoideus.

Unruhe in den Beinen
(»Restless-legs«-Syndrom)

In die Beine mancher, meist älterer, Menschen kommt erst
richtig Leben, wenn sie sich zur Ruhe begeben. Die quälen-
den Mißempfindungen, die sich bei Bewegung bessern, rufen
oft schwere Schlafstörungen hervor. Nach Ausschluß einer

Durchblutungsstörung und einer Polyneuropathie sind die behandelnden Ärzte mit ihrem Latein oft am Ende. Doch wie meine Untersuchungen gezeigt haben, liegt vielen Fällen ein Eisenmangel zugrunde.

Als Basis zur Therapie haben sich folgende einfache Maßnahmen bewährt:

1. Die Restless-legs-Symptomatik verbessert sich fast immer durch einfache Körperübungen. Zunächst sollte der Patient, auf dem Rücken liegend, Beine und Gesäß zur »Kerze« strecken und diese Stellung etwa eine halbe bis eine Minute beibehalten. Anschließend kann er die Beine vorsichtig hinter dem Kopf absinken lassen, soweit dies ohne Schmerzen möglich ist.

2. Da die Restless-legs-Symptomatik vor allem nachts auftritt, besteht eine weitere Hilfe darin, die Fußsohlen und die Füße vor dem Schlafengehen fünf bis zehn Minuten kräftig mit Olivenöl einzumassieren.

3. Bei ausgeprägten Beschwerden, die meistens mit Schlaflosigkeit einhergehen, empfiehlt es sich, die Beine und Füße eiskalt abzuduschen. Wenn die Unruhe den ganzen Körper erfaßt, kann auch vom Kopf abwärts geduscht werden. Wichtig sind jedoch immer die Unterschenkel und Füße. Sie sollen nach dem Duschen nicht vollständig abgetrocknet werden. Vielmehr ist es vorteilhaft, mit noch etwas feuchter Haut ins Bett zu gehen. Meistens schläft der Patient danach schnell ein.

Behandlungsbeispiel mit Magnettherapie:
Methode 1, Abbildung 9, anwenden und tagsüber Magnetfolien auf die Waden applizieren.

Ergänzende Maßnahmen
o Restless-legs-Übungen (erwänt)
o Trinkkur mit magnetisiertem Wasser (Zweipolwasser)
o basenreiche Ernährung.

Homöopathie

Rhus toxicodendron D 12 oder Zincum valerianicum D 12 und Ferrum metallicum D 6, im dreitägigen Wechsel (2mal täglich 8 Globuli).

Hinweise für den Arzt/Heilpraktiker

Akupunktur-Therapievorschlag

Le 2, M 36, B 57, N 6, N 7, LG 23, KG 6, Ohr-Punkte: 29, 40, 43, 48, 49, 50, 51, 55.

Medikation – Auswahl

o Vita Ferrin C (Kapseln; Ferrum)
o Supplevit Magnum (Magnesium und Vitamin E, Kapseln)
o Valverde-Entspannungsdragees
o Trental (Dragees, Ampullen).

Verbrennungen

Verbrennungen gehören zu den häufigsten Verletzungsarten im Haushalt und können zu schweren Krankheitsbildern führen. Aufgrund der Hautschäden werden Verbrennungen in drei Grade eingeteilt. Beim ersten Grad treten lediglich Hautrötungen auf. Blasenbildung erfolgt beim zweiten Grad. Der dritte Grad bedeutet eine Gewebezerstörung, die vom Arzt zu behandeln ist. Bei den ersten zwei Graden gilt als Erste-Hilfe-Maßnahme, daß man die Verbrennungsstelle sofort unter fließendes kaltes Wasser hält, damit keine Brandblasen entstehen. Der Schmerz ist mit einem Dauermagneten schnell beseitigt. Mit der Nordpolseite (+) wird der Dauermagnet auf die verbundene Verbrennungsstelle gelegt und mit einem elastischen Verband befestigt. Die vorzügliche bakterizide Wirkung der Nordpolseite (+) läßt kleine Verbrennungen schnell und ohne Komplikationen abheilen.

Bei großflächigen Verbrennungen sollte in jedem Fall ein Arzt konsultiert werden, denn Brandwunden sind sehr aufnahmefähig für Infektionen.

Zur Nachbehandlung von Narbengewebe, welches durch Verbrennungen entstanden ist und Schmerzen hervorruft, hat sich die Magnetpflaster-Therapie bewährt. Schlecht verheilte Narben, ebenso verhärtete und verknorpelte, lassen sich durch dieses neuartige Verfahren kurieren. Die Magnetfolie wird auf der Schmerzstelle befestigt. Dadurch verbessert sich die Durchblutung, das Narbengewebe wird weicher und elastischer, und die Schmerzen vergehen.

Ergänzende Maßnahmen
o Wobenzym N (Dragees, 3mal 3 Dragees täglich)
o Kelosoft-Narbencreme
o Bepanthen Roche (Salbe).

Homöopathie
Akut: Aconitum D 30 (1mal 8 Globuli); nach dem Schmerz anschließend Silicea D 12 (3mal 8 Globuli).

Verrenkungen (Distorsionen)

Besonders heute, wo der Freizeitsport als Ausgleich zum Streß immer mehr Menschen begeistert, zeigen sich auch Schattenseiten, die in Sportverletzungen ihren Niederschlag finden. Verrenkungen und Verstauchungen, die meistens mit einem Bluterguß verbunden sind, kommen beim Sport häufig vor und sind in der Regel schmerzhafter als eine Fraktur. Deshalb sollte das Gelenk sorgfältig untersucht werden, ob es nicht beschädigt ist. Bei Verrenkungen oder Verstauchungen etwa des Sprunggelenks hat sich die Biomagnetbehandlung bewährt. Wo der größte Schmerz lokalisiert wird, werden um das Sprunggelenk die Magnetpflaster appliziert. Die Behandlungsdauer beträgt in der Regel eine Woche.

Ergänzende Maßnahmen
o Arnika-Umschläge
o Traumeel S (Salbe)
o Traumeel S (Tropfen)
o Vitamin C (Kapseln, 500 Milligramm, 2 Kapseln täglich)
o Selen-Tabletten (1 Tablette täglich)
o Wobenzym N (Dragees, 3mal 3 Dragees täglich).

Homöopathie
Arnica D 12 und Symphytum D 4, 4mal 8 Globuli im zweitägigen Wechsel.

Verstopfung (Obstipation)

Unsere tägliche Nahrung wird vom Organismus aufgenommen und durch die sogenannten »Enzyme« in viele winzige Bestandteile aufgespalten. Erst dann kann unser Körper die Nahrungsstoffe, wie Eiweiß, Fette, Kohlenhydrate, Vitamine, Mineralien und so weiter, aufnehmen. Die meisten Speisen sind allerdings denaturiert und zudem durch chemische Konservierungsstoffe »stoffwechselfreundlich« aufbereitet, so daß jede einseitige Kost zu einer Verstopfung führen muß. Rund dreißig Prozent der Männer und mehr als fünfzig Prozent der Frauen leiden unter Verstopfung. Verdauungsstörungen infolge von Darmträgheit werden durch geringe körperliche Bewegung und sitzende Tätigkeit am Arbeitsplatz wesentlich gefördert. Dazu kommt, daß die meisten Nahrungsmittel arm an Ballaststoffen sind, die normalerweise die Peristaltik des Darmes anregen.

Behandlungsbeispiel mit Magnettherapie
o Abbildung 48.
Unter und neben dem Bauchnabel sowie am äußeren Rippenbogen liegen die wichtigsten Punkte, um die Darmperistaltik anzuregen. Fünf Biomagnete werden auf diese Punkte (KG 6, N 15, L 13) appliziert und zwei weitere seitlich unterhalb der Kniescheibe (M 36), in Ergänzung mit Methode 1, Abbildung 9.

Ergänzende Maßnahmen
o Trinkkur mit magnetisiertem Wasser (Südpolwasser)
o ballastreiche Kost
o Weizenkleie
o Schwedenbitter mit Kampfer, 3mal täglich 30 Tropfen vor dem Essen.

Homöopathie
Nux vomica D 4 und 1mal wöchentlich Opium C 200 (8 Globuli).

Hinweise für den Arzt/Heilpraktiker

Akupunktur-Therapievorschlag
Di 10, M 25, M 36, MP 3, B 25, B 45, N 15, 3E 6, G 28, KG 6, KG 12, Ohr-Punkte: 87, 91.

Medikation – Auswahl
o Agiolax (Granulat)
o Spasmo-Canulase N (Bitabs)
o Valverde-Abführdragees.

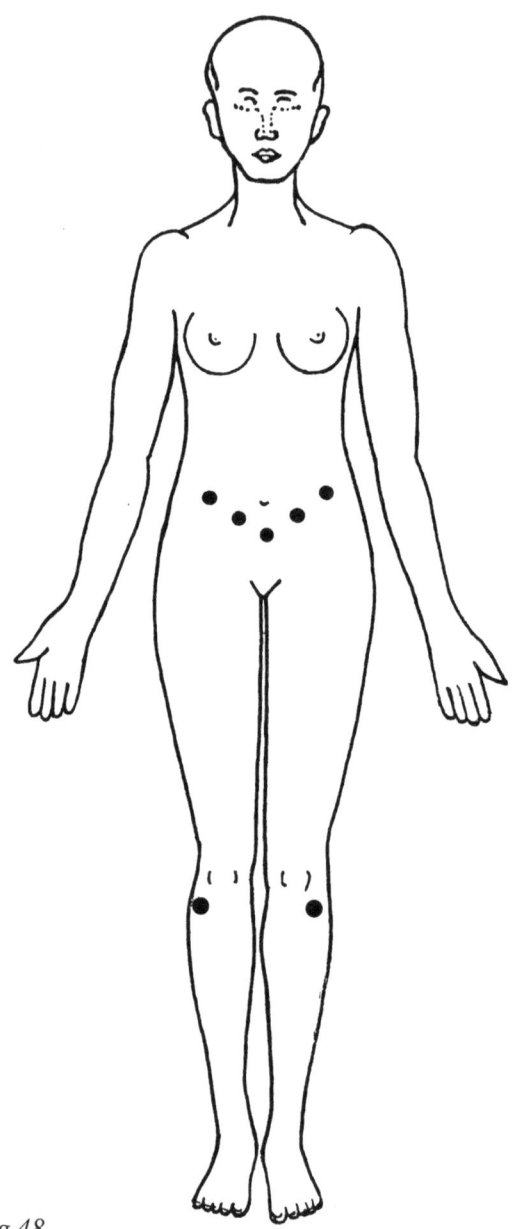

Abbildung 48

Zahnschmerzen

Bei Zahnschmerzen führt kein Weg am Zahnarzt vorbei. Jeder sieht das wohl ein. Aber im ungünstigen Fall muß man einige Tage warten, bis eine zahnärztliche Behandlung erfolgen kann. Den Zahnschmerz sollten Sie in der Zwischenzeit nicht nur mit Schmerztabletten lindern, denn die chemischen Substanzen belasten Leber und Nieren. Zur Schmerzbekämpfung hat sich die Magnettherapie bewährt. Bei akuten Schmerzen befestigen Sie einen Magneten (von etwa 0,025 Tesla = 250 Gauß Feldstärke) mit der Nordpolseite (+) auf der Schmerzstelle, bis der Zahnschmerz abklingt. Diese einfache Applikation ist zur Überbrückung von Wartezeiten und auch nach einer Zahnextraktion stets schmerzbefreiend. Schwellungen gehen zurück, und Entzündungen von infizierten Zahnwurzeln heilen schneller ab, wenn der Kiefer durch langsames Streichen mit der Nordpolseite (+) drei- bis viermal täglich 15 Minuten behandelt wird. Die gleiche Anwendung gilt bei Zahnfleischschwund, nur wird in diesem Fall zur Kräftigung des Zahnfleischs der Südpol (–) benutzt.

Ergänzende Maßnahmen
o Aspirin plus C (Brausetabletten).

Homöopathie
Chamomilla D 30 (1mal 8 Globuli täglich).

Hinweise für den Arzt/Heilpraktiker

Akupunktur-Therapie
Di 1, Di 4, 3E 9, Ohr-Punkte: 1, 2, 7, 34, 55.

Medikation – Auswahl
o Ponstan (Suppositorien).

Zystische Fibrose (Mukoviszidose)

Die zystische Fibrose ist eine der häufigsten Erbkrankheiten, die durch ein fehlerhaftes Gen verursacht wird. Bei Menschen mit zystischer Fibrose (CF) sondern die schleimproduzierenden exokrinen Drüsen in den Bronchien, in der Bauchspeicheldrüse, in der Leber und im Darm einen zähen, klebrigen Schleim ab. Fünfzig Prozent aller Betroffenen leiden unter einem chronischen Husten mit wiederkehrenden oder chronischen Lungeninfektionen. Die Atemwegerkrankung nimmt bei starker Luftverschmutzung zu und ist von Würgen, Erbrechen und gestörtem Schlaf begleitet. Durch die Verstopfung (Obstruktion) der Bronchien und Lunge bekommt der Körper zuwenig Sauerstoff. In der Folge werden die Wände der Bronchien zerstört, das Lungengewebe vernarbt, und das Herz (Cor pulmonale) versagt. Weil das Pankreas Mühe hat, die Enzyme, Verdauungssäfte und dergleichen in den Darm abzugeben, müssen Menschen mit zystischer Fibrose sich sehr bewußt ernähren, sonst scheidet der Körper einen Teil der Nahrung ungenutzt wieder aus. Früher lebten Personen mit zystischer Fibrose kaum über das Kindesalter hinaus. Heute läßt sie sich ziemlich gut beherrschen.

Behandlungsbeispiel mit Magnettherapie
Methode 1, Abbildung 9, oder Methode 2, Abbildung 10, im zweitägigen Wechsel täglich etwa 15 Minuten durchführen. In Ergänzung zu Methode 1 tagsüber einen Dauermagneten (von etwa 0,025 Tesla = 250 Gauß Feldstärke) mit der Nordpolseite (+) zur Haut auf dem Brustbein (Sternum) tragen. Bei Anwendung von Methode 2 zusätzlich tagsüber einen Dauermagneten (dergleichen Feldstärke) mit der Nordpolseite (+) zur Haut auf dem Plexus solaris (Oberbauch) applizieren.

Ergänzende Maßnahmen
o Trinkkur mit magnetisiertem Wasser (Nordpolwasser)
o bewußte Ernährung, kein Schweinefleisch, kein blähendes Gemüse, eventuell Trennkost
o Atemtherapie
o Thymian- und Lavendelblütenbäder (schwache Dosierung)
o Zinkglukonat (Tabletten, 8,5 Milligramm, 1 Tablette täglich).

Homöopathie
Kalium sulfuricum D 6 und Carbo vegetabilis D 10 im zweitägigen Wechsel, 2mal täglich 8 Globuli, und einmal monatlich Nux vomica C 200.

Hinweise für den Arzt/Heilpraktiker

Akupunktur-Therapievorschlag
Le 2, Le 13, Lu 7, Di 9, M 36, MP 2, MP 6, N 11, N 15, N 26, N 27, G 25, KG 9, KG 15, KG 19, Ohr-Punkte: 29, 51, 55, 96, 97, 102.

Medikation – Auswahl
o Wobenzym N (Dragees)
o Fortakehl – Homöopathisches Arzneimittel D 4 (Kapseln)
o Mucokehl – Homöopathisches Arzneimittel D 5 (Tabletten)
o Nigersan – Homöopathisches Arzneimittel D 5 (Tabletten)
o Fluimucil (Pulver)
o Ecomucyl (Granulat, Brausetabletten).

57 Ärzte und ein Happy-End!

Viele alte und neue Erzählungen schließen mit einem Happy-End. Nachdem Sie sich in die Energiemedizin hineingelesen und über viele pathogene Umweltfaktoren, Umweltgifte und elektromagnetische Felder dazugelernt haben, stellt sich Ihnen vielleicht die Frage: Wird es jemals eine heile Welt geben, frei von Umweltgiften, mutierenden Killerbakterien und »sextollen« humanpathogenen Retroviren?

Wer die Welt im Aufbruch zum 21. Jahrhundert durch die rosarote Brille betrachtet und heute der Meinung ist: Alles wird gut, und die Welt wird schön, scheint bei den sprunghaft wachsenden Weltbevölkerungszahlen vergessen zu haben, daß die Umweltvergiftung und die Schadstoffbelastung ebenso rapide zunehmen und die Spitze des Eisbergs einer globalen Gefahr noch nicht einmal erkennbar ist. – Oder denken Sie anders darüber?

Bis zur Jahrtausendwende wird sich die Zahl der Menschen auf mehr als sechs Milliarden erhöhen. Viele Krankheiten, die heute noch erst ihre Anfänge zeigen, können sich bald mit Riesenschritten über die Kontinente verbreiten.

Wachwerden, Einsichthaben, ist der Augenblick der Wende.

Zu diesem Appell eine kleine Geschichte aus der Praxis: Als ich das Wartezimmer betrat, kam mir eine Frau entgegen und sagte: »Herr Doktor, Sie sind meine letzte Hoffnung, Sie müssen mir helfen; ich war schon bei 57 Ärzten!« Das Gespräch ergab, daß sie besonders nachts unter starken Gelenkschmerzen litt, und alle Symptome deuteten auf Arthritis oder Rheuma hin. So hatten meine »Kollegen« sie behandelt, mit Kortikoiden und klassischen Rheumatika, ohne eine subjektive Heilung zu erzielen. Als ich bei der Durchsicht der bereits vorliegenden Befunde zu meinem Erstaunen feststellte, daß alle Parameter im Blut diesen Verdacht nicht bestätigten und der Rheumatest negativ war, ebenso die Blutsenkung, kam mir die Idee, es könnte eine Quecksilbervergiftung bestehen.

Im nachhinein bestätigte sich meine Eingebung: Blut- und Haarmineralstoffanalyse zeigten eine deutliche Schwermetallbelastung, wobei das Quecksilber dominierte! Nachdem eine Zahnsanierung (Entfernen der Amalgamfüllungen) durchgeführt wurde, gab ich ihr eine homöopathische Hochpotenz von Mercurius solubilis C 10 000 (1mal 8 Globuli), worauf die Schmerzen noch einmal heftig wurden, und anschließende Gaben von Lycopodium clavatum D 12 (4mal 8 Globuli täglich) führten zum Heilprozeß. Selbstverständlich unterstützte sie meine Therapie durch gezielte Magnetanwendungen (Methoden 1 und 2, Abbildungen 9 und 10), trank täglich magnetisiertes Zweipolwasser und nahm Vitamin C, Vitamin E und Selen nach Art einer Kur ein. Nach sechs Monaten war der Heilungsprozeß abgeschlossen.

Dieses kleine Beispiel von einer Umweltintoxikation, bei der auch Aluminium und Kadmium beteiligt waren, zeigt mir in meinem Praxisalltag, wie häufig versteckte Umweltbelastungen vorliegen, die ähnliche Beschwerden hervorrufen wie die altüberlieferten klassischen Krankheitsbilder.

Aufgrund meiner Analysen komme ich zu der Einsicht, daß viele zukünftige globale Erkrankungen humanpathogenen Faktoren unterworfen sind, die bislang in der Analytik zuwenig Beachtung erhielten und aus diesem Grunde nicht kausal behandelt werden.

Wenn ein Betroffener, ein Heilpraktiker oder ein Arzt bemerkt, daß bei der Behandlung kein Heilerfolg eintritt, dann muß im toxischen Bereich geforscht und ausleitend therapiert werden, bis zum Happy-End.

Häufige toxische Elemente und von ihnen ausgelöste Beschwerdebilder

Erhöhte **Aluminium**werte gehören zu den häufigsten toxischen Belastungen. Sie sind meist von Störungen des Kalzium-Magnesium-Stoffwechsels begleitet. Wegen der veränderten pH-Verhältnisse in den Böden (nicht zuletzt durch sauren Regen) gelangt immer mehr Aluminium, das natürlicherweise in der Humusschicht gebunden vorkommt, in gelöster Form in die Nahrungskette.

Quellen: Offensichtliche Aluminiumquellen sind Aluminiumkochgeschirr, aluminiumhaltige Medikamente gegen Magenübersäuerung (Antazida), Kochgeschirr und Braten mit Aluminiumfolie, Deodorants. Auch Backpulver und Schmelzkäse können Aluminium enthalten und sollten nach Erkennen gemieden werden. Bei bereits vorhandenem Kalzium- oder Magnesiummangel sowie bei einer säureüberschüssigen Ernährung steigt das Risiko einer chronischen Aluminiumintoxikation.

Die *Folgen* können äußerst vielfältig sein: Alzheimer-Krankheit, Symptome von Kalzium- und Magnesiummangel, Energieverlust, Hyperaktivität, Konzentrationsstörungen, Verdauungsstörungen, Verhaltensstörungen.

Homöopathie: Alumina C 10 000 (1mal 8 Globuli im Monat).

Gegenmaßnahmen: Magnetisiertes Wasser (Zweipolwasser), Kalzium, Magnesium, schwefelhaltige Aminosäuren, Vitamin B$_6$, eventuell Desferoxamin.

Arsen ist ein Umweltgift, das mittels Trinkwasser, Pestizidrückständen auf Obst und Gemüse, Industrie- sowie Autoabgasen oder auch Meeresfrüchten in den menschlichen Organismus gelangt.

Folgen einer chronischen Vergiftung: Hyperkeratosen der Haut, Kopfschmerzen, Leberschäden, Müdigkeit.

Homöopathie: Arsenicum album C 10 000 (1mal 8 Globuli im Monat).

Gegenmaßnahmen: Magnetisiertes Wasser (Zweipolwasser), Vitamin C, Antioxidanzien (Vitamin E, Selen, L-Glutathione).

Blei greift als toxisches Metall in zahlreiche Stoffwechselfunktionen ein, indem es wichtige Mineralstoffe verdrängt und deren Platz im Enzymsystem einnimmt. Besonders empfindlich reagieren das Kalzium-Magnesium-Phosphor-Gleichgewicht sowie der Zinkstoffwechsel darauf.

Quellen: Alte Farbanstriche, Druckerschwärze, Fahrzeugabgase, Industrieemissionen, Rauchen, Rostschutzfarben, Lötzinn.

Folgende Störungen konnte ich bei Bleibelastungen beobachten: Bluthochdruck, Kalziummangel-Störungen, Energielosigkeit, Fertilitätsstörungen, Hyperaktivität, Immunschwäche, Kopfschmerzen, Lernschwierigkeiten, metallischen Geschmack im Mund, Muskelschmerzen, Unpäßlichkeit.

Homöopathie: Plumbum C 10 000 (1mal 8 Globuli im Monat).

Gegenmaßnahmen: Magnetisiertes Wasser (Zweipolwasser), Kalzium, Magnesium, schwefelhaltige Aminosäuren, Vitamin C, Zink. Antioxidanzien, wie Vitamin E, Selen, L-Glutathione.

Kadmium als Belastungsfaktor ist ein Produkt der Umweltverschmutzung. Hohe Werte stören Stoffwechselvorgänge, Enzymfunktionen, die Kalzium-Zink-Resorption und die Testosteronproduktion. Toxische Kadmium-Konzentrationen im Körper können hohen Blutdruck, Infektionsanfälligkeit, Anämie, Nierenprobleme oder Hyperaktivität verursachen, ebenso verringern sie die Stillfähigkeit.

Quellen: Abgase, Konserven, Pilze, Rauchen, schwarzer Tee.

Homöopathie: Cadmiun C 10000 (1mal 8 Globuli im Monat).

Gegenmaßnahmen: Magnetisiertes Wasser (Zweipolwasser), schwefelhaltige Aminosäuren, Vitamin C und Vitamin B₆, Zink. Antioxidanzien, wie Vitamin E, Selen, L-Glutathione.

Nickel scheint gewisse essentielle Funktionen im menschlichen Organismus zu erfüllen (zum Beispiel die der Aktivierung von Enzymen). Da es jedoch überall vorkommt, tritt ein Mangel selten auf. Bedeutender ist, daß Nickel in höheren Dosen gesundheitsschädigend wirkt und deshalb zu den Umweltgiften zählt.

Quellen: Abgase, Bohnen, Erbsen, Getreide, hydrierte Fette und Öle (zum Beispiel Margarine), Kochgeschirr aus Nickelstahl, Schmuck, Soja, Zigarettenrauch.

Folgen von Nickelbelastungen sind: Asthma, Brechreiz, erhöhtes Krebsrisiko, Hautkrankheiten, Kontaktallergie durch Schmuck, Kopfschmerzen, Schwindel, Übelkeit.

Homöopathie: Niccolum sulfuricum C 10000 (1mal 8 Globuli im Monat).

Gegenmaßnahmen: Magnetisiertes Wasser (Zweipolwasser), schwefelhaltige Aminosäuren, Chrom, Vitamin-B-Komplex, Vitamin C, Antioxidanzien (wie Vitamin E, Selen, L-Glutathione).

Platin gelangt hauptsächlich durch Autokatalysatoren in die Umwelt. Symptome einer chronischen Platinvergiftung treten in Form von Allergien der Atemwege, Ekzeme, Leukämie auf.

Homöopathie: Platinum C 10000 (1mal 8 Globuli im Monat).

Gegenmaßnahmen: Magnetisiertes Wasser (Zweipolwasser). Zink ist als direkter Antagonist von Platin bekannt. Auch Vitamin C, Selen und schwefelhaltige Aminosäuren kann man mit Erfolg zur Entgiftung einsetzen.

Quecksilber kommt überall in der Umwelt als toxisches Element vor. Durch die industrielle Verarbeitung sind sämtliche Ozeane mit Quecksilber belastet. Es greift besonders das Zentralnervensystem an, da es sich unter anderem im Gehirn anreichert. Quecksilber inaktiviert zahlreiche Enzyme.

Quellen: Antiseptika, Fungizide, durch Fischfutteranreicherung in tierischen Nahrungsmitteln, Meeresfischen, Schalentieren, Zahnamalgamfüllungen.

Folgen einer Intoxikation sind: Appetit- und Gewichtsverlust, Chromosomenveränderungen, emotionelle Störungen, Zerstörung von Erythrozythen, Hautkrankheiten, Kopfschmerzen, Nierenschäden, Schlafstörungen, vermindertes Seh- und Hörvermögen, Zahnzerfall.

Homöopathie: Mercurius solubilis C 10 000 (1mal 8 Globuli im Monat).

Gegenmaßnahmen: Magnetisiertes Wasser (Zweipolwasser), schwefelhaltige Aminosäuren, Selen, Vitamin C, Antioxidanzien (wie Vitamin E, L-Glutathione).

Anmerkung des Autors

Der Autor bittet, ihm alle Heilerfolge mit der Magnettherapie, besonders auch solche, die nicht im Buch aufgeführt sind, mitzuteilen. Der Grund ist, diese Erfahrungen und Heilerfolge hilfesuchenden Menschen weiterzuleiten. Informationen über Heilmagnete, Magnetfolien und Seminare erhalten Sie kostenlos.
Anschrift:
Holger Hannemann, Naturarzt
Postfach 149
CH-9101 Herisau/Schweiz

Fremdwörterverzeichnis

Akkumulation	Anhäufung, Speicherung
Antidot	Gegengift
aperiodisch	unregelmäßig
azimutal	(astronom.:) winkelabhängig
dipolar	zweipolig
Dogma	Glaubenssatz, Lehrmeinung
episodisch	vorübergehend
erratisch	zerstreut, verirrt
Fertilität	Fruchtbarkeit
fluktuierend	schwankend
Gradient	Anstieg
iatrogen	durch ärztliche Einwirkung entstanden
Impetus	Antrieb
kanzerös	krebsartig
Kohärenz	Schwingungsart
Konduktion	Geleit
Konvektion	Wärmetransport
Kybernetik	Steuerungsvorgänge
mitogenetisch	durch Zellteilung hervorgerufen
morphogenetisch	gestaltbildend
oszillierend	schwingend, pendelnd
Paradigma	Muster, Beispiel
polyploid	mehrere Chromosomensätze aufweisend
zentripetal	zum Mittelpunkt hinstrebend

Literaturverzeichnis

BANSAL, H. L.: Magneto Therapy – The Art of Healing through Magnets. B. Jain Publishers Ltd., New Dehli 1983

BARNOTHY, M. F.: Biological Effects of Magnetic Fields. Plenum Press, New York 1964

BARNOTHY, M. F.: Biological Effects of Magnetic Fields, Volume 2. Plenum Press, New York 1969

BENGALI, S.: Magnet Therapy. Theory and Practice. B. Jain Publishers Ltd., New Dehli 1982

BHATTACHARYA, B.: Magnet Dowsing or the Magnet Study of Life. KLM Private Limited Calcutta 1981

BIERACH, A.: Bio-Elektrizität. Wilhelm Heyne Verlag, München 1984

BISCHKO, J.: Einführung in die Akupunktur. Karl F. Haug Verlag, Heidelberg 1970

BRÜGEMANN, H.: Diagnose- und Therapieverfahren im ultrafeinen Bioenergie-Bereich. Karl F. Haug Verlag, Heidelberg 1984

DAVIS, A. R.: Magnet and Magnetic Fields or Healing by Magnets. KLM Private Limited, Calcutta 1982

DUBROV, A. P.: The geomagnetic Field and Life. Plenum Press, New York 1978

HAHNEMANN, S.: Organon der Heilkunst. Karl F. Haug Verlag, Heidelberg 1990

HANNEMANN, H.: Akupressur, kuriere dich selbst. Buchverlag Zollikofer AG., St. Gallen 1981

HANNEMANN, H.: Magneet-Therapie. Strengholt's Boeken, Naarden, Nederland 1987

HANNEMANN, H.: Magneetti-terapia kotihoidossa. Mundus-Kirjat, Helsinki 1986

HANNEMANN, H.: Magnet Therapy, Balancing Your Body's Energy Flow for Self-Healing. Sterling Publishing Co., Inc., New York 1990

HANNEMANN, H.: Magnettherapie. Die Heilkraft des Magneten. Buchverlag Zollikofer AG, St. Gallen 1982

HANNEMANN, H.: Magnettherapie-Selbstbehandlung. Frech-Verlag, Stuttgart 1983

KUPFER, K. H.: Unzerstörbare Energie. Ariston Verlag, Genf/München 1987

HOLZAPFEL, E., PHILIPPE, C., CRÉPAN, P.: La Magnéto-Thérapie. Edition Retz, Paris 1981

LAKHOVSKY, G.: Das Geheimnis des Lebens. VGM Verlag für Ganzheitsmedizin, Essen 1981

LEMMER, B.: Chronopharmakologie. Wissenschaftliche Verlagsgesellschaft, Stuttgart 1983

MEZGER, J.: Gesichtete Homöopathische Arzneimittellehre, Band 1 und 2. Karl F. Haug Verlag, 8. Aufl., Heidelberg 1988

MUSSAT, M.: Akupunktur und I-Ging. Quantenmedizinische Studie. VGM Verlag für Ganzheitsmedizin, Essen 1983

PELTONEN, T. E., GUMMERUS, K. J.: Erdstrahlen als Ursache von Krankheiten. Osakeyhtiön kirjapainossa, Jyväskylässä 1979

REICH, W.: Die Entdeckung des Orgons. Fischer Taschenbuch Verlag, Frankfurt a. M. 1971

SANKARAN, R.: The Spirit of Homoeopathy. Homoeopathic Medical Publishers, Bombay 1991

SANTWANI, M. T.: The Art of Magnetic Healing. B. Jain Publishing Co., New Dehli 1981

STARK, W.: Marah. Ariston Verlag, Genf 1981

TAROZZI, G., FIORENTINO, M. P.: Calligaris. VGM Verlag für Ganzheitsmedizin, Essen 1981

THETTER, R.: Magnetismus – Das Urheilmittel. Verlag Gerlach und Wiedling, Wien 1951

FÜR GESUNDHEIT UND SCHÖNHEIT

DER GESUNDHEIT AUF DER SPUR
DIE MIKRO-NÄHRSTOFFE DER ORTHOMOLEKULARMEDIZIN
Von Dr. med. Michael Wiedemann

Es sind rund 80 körpereigene Substanzen, mit denen die neue Medizin arbeitet: Vitamine, Mineralstoffe, Spurenelemente, Amino- und Fettsäuren. Sie zeitigen keine Nebenwirkungen. Entscheidend ist das Gleichgewicht dieser Stoffe im Körper, die üblicherweise durch richtige Ernährung zugeführt werden. Fehlen wichtige Närstoffe, sind Beigaben notwendig. Dieses vom Wegbereiter der Orthomolekularmedizin, dem zweifachen Nobelpreisträger Prof. Linus Pauling, eingeleitete Buch eines ärztlichen Experten, der ein namhaftes Sanatorium leitet, gibt Ihnen Auskunft, was Sie als Gesunder zur Krankheitsvorbeugung tun müssen und was ein orthomolekular behandelnder Arzt für einen Kranken tun kann. Die Orthomolekularmedizin beseitigt die Ursachen und nicht nur die Krankheitssymptome. 224 Seiten, geb., ISBN 3-7205-1543-5.

DENKEN SIE SICH SCHLANK!
DIÄTFREI ABNEHMEN IN 21 TAGEN
Von Elsye Birkinshaw

Die revolutionäre Mentaldiät der bekannten amerikanischen Psychologin beruht auf einem systematisch angelegten geistigen 21-Tage-Programm, das sich in ihrer Praxis und auch in Gruppenseminaren der University of California vielfach bewährt hat. Einfache Imaginationstechniken vermitteln Ihnen ein neues Selbstbild und verändern ganz zwanglos Ihr Eßverhalten. Nur geistig abgestützt können Sie Ihre Gewichtsprobleme für immer loswerden. 224 Seiten, geb., ISBN 3-7205-1531-1.

Zu diesem Buch gibt es auch ein inzwischen vielfach bewährtes Praxis-Kassettenprogramm »Denken Sie sich schlank!«: 2 Audio-Suggestionskassetten in Box, Spieldauer 1 Stunde 40 Minuten, ISBN 3-7205-1675-X.

ÜBERLISTEN SIE DIE ZAHL IHRER JAHRE!
JUGEND AUS DER APOTHEKE UND ANDEREN QUELLEN DER GESUNDHEIT
Von Dr. med. Margarete Raida

Es gibt eine Fülle von pflanzlichen, homöopathischen und chemischen Substanzen, altbewährten Hausmitteln und neuentwickelten Regenerationstherapeutika, die wahre Wunder wirken. Man muß jedoch wissen, was wie wirkt und warum das so ist, wer was benötigt und wo man es erhält. Die klinikerfahrene Ärztin berät Sie zuverlässig und erläutert bewährte und auch neueste Verjüngungsmethoden und Regenerationskuren, die dazu beitragen, auf natürlichem Wege die Vitalkraft und Lebensqualität wiederherzustellen, zu erhalten und zu steigern. 192 Seiten, geb., ISBN 3-7205-1569-9.

DIESE BÜCHER UND KASSETTEN ERHALTEN SIE IM BUCHHANDEL

Ein umfangreiches, farbiges Bücher-Magazin mit sämtlichen Titeln unseres auf Medizin, angewandte Psychologie und Esoterik spezialisierten Verlagsprogramms können Sie gratis anfordern bei

ARISTON VERLAG · GENF/MÜNCHEN

CH-1211 GENF 6 · POSTFACH 6030 · TEL. 022/786 18 10 · FAX 022/786 18 95
D-81379 MÜNCHEN · BOSCHETSRIEDER STRASSE 12 · TEL. 089/724 10 34

FÜR GESUNDHEIT UND WOHLBEFINDEN

DAS HANDBUCH GANZHEITLICHER SELBSTHEILUNG
HANDGRIFFE DES MEDIZINISCHEN TAO-SYSTEMS
Von Dr. med. Stephen T. Chang

Dieses Buch (Bestseller in den USA und Frankreich) stammt von einem Arzt, der in China und in den USA in Medizin promoviert hat. Die in seiner Praxis bewährten Revitalisierungsübungen heilen den Organismus und führen ihm Energie zu. Es gibt z. B. Übungen zur Schmerzlinderung, zur Aktivierung der Leberfunktion, zur Gewichtsabnahme, zur Stärkung der Sehkraft und des Herzens. Diese Übungen taoistischer Selbstheilung sind anhand von 100 Abbildungen mühelos anzuwenden und problemlos im Alltag durchzuführen. 280 Seiten, 100 Abb., geb., ISBN 3-7205-1599-0.

DER SCHAMANE IN UNS – SCHAMANISMUS ALS NEUE
SELBSTERFAHRUNG, HILFE UND HEILUNG
Von Paul Uccusic

In unserer Zeit wurde der Schamanismus – wohl das älteste Heilsystem der Menschheit – neu entdeckt. Aus seinem kulturhistorischen und anthropologischen Hintergrund in unsere Lebenswirklichkeit transponiert, erweist er sich als heilsame Methode, die abhanden gekommene Verbundenheit des Menschen mit der Natur und überhaupt mit der Gesamtschöpfung unserer Welt wiederherzustellen und für die Lösung von Lebens- und Gesundheitsproblemen zu nutzen. Paul Uccusic, selbst studierter Physiker und außerordentlich begabte Heilerpersönlichkeit, hat mit diesem Buch ein umfassendes Grundlagenwerk geschrieben, das zugleich ein praktisches Arbeitsbuch auch für interessierte Anfänger ist. Das umfangreiche Literaturverzeichnis beweist, daß der Schamanismus Teil einer jeden Kultur ist. 340 Seiten, geb., ISBN 3-7205-1667-9.

DAS HANDBUCH DER ASTROMEDIZIN
GESUNDHEIT IM HOROSKOP
· *Von Bernd A. Mertz*

Die Arbeit mit diesem Buch des bekannten Astrologen verschafft Ihnen Klarheit über Ihre individuelle gesundheitliche Disposition, über seelische Ursachen einer Krankheit, über grundsätzlich vorhandene Schwachpunkte und sinnvolle Vorbeugungsmaßnahmen. Ein promovierter Mediziner unserer Tage mit langjähriger Praxiserfahrung:»Wer etwas von Astromedizin versteht, der kann seine gesundheitlichen Gefahrenmomente klarer erkennen, denn die Kette reißt immer am schwächsten Glied. Er kann vorbeugend etwas tun, und vor allem bekommt dieser Patient ein Verständnis für seine Krankheit, was zur Heilung der Seele, die an jeder Krankheit mitbeteiligt ist, gewaltig beiträgt.« 250 Seiten, 20 Graphiken, ISBN 3-7205-1683-0.

DIESE FASZINIERENDEN BÜCHER ERHALTEN SIE IM BUCHHANDEL

Ein umfangreiches, farbiges Bücher-Magazin mit sämtlichen Titeln unseres auf Medizin, angewandte Psychologie und Esoterik spezialisierten Verlagsprogramms können Sie gratis anfordern bei

ARISTON VERLAG · GENF/MÜNCHEN

CH-1211 GENF 6 · POSTFACH 6030 · TEL. 022/786 18 10 · FAX 022/786 18 95
D-81379 MÜNCHEN · BOSCHETSRIEDER STRASSE 12 · TEL. 089/724 10 34